AF591575

CONSIDÉRATIONS PATHOGÉNIQUES

ET ANATOMO-PATHOLOGIQUES

SUR L'ÉRYSIPÈLE

SES FORMES ET SES COMPLICATIONS

ESSAI SUR LA VIRULENCE DU STREPTOCOQUE

PAR

Pierre ACHALME

DOCTEUR DE LA FACULTÉ DE MÉDECINE DE PARIS
ANCIEN INTERNE - LAURÉAT (MÉDAILLE D'ARGENT) DES HÔPITAUX DE PARIS
LAURÉAT DE L'ACADÉMIE DE MÉDECINE
LAURÉAT (MÉDAILLE D'ARGENT) DE LA FACULTÉ DE MÉDECINE
CHEF DE LABORATOIRE DE LA CLINIQUE MÉDICALE DE LA PITIÉ

PARIS
G. MASSON, ÉDITEUR
LIBRAIRE DE L'ACADÉMIE DE MÉDECINE
120, BOULEVARD SAINT-GERMAIN

1893

CONSIDÉRATIONS PATHOGÉNIQUES

ET ANATOMO-PATHOLOGIQUES

SUR L'ÉRYSIPÈLE

SES FORMES ET SES COMPLICATIONS

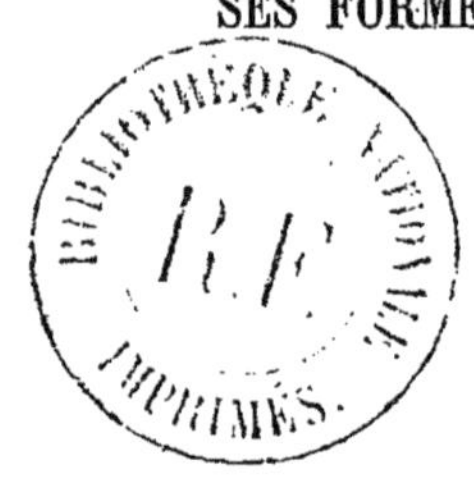

CONSIDÉRATIONS PATHOGÉNIQUES

ET ANATOMO-PATHOLOGIQUES

SUR L'ÉRYSIPÈLE

SES FORMES ET SES COMPLICATIONS

ESSAIS SUR LA VIRULENCE DU STREPTOCOQUE

PAR

Le Dr Pierre-Jean ACHALME

ANCIEN INTERNE DES HÔPITAUX DE CLERMONT-FERRAND
PROSECTEUR ET LAURÉAT DE L'ÉCOLE DE LA MÊME VILLE (1er PRIX 1883 ET 1884)
ANCIEN INTERNE-LAURÉAT (MÉDAILLE D'ARGENT) DES HÔPITAUX DE PARIS
LAURÉAT DE L'ACADÉMIE DE MÉDECINE (PRIX PORTAL, 1891)

PARIS
G. MASSON, ÉDITEUR
LIBRAIRE DE L'ACADÉMIE DE MÉDECINE
120, BOULEVARD SAINT-GERMAIN

1892

PRÉAMBULE

Nous avons cherché, dans ce travail, à grouper nos recherches personnelles sur un sujet de microbiologie clinique d'observation journalière. Nous ne nous dissimulons pas néanmoins que, s'il présente quelque intérêt, il le doit surtout aux conseils bienveillants dont nous avons été entouré dès le début de nos études médicales.

Dès notre arrivée à Paris, nous avons eu la bonne fortune d'être guidé, pendant deux années d'externat dans son service, par M. le professeur Cornil, qui n'a pas cessé de nous donner des preuves de l'intérêt qu'il veut bien nous porter. C'est lui qui nous a pénétré de la prépondérance que sont appelées à prendre de plus en plus les études de laboratoire, et nous a convaincu de la nécessité de s'entraîner de bonne heure aux manipulations techniques de l'histologie pathologique et de la microbiologie. Nous tenons à le remercier de l'influence décisive qu'ont eue ses conseils sur la direction de nos idées.

M. Duclaux nous a ouvert toutes grandes les portes de son laboratoire à l'Institut Pasteur. Là, il nous a prodigué chaque jour ses encouragements et ses conseils. L'honneur que nous ambitionnons le plus, c'est qu'il veuille bien reconnaître dans ce travail le reflet de ses idées sur le rôle des microorganismes dans la pathogénie des maladies.

Pendant l'année d'internat que nous avons passée dans son service, M. Troisier nous a donné des preuves de confiance et d'affection que nous n'oublierons jamais. Ses conseils bienveillants et l'intérêt paternel qu'il a toujours témoigné pour tout ce qui nous touche, nous ont soutenu et nous ont permis de mener à bonne fin la tâche que nous avions entreprise.

Nous avons, à notre grand regret, été pendant trop peu de temps l'interne de M. A. Robin, pour avoir la prétention de nous dire son élève. Nous le sommes néanmoins des idées si séduisantes qu'il professe et sommes heureux de lui apporter l'hommage public de notre admiration.

Si les quelques idées de pathologie générale, éparses dans ce travail, méritent quelque créance, c'est que nous avons cherché à les emprunter le plus possible à l'enseignement clinique si élevé de M. le professeur Jaccoud, dont nous avons eu l'insigne honneur d'être l'interne pendant une année. En acceptant la présidence de notre thèse, notre maître veut bien nous donner une nouvelle preuve de l'intérêt qu'il nous a toujours témoigné; qu'il veuille bien croire à la sincérité de notre reconnaissance et de notre affection.

Nous voulons également remercier ici nos autres maîtres dans les hôpitaux : M. Delens qui nous a initié à la pratique délicate de l'ophtalmologie, M. Audhoui qui pendant toute une année d'internat, nous a toujours donné les preuves de la plus cordiale bienveillance, MM. Brocq, Chauffard, Netter et Marie, ainsi que nos premiers maîtres à l'École de Clermont, dont nous n'oublierons jamais les savantes et affectueuses leçons.

INTRODUCTION

Avant d'exposer le but que nous nous sommes proposé dans ce travail, nous devons ici développer les raisons qui nous ont guidé dans le choix de notre sujet et nous ont engagé à nous écarter un peu, en le traitant, de la forme classique.

Depuis le début de nos études bactériologiques et de notre internat, nous avons été frappé de la fréquence et de la multiplicité des affections dans lesquelles on pouvait isoler le *streptocoque* comme unique agent pathogène, en même temps que la diversité des opinions des bactériologistes, sur le lien qui unissait entre elles ces différentes maladies et les espèces microbiennes qui leur donnaient naissance.

Il y a quatre ans, en effet, le courant d'idées bactériologiques était sensiblement différent de celui qui règne aujourd'hui. La spécificité de chaque microbe, l'adaptation parfaite et constante d'une espèce microbienne à une entité nosologique dominaient et dirigaient toutes les recherches médicales. C'est en vain que, dès cette époque, quelques voix autorisées, entre autres celle de M. Duclaux, protestaient contre la symétrie factice que l'on voulait établir entre le cadre pathologique actuel et la classification des microbes pathogènes, et dégageaient des faits le double principe suivant : diversité des manifestations morbides vis-à-vis d'un seul microbe; pluralité des microbes, pouvant produire un même ensemble symptomatique. Ces idées ont pris peu à peu pied dans la science, et l'on a aujourd'hui à peu près abandonné l'habitude de créer, d'après des caractères physiques, souvent insuffisants, une espèce nouvelle, chaque fois que l'on se trouvait en face d'une manifestation morbide ou d'une localisation différentes de celles que l'on avait décrites jusqu'ici comme appartenant au microbe déterminé que l'on pouvait en rapprocher à d'autres égards.

Parmi les bactéries qui jouissent d'un pléomorphisme symptomatologique bien établi, le *streptocoque* doit certainement être placé au premier rang, et nous verrons plus loin combien l'on avait multiplié, comme à plaisir, les espèces streptococciques, en se fondant sur l'aspect des cultures ou des chaînettes, caractères éminemment variables, ainsi que nous espérons le démontrer.

L'expérimentation avait donné, entre les mains des divers observateurs, des résultats diamétralement opposés, dus, sans doute, à la diversité des conditions dans lesquelles ils s'étaient placés, et aussi aux erreurs cliniques dans le diagnostic de l'érysipèle expérimental, dont la description varie avec chaque auteur. Enfin, l'étude biologique de ce microorganisme était absolument muette, étant donnée la facilité avec laquelle il meurt dans les cultures, et les modifications rapides de ses propriétés dans les espèces souvent repiquées sur des milieux inertes, et que l'on pourrait nommer *espèces de laboratoire*. Pour ces diverses raisons, nous nous sommes attaché, durant ces quatre années, dans un travail quotidien au laboratoire de microbie générale de l'institut Pasteur, à l'étude de ce microbe, de ses caractères, de ses propriétés, et enfin, principalement, du lien qui unit les différentes manifestations morbides résultant de sa puissance pathogène.

Nous avions l'intention d'étudier ici les diverses affections streptococciques, cherchant à établir leur pathogénie intime et leur évolution clinique ; mais, nous nous sommes bientôt aperçu que cette étude, même aussi résumée que possible, nous emporterait bien au delà des limites d'un travail de ce genre, et, nous servant des autres maladies dues au streptocoque comme points de comparaison, nous nous sommes limité à l'étude, d'après nos documents personnels, de la plus spécifique, et, en même temps, la plus variée des affections à streptocoque, c'est-à-dire de l'*érysipèle.*

Les nombreuses observations cliniques que nous avons pu recueillir dans les services de nos maîtres, MM. Au-d'houi, Troisier et Jaccoud, ainsi que celles que nous avons pu étudier, grâce à notre ami Lovy, au pavillon d'isolement de Lariboisière, nous ont permis d'observer directement les différents aspects cliniques de cette maladie et de ses complications. Néanmoins, en présence de la multiplicité des travaux classiques sur ce côté de la question, nous n'insisterons que sur les quelques points de détail nouveaux ou incomplètement élucidés, sur lesquels nous pourrons apporter quelques documents personnels. Nous n'avons point, en effet, la prétention de présenter ici un travail complet sur l'érysipèle, comprenant un résumé détaillé de tous les travaux traitant de cette importante question. Ainsi conçue, notre thèse dépasserait les limites d'un travail de ce genre et risquerait fort de faire double emploi ; nous nous contenterons donc de rapporter de la manière la plus précise et la plus succincte possible, le résultat de nos observations personnelles. Ces recherches ont porté spécialement sur l'anatomie pathologique et la pathogénie intime des différentes formes de l'érysipèle et de ses diverses complications, d'une part, et, d'autre part, sur les propriétés morphologiques et biologiques de son microbe pathogène. Nous croyons avoir, sur ces différents points, observé un certain nombre de faits nouveaux, dont quelques-uns n'ont qu'une importance de détail, mais dont quelques autres touchent aux phénomènes les plus intéressants de la pathogénie des maladies infectieuses. Parmi ces derniers se trouvent, au premier rang, les variations de virulence des microbes, et, surtout, les conditions dans lesquelles leur propriété pathogène peut être acquise et exaltée. Les recherches que nous avions entreprises à ce sujet ne nous ont donné des résultats positifs que pendant les derniers mois de nos études. Nous avons réussi à transformer, sur place et d'une manière constante, un streptocoque presque inoffensif en un microbe capable de donner au lapin inoculé un érysipèle mortel par septicémie sanguine. Malheureusement, le temps nous a manqué pour varier l'ordonnance de nos expériences et établir sur des bases objectives la genèse intime de ces transformations, qui sont, au point de vue de l'hygiène et le la prophylaxie, d'une importance capitale. Nous espérons pouvoir combler plus tard cette lacune.

Notre but, dans cette étude, a été de pénétrer aussi avant que nous l'avons pu, dans l'intimité des phénomènes produits par le développement du streptocoque dans l'organisme, tout en nous gardant le plus possible des conclusions trop hâtives et des généralisations prématurées. La multiplicité des matériaux et la complexité des faits nous ont obligé à ne faire dans notre texte qu'une part restreinte à la bibliographie, et à faire un choix parmi les travaux publiés, ainsi que parmi nos observations personnelles. Nous espérons que, de cette manière, notre œuvre gagnera en clarté ce qu'elle aura perdu en érudition apparente. Il nous était impossible, en effet, sous peine de nuire à la compréhension de la partie originale de notre travail, de faire la part de toutes les théories et de tous les faits que nos recherches bibliographiques avaient amassés. Nous avons dû nous contenter de citer dans notre texte, les auteurs au nom desquels doit rester attaché le souvenir d'un progrès important dans l'étude du sujet qui nous occupe. Quant aux opinions qui ont pu, à tort ou à raison, nous paraître erronées, nous ne les discuterons qu'au cas où leurs auteurs en auront tiré des déductions applicables à la clinique ou à la pathogénie de l'érysipèle.

CONSIDÉRATIONS PATHOGÉNIQUES

ET ANATOMIQUES

SUR L'ÉRYSIPÈLE ET SES COMPLICATIONS

ESSAI SUR LA VIRULENCE DU STREPTOCOQUE

CHAPITRE PREMIER

HISTOIRE ET CRITIQUE

PÉRIODE ANCIENNE. — Théorie biliaire de l'érysipèle. — Hippocrate, Galien, Avicenne, Guy de Chauliac, Hoffmann, etc.
PÉRIODE ANATOMO-CLINIQUE. — Théorie veineuse. — Théorie lymphatique. — Théorie mixte. — Gendrin, Piorry et la septico-dermite.
PÉRIODE MODERNE. — *Histologie pure.* — Vulpian et la dermite. — Volkmann, Steudner et la diapédèse. — Liouville; Cadiat; Lordereau et la théorie lymphatique. — Renaut fixe définitivement l'histologie pathologique de l'érysipèle.
Bactériologie pure. — Nepveu et Huëter; priorité de leur découverte. — Wilde; Pitoy; Bouchard; Lukomsky, etc. — Fehleisen établit sur des bases expérimentales le rôle du streptocoque dans l'érysipèle.
HISTOLOGIE ET BACTÉRIOLOGIE RÉUNIES. — Fehleisen; Cornil et Babès; Denucé, Hajek, etc. — Physiologie pathologique de l'érysipèle. — Metchnikoff, la phagocytose et la chimiotaxie cellulaire.
Œuvres de vulgarisation. — Article du *Dictionnaire de Dechambre*. — Traités de bactériologie et d'anatomie pathologique.

Si l'histoire clinique de l'érysipèle remonte aux temps hippocratiques, sa conception anatomique et pathogénique, pendant longtemps discutée d'une manière purement spéculative, n'est entrée que récemment dans la phase positive. Néanmoins, en vingt ans, les progrès de l'histologie et de la microbiologie ont fait de l'érysipèle une des maladies les mieux connues dans sa pathogénie cellulaire intime. Jusqu'en 1868, en effet, moment où parurent presque simultanément, dans deux ordres d'idées différents, les travaux de Vulpian sur la lésion histologique, et les études de Nepveu sur le parasiticisme de l'érysipèle, l'anatomie pathologique de cette affection reposait plutôt sur des déductions tirées de ses caractères cliniques et de ses complications possibles, que sur l'examen direct des parties lésées. Ainsi que l'inscrit M. Després, en tête de son chapitre *Anatomie pathologique* de son *Traité de l'Érysipèle*, « les lésions qui sont le propre de l'érysipèle disparaissent sur le cadavre ». Macroscopiquement, en effet, il en est souvent ainsi, et cette absence apparente de lésions avait exercé l'imagination féconde des médecins des siècles passés. Toute la première partie du traité de M. Després est une étude pleine d'érudition des différentes théories qui partagèrent l'opinion pendant toute cette période de spéculation pure, sur laquelle nous insisterons peu.

La doctrine hippocratique enseignait que l'érysipèle était dû au mélange de la bile avec le sang, et longtemps, sur la foi de Galien, Avicenne, Guy de Chauliac, etc., les esprits médicaux se déclarèrent satisfaits par cette explication. Lange (1520) ajouta à cette conception une idée de trouble mécanique, en prétendant que les pores de la peau retenaient le sang en mouvement, Ambroise Paré, Fabrice d'Aquapendente, esprits plutôt pratiques que théoriques, acceptèrent, sans les discuter, les idées de leur époque, tout en les accompagnant de commentaires cliniques, dus à l'acuité de leur observation.

Mais, si cette insaisissable lésion de l'érysipèle ouvrait large le champ des hypothèses humoristes, combien plus devait-elle inspirer les esprits plus mystiques qui leur succédèrent et voulurent voir dans les maladies les manifestations d'une force immatérielle, gênée par une modification chimique du milieu qui la contient. Aussi, Paracelse et Van Helmont englobèrent-ils l'érysipèle parmi les révoltes de la mumie ou de l'archée. Leur gloire fut néanmoins de courte durée, et les doctrines hippocratiques reparurent à nouveau, vivifiées. Le mélange de bile et de sang reprit sa place dans la pathogénie de l'érysipèle, qui devint la fièvre érysipélateuse de Sydenham, Boerhave, Van Svieten.

Hoffmann (1729), entrant dans beaucoup de détails intéressants au point de vue clinique, lui assigne la même origine bilieuse, tout en développant à nouveau la notion mécanique du spasme vasculaire.

Peu d'années après, naissait avec Morgagni (1744) l'anatomie pathologique positive. Néanmoins, l'érysipèle eut longtemps à attendre sa définition anatomique, ce qui ne contribua pas peu à développer la confusion entre les différentes lésions cutanées, qui furent décrites sous ce nom par Platner, Sauvages, Lorry, Arnold, Vogt, et plus tard Pinel. Des essais plus ou moins heureux de localisation furent faits, d'abord par Borsieri, qui enseigna que toute l'épaisseur de la peau est intéressée par le processus, y compris les vaisseaux rouges et les vaisseaux blancs. Callisen, au contraire, voulait y voir une inflammation du réseau de Malpighi, etc.

Il faut en venir à une période presque moderne pour retrouver, grâce à l'organicisme, des documents sérieux sur l'histoire anatomique de l'érysipèle. Et encore, trouvons-nous toujours l'idée théorique primer la constatation simple des faits et diviser en deux camps les auteurs ayant écrit à ce sujet. Les uns, avec Flandrin, Ribes, Cruveilhier, Béraud, Bouillaud, se basant sur la coexistence de la phlébite, font de l'érysipèle une inflammation du réseau capillaire veineux. Les autres, avec Blandin, Velpeau, n'y voulaient voir, au contraire, qu'une inflammation des vaisseaux lymphatiques capillaires, opinion à laquelle se rallie M. Després, et qu'il développe avec beaucoup de science et d'aperçus séduisants. Enfin, entre les deux opinions extrêmes, se plaçait Copland, qui reconnaissait que l'angioleucite ou la phlébite pouvaient compliquer l'érysipèle, et Samson, qui décrivait un érysipèle lymphatique et un érysipèle veineux. Ces essais de systématisation avaient entraîné les auteurs hors du cadre de l'observation directe, dans laquelle s'était renfermé Gendrin. L'anatomie pathologique macroscopique de l'érysipèle est en effet traitée par ce dernier auteur, d'une manière qui donne encore maintenant la sensation de la chose décrite d'après nature. Il y ajoute même d'intéressantes et ingénieuses recherches sur la putréfaction comparée de la peau saine et de la peau érysipélateuse. En somme, pour lui, l'érysipèle est une inflammation cutanée, intéressant la couche réticulaire, le corps papillaire, mais s'étendant au derme et même au tissu cellulaire sous-cutané. C'est cette lésion que caractérisa si bien Piorry, en donnant à l'érysipèle le nom de septico-dermite, qui est presque une définition anatomique et pathogénique de la maladie qui nous occupe.

Les recherches de Renaut devaient légitimer la seconde partie du mot, et celles de Fehleisen, la première.

Nous n'insisterons pas davantage sur cette période. La connaissance de l'érysipèle était allée aussi loin qu'elle le pouvait, étant donnés les moyens d'investigation alors primitifs de l'anatomie pathologique. C'est avec leur perfectionnement que des données nouvelles apparurent, les unes portant sur la lésion, les autres sur le parasitisme. C'est à ce moment-là seulement que la pathogénie de l'érysipèle est entrée dans une phase objective, et que, peu à peu, une notion exacte put en être dégagée, reposant sur des faits d'observation directe et d'expérimentation.

Pendant toute cette période, les travaux intéressant l'anatomie pathologique de l'érysipèle sont nombreux. Mais, nous ne citerons ici que ceux qui ont marqué un pas en avant, renvoyant à la bibliographie l'énumération complète des autres, dont la critique serait trop longue et peu utile.

On peut dire que c'est à Vulpian que revient l'honneur

d'avoir fait entrer l'anatomie pathologique de l'érysipèle dans une voie véritablement scientifique. On en était encore aux dissertations spéculatives sur la localisation systématique des lésions érysipélateuses dans les vaisseaux sanguins ou lymphatiques, lorsque, en 1868, il annonça dans une courte note publiée dans les *Archives de Physiologie*, que la congestion du derme et l'exsudation séreuse consécutive à cette congestion ne constituaient pas toute la lésion anatomique, mais qu'il fallait y joindre l'infiltration des mailles dermiques par un grand nombre de globules blancs, disséminés sans ordre ni tendance à la systématisation le long des vaisseaux sanguins. A la notion de phlébite et de lymphangite, il venait donc ajouter un élément capital, la cutite, qui, nous le verrons, constitue la lésion la plus importante de l'érysipèle aigu.

Le fait de l'infiltration du derme par des globules blancs était donc acquis et son importance théorique mise en relief, quand parut, six mois après, le Mémoire de Wolkmann et Steudner. Ces auteurs voient dans la lésion de l'érysipèle les caractères d'une inflammation passagère, mais très peu profonde, et lui assignent la marche suivante : « Le tissu dermique et sous-dermique est infiltré par des globules blancs que l'on voit d'abord apparaître autour des vaisseaux sanguins, puis se disperser dans toute l'épaisseur de la peau. A la partie superficielle de la peau, ils s'accumulent principalement autour et dans l'intérieur des vaisseaux lymphatiques. A la partie profonde, ils s'interposent entre les vésicules adipeuses. » Pour eux, l'érysipèle ne diffère du phlegmon que par son évolution, qui n'a pas pour dénouement la dissolution de la substance fondamentale du tissu conjonctif, amenant sous forme d'abcès la collection des cellules lymphatiques infiltrées. Enfin, obéissant à l'opinion alors souveraine de Conheim sur l'inflammation, ils signalent la diapédèse comme l'unique source des globules blancs infiltrés. Ils insistent également sur l'*absence* de multiplication des cellules fixes du tissu conjonctif qui, d'après eux, subissent simplement un peu de tuméfaction granuleuse.

Puis, vint la guerre de 1870-1871, et, malgré les nombreuses victimes que fit l'érysipèle pendant la campagne, les esprits étaient loin des travaux de laboratoire, et la littérature médicale reste muette sur l'anatomie pathologique de l'érysipèle, jusqu'à la communication de M. Liouville à la *Société de Biologie*. Cet auteur, rappelant les anciennes théories de la lymphangite, insiste sur la présence des éléments du pus dans les lacunes conjonctives, signalées peu avant par Renaut, comme des capillaires lymphatiques distendus.

La même thèse fut soutenue par Cadiat, qui présenta à la *Société anatomique* plusieurs cas d'angioleucite profonde dans le cours d'un érysipèle, insistant sur la présence des cellules purulentes dans les vaisseaux lymphatiques de gros calibre et dans les gaines lymphatiques périvasculaires, dont il regardait l'existence comme démontrée. L'opinion de Cadiat fut soutenue, sous forme de thèse inaugurale, par Lordereau, qui a bien résumé les opinions alors en cours.

Si, de 1874, à l'époque où la bactériologie ayant amené à la connaissance exacte de la nature de l'érysipèle, de nouveaux travaux histologiques furent nécessaires pour déterminer les rapports du parasite avec les cellules de l'organisme, les travaux sur l'érysipèle sont rares, il faut en accuser M. Renaut, qui, dans ses communications à la *Société de Biologie*, son article des *Archives de Physiologie*, et enfin sa thèse, apporta à l'histoire de l'anatomie microscopique de l'érysipèle une telle quantité de faits nouveaux et bien observés, qu'il ne laissa rien à ses successeurs, que le soin de confirmer ses descriptions. L'idée qui domine ses différents travaux, est la recherche de la part de la multiplication des cellules fixes dans le processus inflammatoire de l'érysipèle. Après avoir donné une topographie bien détaillée de la distribution dans le derme des éléments embryonnaires infiltrés, il insiste sur les modifications, subies par les cellules plates, dont le noyau devient vésiculeux, s'étire en sablier et se subdivise, entraînant avec lui une partie du protoplasma cellulaire. Il en résulte des cellules parfaitement reconnaissables, par leur volume et l'apparence de leur noyau, qui se segmentent à leur tour pour former des éléments se rapprochant de plus en plus du type embryonnaire. Un certain nombre de cellules infiltrées reconnaît donc comme origine la prolifération des cellules plates du tissu conjonctif. Ce processus prolifératif a surtout pour siège les couches profondes du derme, ainsi que les cellules adipeuses.

Renaut, tout en admettant la participation capitale du système lymphatique dans l'érysipèle, ne considère pas la lymphangite des gros troncs comme la règle ; il ne l'a observée qu'une fois sur quatre. Lorsqu'elle existe, elle est très intense et intéresse à la fois la membrane interne et externe des lymphatiques. Il décrit aussi très minutieusement les lésions épidermiques qui aboutissent à la production des phlyctènes et sont dues à ce que M. Ranvier a décrit sous le nom de transformation vésiculeuse des noyaux par dilatation des nucléoles. — Enfin, il croit que lorsque l'érysipèle se termine par résolution, les globules blancs sont repris par les lymphatiques, et lorsqu'il s'indure, cette induration est due à la prolifération et au retour à l'état embryonnaire du tissu cellulo-adipeux sous-cutané.

Ainsi que nous le verrons plus loin, nos recherches personnelles nous ont permis de vérifier presque complètement les assertions de M. Renaut, qui, confirmées par les recherches de Cornil et Ranvier dans leur *Traité d'histologie pathologique* (1876), marquent la fin de cette période de l'histoire de l'érysipèle que nous pourrions appeler : période d'histologie pure.

Cependant, aussitôt que Pasteur et Davaine eurent ouvert largement les portes de la microbiologie pathologique, les esprits, allant plus vite que les faits, placèrent parmi les microphytes ce germe contage de l'érysipèle, dont il avait été tant parlé par Lorry, Piorry, Velpeau, Trousseau, Lefort, etc. Le mot de bactéries de l'érysipèle fut prononcé pour la première fois par Ch. Martin (1865), puis par Volkmann, qui posa nettement la question sans la résoudre : « L'érysipèle est-il un poison ou un ferment ? »

On s'accorde à attribuer à Nepveu et à Huëter, l'honneur d'avoir les premiers signalé et décrit objectivement des microorganismes dans l'érysipèle. Ici se pose une petite question de priorité. Les travaux de Nepveu en effet, commencés en 1868, ne furent publiés qu'en 1870, dans les comptes rendus de la *Société de Biologie*, alors que Huëter communiqua ses recherches, le 5 juin, à la *Société de Greifswald*. Il est donc difficile de se prononcer, car le jugement doit être différent, suivant qu'on veuille suivre la tradition orale ou la tradition écrite. Néanmoins, nous pensons que cette discussion est d'un intérêt purement archéologique, car ni l'un ni l'autre ne semble avoir vu les réels parasites de l'érysipèle. Pour Nepveu, ces microorganismes ne sont autres que des « petites corpuscules *ovoïdes animées de mouvements assez vifs* et très variés, indépendants de toute espèce de courants ; ces corpuscules se rencontrant en abondance dans le *sang* de la plaque érysipélateuse, en moindre quantité dans le sang de la *circulation générale*.

Il est difficile de reconnaître dans cette description les chaînettes immobiles occupant les espaces lymphatiques qui constituent le parasite de l'érysipèle. Le *monas erepusculum* d'Huëter s'en éloigne encore davantage. Cet auteur lui donne des dimensions relativement considérables et le trouve principalement dans les phlyctènes et dans l'urine. En outre, son but, dans cette description, est d'identifier la diphtérie et l'érysipèle, et la présence du *monas erepusculum* dans les deux affections est un de ses arguments. Sa prétendue découverte part donc d'une idée préconçue, ce qui est loin d'ajouter à sa valeur, et nous pensons que si l'on ne peut établir que Nepveu ait été le premier à voir et à décrire les *véritables* microorganismes de l'érysipèle, on peut du moins, en toute assurance, affirmer que ce n'est pas à Huëter que l'on doit en rapporter l'honneur. Les descriptions de Wilde se rapprochent davantage de la vérité et présentent ceci d'intéressant, que l'auteur a constaté la présence des mêmes microbes dans le sang de la plaque érysipélateuse et dans le pus de la plaie qui en avait été le point de départ.

Mais, de tous les travaux de cette période encore rapprochée où la microbiologie ne jouissait que de moyens primitifs, le plus remarquable est celui de Orth, qui reconnut la forme en chaînettes des microorganismes, les cultiva (?) et reproduisit (??) un érysipèle chez les lapins inoculés. En France, Pitoy, la même année (1873), obtint des résultats analogues — et, en 1876, le professeur Bouchard décrivit nettement la présence de diplocoques et de cocci en chaînettes dans le liquide des phlyctènes érysipélateuses.

Les travaux de Lukomsky très souvent (pour ne pas dire trop souvent) cités dans les ouvrages récents, sont loin d'entraîner notre conviction, car cet auteur qui, en 1874, avec des moyens et une technique des plus primitifs, a pu constater des microcoques dans les capillaires du rein et du poumon, nous semble avoir voulu trop prouver et n'avoir, par cela même, rien prouvé du tout. Ces résultats furent néanmoins corroborés, en 1880, par Billroth et Ehrlich, qui trouvèrent des cocci dans les vaisseaux sanguins du foie, des reins, dans les canaux urinifères, etc. — Nous verrons plus loin ce que nous devons penser de cette constatation.

Ces travaux, du reste, n'imposaient pas comme une vérité irréfutable le rôle pathogène du microorganisme, puisque Tillmanns, dans son *Traité de l'Érysipèle*, ne lui fait jouer un rôle que dans l'érysipèle phlegmoneux.

La première bonne description du microbe de l'érysipèle et de ses caractères sur les milieux artificiels, est due à Doléris, qui en obtint des cultures pures en étudiant, sous la direction de M. Pasteur, les microorganismes de la fièvre puerpérale. Les figures jointes à son travail sont très démonstratives. Nous ne ferons que citer la thèse de Dupeyrat (1881), qui n'apporte aucun fait nouveau et confirme purement et simplement les recherches d'Orth.

Enfin, en 1882, parut le travail de Fehleisen, qui est à la bactériologie ce que celui de Renaut avait été à l'histologie pathologique, et met un terme à cette longue suite de travaux de bactériologie pure. A dater de son travail, l'histologie et la bactériologie marchent de pair, et, dans les œuvres postérieures à cette époque, il est toujours fait dans l'anatomie pathologique, une large part à la distribution des bactéries dans les tissus.

Il n'y a guère eu à ajouter aux faits qu'apporta Fehleisen, car ses expériences, peut-être parfois un peu aventureuses, et blâmables au point de vue humanitaire, sont de nature à entraîner la conviction des plus sceptiques. Il a vu et cultivé ces microbes hors de l'organisme, les a inoculés aux animaux et même à l'homme, dans sept cas de tumeur maligne, dans un but thérapeutique (?) et a, dans tous les cas, réussi à reproduire un érysipèle typique. Ces expériences, contrôlées peu après par Koch, Cornil et Babès, etc., levèrent les derniers doutes qui pouvaient exister sur la nature parasitaire de l'érysipèle. Le siège des bactéries fut également l'objet des recherches de Fehleisen, et il put établir que ces dernières occupaient les espaces lymphatiques du derme et se trouvent surtout en grand nombre au niveau de la zone moyenne de l'érysipèle, dans la portion qui correspond au bourrelet. Il insista enfin d'une manière toute spéciale sur la présence du parasite dans le système lymphatique et son absence dans le système sanguin.

Les auteurs qui depuis ont écrit sur l'érysipèle, n'ont fait que reproduire, après les avoir ou sans les avoir vérifiées eux-mêmes, les observations de Fehleisen. Koch, le premier, s'en porta garant. Quelque temps après, dans un mémoire à la *Société médicale des hôpitaux*, Cornil et Babès donnèrent une description très claire, accompagnée de figures très démonstratives des lésions microbiennes et du siège des bactéries. Ils reproduisirent, du reste, cette description avec plus de détails dans les éditions successives de leur traité : *Les Bactéries*. — En 1885, M. Cornil, à propos de la discussion sur l'érysipèle à l'Académie de médecine, exposa brièvement et clairement l'état de la science à ce moment, en signalant la possibilité du passage des microorganismes dans la circulation générale et dans les urines.

Le travail français le plus important sur l'anatomie pathologique de l'érysipèle est, sans contredit, la thèse inaugurale de Denucé, inspirée par M. le docteur Verneuil.

L'auteur y a parfaitement résumé tous les travaux antérieurs sur la question. Malheureusement, on regrette que la partie originale soit relativement un peu restreinte, et que l'auteur, moins confiant dans ses devanciers ou dans ses vues *à priori*, n'ait pas apporté un plus grand nombre de faits expérimentaux. Il se serait ainsi épargné de voir son travail vieillir et quelques-unes de ses assertions ne pas recevoir la sanction des observateurs qui, depuis, se sont occupés de ce sujet. Nous aurons, du reste, à revenir souvent sur cette thèse, qui marque certainement une étape dans l'histoire de l'anatomie pathologique de l'érysipèle.

Se plaçant à un autre point de vue, Hajek, cherchant à différencier microbiologiquement et histologiquement l'érysipèle du phlegmon, arriva à des résultats intéressants, que nous avons pu vérifier, et qu'il consigna dans un article daté de novembre-décembre 1886. Signalant, après M. Cornil, la grande ressemblance dans les cultures entre le streptocoque de l'érysipèle et celui que Rosenbach avait décrit dans un certain nombre de suppurations, il insiste sur les résultats constants qu'il a obtenus dans ses inoculations. Ses observations l'ont amené à conclure que le microbe de l'érysipèle donne toujours lieu à l'érysipèle, et celui du phlegmon à une suppuration. Les lésions anatomiques provoquées par ces deux agents sont, du reste, différentes. Le streptocoque de l'érysipèle occupe surtout les lymphatiques et les fentes du tissu conjonctif, qui sont distendus par une quantité de cellules entre lesquelles on trouve les microorganismes en nombre relativement restreint. Dans le phlegmon, au contraire, les chaînettes sont beaucoup plus nombreuses, et les vaisseaux sanguins ne sont point épargnés.

Dès ce moment, l'anatomie pathologique de l'érysipèle est constituée, et les travaux ultérieurs ne sont guère que la vérification de ceux que nous venons de brièvement résumer. La plupart ont pour but d'élucider la question si controversée de l'identité des streptocoques, sur laquelle nous aurons à revenir. Mais, une chose encore nous échappait : c'était, non le fait en lui-même mais son pourquoi, son enseignement philosophique, pour ainsi dire. C'est cette pathogénie intime que Metchnikoff, en 1887, aborda dans un remarquable et long article des *Archives de Virchow*. Il trouvait, en effet, dans l'érysipèle, un sujet facile d'études pour la vérification de la phagocytose qui, après bien des luttes, commence à prendre place dans la science au nombre des faits au-dessus de toute contestation. N'examinant plus seulement la lésion érysipélateuse à l'état statique, il l'anime, distribuant à chaque élément vivant son rôle dynamique dans la pathogénie de la maladie. Pour lui, la peau érysipélateuse est un champ de bataille; le streptocoque est l'ennemi, les leucocytes sortis par diapédèse les soldats chargés d'arrêter l'envahisseur. Suivant la virulence du streptocoque, suivant l'activité des globules blancs, ces derniers englobent plus ou moins vite, dans les cas heureux, les microbes, qu'ils font disparaître par digestion intracellulaire. Dans les cas où la victoire doit rester aux bactéries parasites, on les voit se développer en dehors des cellules, sans pouvoir être attaquées par elles.

Ce n'est pas tout; et, si après la bataille un certain nombre de ces leucocytes, encore chargés de détritus bactériens sont repris par les vaisseaux lymphatiques et achèvent leur évolution dans les ganglions lymphatiques engorgés, un certain nombre restent sur le champ de bataille, et c'est aux grandes cellules, aux macrophages résultant de la multiplication des cellules fixes du tissu conjonctif, qu'est dévolu le rôle de faire disparaître les cadavres. Le procédé est le même que celui employé par les leucocytes ou microphages vis-à-vis des microbes.

Les macrophages qui, nous l'avons vu, avaient été signalés d'abord par Renaut, puis par Cornil, et qui ont fait l'objet des études particulières de Scheltema, englobent les macrophages morts ou affaiblis et les font disparaître par résorption. On voit combien cette théorie, peut-être un peu romanesque au premier abord, est séduisante et contient d'enseignements de la plus haute portée. Les préparations de M. Metchnikoff, qui a bien voulu nous les communiquer, les observations que nous avons pu faire nous-même, ne peuvent être interprétées d'une manière différente.

Les recherches de Gabritchewski sur la chimiotaxie des leucocytes, c'est-à-dire sur la propriété qu'ont certains produits solubles d'attirer ou de repousser les globules blancs, nous font pénétrer encore plus avant dans la pathogénie intime du processus érysipélateux.

A partir de ce moment, l'anatomie pathologique passe au second plan, et les travaux de Pavlowsky, Hajek, Meierowitch, Escherich et Fischl, parus en 1888, ne s'occupent guère que du côté bactériologique de la question.

Cette année-là, parut également l'article : ÉRYSIPÈLE du *Dictionnaire de Dechambre*. C'est certainement le travail le plus complet qui ait été publié sur le sujet qui nous occupe, et nous en dirons quelques mots, non pas qu'il ait des prétentions originales, mais en raison de l'œuvre de vulgarisation que ses auteurs ont voulu faire. Les recherches bibliographiques y sont consciencieusement faites ; mais, les travaux antérieurs, énumérés et résumés avec une érudition profonde, sont un peu trop placés sur le même plan, et, contrairement à ce qui doit, d'après nous, faire la base d'une opinion dans des sciences aussi délicates que l'histologie pathologique et la bactériologie, jugés un peu trop en dehors du coefficient de la valeur personnelle de l'auteur. Aussi, l'interprétation de ces faits plutôt lus qu'observés, entraîne souvent les auteurs de cet article à des conclusions s'éloignant considérablement de la vérité objective. Nous aurons souvent à revenir sur les affirmations un peu gratuites que l'on y rencontre et qui ne devraient pas se trouver dans un ouvrage classique.

Nous signalerons aussi non comme travaux originaux, mais comme traités didactiques, où l'anatomie pathologique de l'érysipèle est clairement exposée, les traités de Klebs, de Ziegler, de Baumgarten, etc.

CHAPITRE II

LE MICROBE DE L'ÉRYSIPÈLE

Le streptocoque est-il le seul microbe de l'érysipèle?
Faits expérimentaux. — Érysipèle expérimental bacillaire de Koch. — Érysipèle expérimental mycotique (fait personnel).
Faits cliniques. — Rôle du staphylocoque (Bonome et Bordoni Unfredduzzi). — Rôle du bacille typhique (Rheiner). — En pratique, on peut dire que le streptocoque est le seul microbe de l'érysipèle.

Avant d'étudier dans ses détails le streptocoque de l'érysipèle, nous devons nous demander si ce microorganisme doit toujours être incriminé et si, au moins dans la pathologie humaine, nous sommes en droit de considérer l'érysypèle comme étant constamment une manifestation de l'infection de l'organisme par le streptocoque. En effet, comme nous le verrons plus tard, le processus anatomique de l'érysipèle, mélange des deux réactions organiques les plus habituelles, n'a rien de spécifique, et l'on conçoit facilement la possibilité de la même réaction anatomique vis-à-vis un autre microbe possédant des propriétés analogues, mais non identiques, au streptocoque érysipélateux.

Cette opinion repose surtout sur des faits expérimentaux. On sait, en effet, que Koch a décrit un bacille dont l'inoculation dans l'oreille du lapin donna lieu à un érysipèle expérimental mortel. Nous avons, nous-même, obtenu une fois un érysipèle expérimental cliniquement typique, en inoculant à un lapin des poussières d'une salle de malades. Après résection de l'oreille malade, l'animal guérit. Nous ne trouvâmes pas de streptocoques. En retour, plusieurs veines étaient thrombosées et contenaient à leur intérieur un bouchon formé par un mycélium volumineux, appartenant certainement à un parasite végétal d'un ordre plus élevé. Les cultures de la sérosité, faites seulement sur des milieux alcalins, étaient restées absolument stériles.

Néanmoins, on peut dire que non seulement ces faits sont rares, mais encore qu'il s'agit plutôt d'une ressemblance macroscopique que microscopique, et que ces deux affections microbiennes qui donnent lieu à l'aspect clinique de l'érysipèle expérimental, en peuvent être distinguées facilement par la nature même du processus qui leur donne lieu. Koch, en effet, a peu insisté sur les lésions histologiques des cas qu'il a rapportés, et, dans notre fait personnel, la lésion, surtout localisée au système veineux, se différenciait facilement de l'érysipèle vrai, dans lequel ces vaisseaux sont presque toujours indemnes.

Rien n'autorise donc à dire jusqu'ici que, pratiquement, l'érysipèle vrai du lapin puisse être dû à un microbe autre que le streptocoque, arrivé au degré de virulence voulu pour provoquer le processus anatomique, sur lequel nous aurons longuement à revenir.

Dans la pathologie humaine, les voix discordantes sont rares qui ne reconnaissent pas le streptocoque comme le seul microbe dont la présence dans le tissu cutané donne lieu à l'érysipèle vrai. Nous ne parlons pas, en effet, de l'érysipéloïde de Rosenbach, qui se différencie facilement par la simple clinique.

Avant que la découverte de Fehleisen ait reçu la sanction du temps, il s'est trouvé quelques auteurs qui refusèrent au streptocoque la pathogénie exclusive de l'érysipèle humain, en se basant sur leurs observations personnelles. Bonome et Bordoni Unfredduzzi attribuèrent aux staphylocoques doré et blanc le même pouvoir pathogène. Or, la présence dans leurs cultures de ces deux microbes, commensaux habituels de la surface cutanée, n'a rien qui entraîne la conviction, une erreur de technique facile à commettre pouvant facilement l'expliquer.

Dans une épidémie de fièvre typhoïde compliquée d'érysipèle, Rheiner a rencontré des cas dans lesquels le résultat de ses recherches bactériologiques l'ont porté à considérer le bacille typhique comme l'agent effectif du processus érysipélateux. Mais, là encore, il s'agit d'un fait isolé, dans lequel la présence possible du bacille typhique dans le sang rendait facile une erreur d'interprétation, et qui a besoin d'une nouvelle confirmation, bien qu'il ne nous répugne nullement d'admettre que le bacille d'Eberth-Gaffky, dont nous avons été un des premiers à démontrer les propriétés pyogènes, puisse, dans certaines conditions, provoquer dans le tissu conjonctif l'exsudation de plasma et de leucocytes qui, jointe à la prolifération des cellules fixes, forme le substratum de la lésion érysipélateuse.

Nous avons, dans quarante-trois cas d'érysipèle franc, dont nous rapportons les observations, recherché systématiquement la présence du streptocoque, par la méthode que nous indiquons plus loin, et nous avons, dans trente-cinq cas, pu constater sa présence dans les tissus à l'état de pureté. Dans les huit autres cas, nos résultats ont été complètement négatifs, et nous n'avons rencontré ni le streptocoque, ni aucun autre microbe. Nous croyons donc que l'on peut dire que, dans la pratique, le streptocoque est le seul microbe qui produise l'érysipèle chez l'homme, bien qu'il n'y ait aucune impossibilité théorique à ce qu'un autre microorganisme soit capable de produire ce processus.

CHAPITRE III

LE STREPTOCOQUE DE L'ÉRYSIPÈLE

§ 1er. — Moyen d'obtenir des cultures pures de streptocoque de l'érysipèle. — Ensemencement d'une parcelle de la peau. — Scarification et ensemencement de la sérosité. — Caractères des cultures sur milieu solide : gélatine, agar, sérum. — Caractères des cultures sur milieu liquide : bouillons, sérosités, lait. — Caractères microscopiques du streptocoque : légère mobilité. — Réactions colorantes. — Forme. — Variations dans la disposition de la chaînette : sur pomme de terre, sur agar, dans le bouillon, en milieu anaérobie. — Formes de régression du streptocoque. — Description et réactions. — Ce ne sont pas de véritables spores, mais au contraire des formes d'une vitalité plus fragile.

§ 2. — Alimentation du streptocoque. — Rôle de l'oxygène. — Le streptocoque est plutôt anaérobie. — Rôle de la réaction du milieu. — Le streptocoque ne se développe pas en milieu acide. — Bouillons végétaux. — Bouillons animaux. — Bouillons albumineux. — Peptone. — Milieux solides. — Valeur nutritive de la gélatine pour le streptocoque pouvant être utilisée comme méthode d'isolement.

§ 3. — Produits de culture du streptocoque. Absence de triméthylamine. — Acidification du bouillon par le streptocoque, constante, mais plus ou moins rapide, suivant la nature du streptocoque. — Réfutation des assertions de Behring. — Rôle adjuvant du sucre, des matières extractives, etc. — Non-acidification de la peptone pure et des sérosités. — Détermination de la nature de l'acidité et de ses propriétés.

§ 4. — Vitalité du streptocoque. — Ce que l'on doit entendre par la vitalité d'un microorganisme. — Développement du streptocoque; vie latente. — Action de la chaleur. — Rôle capital de l'acidification du liquide. — Acidification d'autant plus rapide que le microbe provient d'une culture plus acide. — Vie latente sur les milieux que le streptocoque n'acidifie pas. — Rôle de la puissance de diffusion du milieu. — Le streptocoque dans l'organisme, considéré comme milieu inerte. — Différence entre l'expérimentation *in vitro* et l'action du microbe sur la matière vivante. — Longue persistance du streptocoque dans l'organisme à l'état latent. — Réfutation de la théorie proposée par M. Leroy pour expliquer l'érysipèle à répétition, et basée sur la reviviscence des cultures de streptocoques sur gélatine.

§ 1er. — Ses caractères morphologiques. Caractère de ses cultures.

Pour obtenir des cultures pures du streptocoque de l'érysipèle, on peut employer plusieurs moyens. Le plus classique, et peut-être le plus sûr consiste dans l'ensemencement dans du bouillon stérilisé d'une petite parcelle de peau réséquée au niveau d'une plaque d'érysipèle. Les plus grandes précautions sont nécessaires. La peau doit être soigneusement désinfectée, d'abord par un lavage au savon, puis, par des fomentations de sublimé. On ne doit se servir que d'instruments soigneusement flambés.

Nous ne saurions recommander cette méthode. Outre qu'elle est extrêmement douloureuse pour le malade, elle est très délicate et n'a que peu d'avantages sur la suivante, qui ne présente pas les mêmes inconvénients.

Après avoir pris les mêmes précautions pour l'antisepsie, aussi parfaite que possible de la surface cutanée, on y applique une couche légère de collodion que l'on dessèche rapidement en soufflant dessus. Cette dernière pratique a pour résultat de hâter l'évaporation de l'éther et de l'alcool, et de faire effectuer la dessiccation dans un milieu aseptique, l'air expiré ne contenant pas de microbes. On enfonce alors, d'un seul coup, la pointe d'une lancette soigneusement flambée, de manière à pénétrer assez profondément dans le derme. On aspire alors avec une pipette, que l'on jette ensuite, les premières gouttes de sang qui s'écoulent de la plaie; puis, en serrant entre deux doigts le pli cutané dans lequel est comprise la piqûre, on fait sourdre une goutte ou deux de la sérosité qui infiltre les mailles du tissu dermique, et on les recueille dans des pipettes stérilisées. On s'en sert ensuite pour ensemencer soit des plaques d'agar ou de gélatine, soit des tubes inclinés d'agar ou de sérum. Il est toujours nécessaire de faire de larges ensemencements, car, outre que la sérosité est toujours un peu diluée par le sang qui y est forcément mélangé, il arrive souvent que, même en prenant au niveau du bourrelet, les microbes sont en petit nombre et ne donnent que de rares colonies.

Mais, quel que soit le procédé d'isolement que l'on emploie : plaques, tubes ensemencés successivement, tubes roulés suivant la méthode d'Esmarch, on arrive toujours sans difficultés à obtenir des colonies isolées de streptocoque, à condition de ne faire de prises que pendant la période d'état et au niveau du bourrelet d'accroissement. Dans l'épaisseur de la gélatine, à la température de 20 degrés, les colonies ne deviennent bien visibles qu'au bout de trente-six à quarante-huit heures. Elles apparaissent sous forme de petits points blancs, opaques, nettement sphériques, bien circonscrits. Leur volume s'accroît pendant trois ou quatre jours, mais ne dépasse jamais celui d'une petite tête d'épingle.

Celles qui se développent à la surface sont un peu plus volumineuses; elles sont légèrement bombées, mais non hémisphériques. Leurs bords sont un peu plus déchiquetés si on les examine à un grossissement moyen (obj. 5. — Ocul. 1 Leitz). Leur opacité est beaucoup moins grande que celle des grains développés dans la profondeur. Le centre de la colonie est laiteux, mais les bords presque translucides. Leur accroissement est également limité à quatre ou cinq jours après leur ensemencement.

Jamais la gélatine n'est liquifiée, ce qui rend facile leur distinction d'avec les colonies de staphylocoque blanc, que l'on rencontre parfois si l'antisepsie de la surface cutanée a été insuffisante et qui, dès le troisième jour, sont entourées d'une zone de liquéfaction déjà sensible. La transparence, non plus que la couleur de la gélatine, ne sont point modifiées.

Ensemencé sur des tubes inclinés d'agar ou de sérum et placé à l'étuve à 35 degrés, le streptocoque se développe plus rapidement et les colonies commencent à devenir visibles au bout de vingt-quatre ou trente-six heures, sous forme d'un petit semis blanchâtre, que M. Verneuil compare d'une manière assez heureuse à des grains de semoule. Les jours suivants, si les colonies se sont développées en grand nombre, elles deviennent confluentes et donnent naissance, au niveau de la ligne d'ensemencement, à une bande à bords polycycliques dans laquelle on a voulu voir, d'une manière un peu forcée, la forme d'une feuille de fougère ou même d'acacia, suivant les cas. Ces colonies sur agar ou sur sérum sont un peu plus translucides que les cultures sur gélatine et ressortent moins bien sur le fond toujours un peu opalescent de ces milieux.

Sur pommes de terre, sur carottes et sur les autres milieux végétaux analogues, le streptocoque ne donne lieu à aucune colonie visible à l'œil nu; il ne semble pas se développer non plus à la surface du blanc d'œuf coagulé.

En somme, sur les milieux solides ou demi-solides, il est difficile d'assigner aux colonies du streptocoque des caractères qui permettent à un novice de les reconnaître et de les distinguer de beaucoup d'autres microorganismes très vulgaires, entre autres, de plusieurs espèces microbacillaires, que l'on rencontre fréquemment sur les cadavres commençant à subir la décomposition putride. C'est seulement après une certaine habitude, que rien ne saurait remplacer, qu'il est possible de reconnaître sur une plaque les colonies de streptocoque à leur exiguïté habituelle, à leur apparence opalescente, à l'aspect un peu étalé des colonies lenticulaires de la surface.

Beaucoup plus caractéristique est, dans la plupart des cas, l'apparence de leur développement sur les milieux liquides, et l'on peut presque toujours reconnaître facilement à l'œil nu la pureté d'une culture de streptocoque sur bouillon. Si le développement est très actif, le bouillon se trouble au bout de douze heures et s'éclaircit au bout de trois ou quatre jours. Il redevient alors absolument limpide, et les microorganismes se sédimentent sous forme de petits grains isolés de grosseur variable, qui se répandent et se désagrègent dans le liquide à la moindre agitation. Chose curieuse, même sur les vieilles cultures sur bouillon, dans lesquelles les microbes sont devenus incapables de reproduire des générations nouvelles, les grumeaux se reforment après avoir été désagrégés par l'agitation et reprennent leur forme caractéristique. Si le milieu est moins favorable, ou le streptocoque doué d'une moindre vitalité, le dépôt en petits flocons se fait d'emblée, sans jamais troubler le liquide.

Ensemencé sur du lait, le streptocoque de l'érysipèle produit au bout de quatre ou cinq jours à l'étuve une coagulation localisée, qui apparaît comme une petite tache jaunâtre à la partie la plus déclive. De ce foyer, le processus s'étend plus ou moins rapidement et amène la formation d'un coagulum volumineux, qui se rétracte ensuite au milieu du sérum absolument transparent.

Tels sont les caractères des cultures que l'on peut obtenir en puisant le streptocoque dans l'organisme, soit au niveau du bourrelet érysipélateux, soit, ce qui revient au même, dans le pus des grands abcès érysipélateux diffus, sur lesquels nous aurons à revenir. Mais, nul microorganisme n'est plus capricieux que lui, ainsi que nous le verrons par la suite, et il ne faut pas s'étonner des différences qui existent entre les descriptions des différents auteurs, différences qui ont eu pour résultat de multiplier, comme à plaisir, les espèces de streptocoques. Néanmoins, en employant des milieux toujours semblables les uns aux autres, on obtient, avec les microorganismes provenant directement du corps des érysipélateux, des cultures très comparables, quant à l'abondance et aux caractères généraux.

Du reste, l'examen microscopique doit toujours contrôler la nature des cultures obtenues. L'examen doit être fait soit directement, soit après l'action des matières colorantes.

Nous pensons qu'il ne faut jamais négliger l'examen direct du microbe, ui peut renseigner sur nombre de faits intéressants, qui pourraient passer inaperçus à la suite du traitement nécessité par la coloration. Signalons, par exemple, la très légère mobilité que l'on observe dans les cultures en voie de prolifération active. Cette mobilité consiste en une sorte de petite oscillation sur place, sans translation sensible. Le mouvement dont est agité le streptocoque rappelle le mouvement brownien.

La coloration peut se faire facilement par toutes les méthodes usuelles, le streptocoque étant fort avide de toutes les matières colorantes. Le carmin et l'hématoxyline le colorent faiblement, assez néanmoins, surtout cette dernière, pour que l'on puisse le retrouver sur des coupes ainsi traitées. Le bleu de Löffler, qui donne au tissu une teinte verdâtre, le colore en bleu violet. Il ne se décolore ni par la méthode de Weigert, ni par celle de Gram, ce qui rend relativement facile sa recherche dans les tissus. Sur des lamelles, nous recommandons tout particulièrement, en raison de leur rapidité, soit la coloration par la fuchisne phéniquée de Ziehl, suivie du lavage à l'alcool ou à l'acide acétique, soit par le bleu composé de Roux, suivi d'un simple lavage à l'eau. Néanmoins, dans les cas douteux, on devra toujours employer la méthode de Gram, qui permettra de différencier le streptocoque de quelques autres cocci plus ou moins en chaînettes que l'action de l'iode décolore.

La morphologie du streptocoque se modifie un peu, suivant les milieux sur lesquels il est cultivé. Néanmoins, la forme en chaînettes se maintient constante, au moins s'il s'agit des premières cultures obtenues. Nous n'avons pu, en effet, vérifier le fait signalé par Widal dans sa thèse, à savoir l'indépendance ou le groupement en grappes des cocci de l'érysipèle dans les cultures sur pommes de terre. Nous y avons, en effet, toujours obtenu de courtes chaînettes, très peu abondantes. Du reste, nos résultats n'infirment en rien les siens, car la pomme de terre, en raison des différences dans les espèces et les divers modes de préparation, offre un milieu peu comparable pour divers expérimentateurs.

Le seul changement notable que nous ayons constaté dans la morphologie du streptocoque, nous l'avons rencontré sur des cultures anaérobies d'une puissance végétative considérable. Il consiste en une sorte de bifurcation de la chaînette, donnant lieu à une sorte d'Y, comme si un grain s'était divisé en trois, au lieu de produire seulement deux grains nouveaux. Jamais, la forme ne s'est davantage compliquée. Aussi, ne croyons-nous pas suffisamment étayée l'hypothèse de Jordan, pour lequel le streptocoque ne serait qu'une sorte de staphylocoque.

Le nombre des grains du chapelet est, d'ailleurs, éminemment variable. De six à huit sur les milieux solides, leur nombre s'élève à trente ou quarante dans les milieux liquides, où ils forment de longues chaînettes sinueuses et élégantes. Leur volume est également variable dans le même sens; de 0,3 à 0,4 μ sur agar ou sur gélatine, ils atteignent 0,6 μ dans les cultures sur bouillon; il faut du reste un peu se défier de l'apparente rigueur des chiffres, lorsqu'il s'agit du diamètre des microorganismes. La zone de diffraction qui les entoure rend difficile cette évaluation, en l'absence de toute coloration, et, d'un autre côté, ce diamètre change sensiblement, selon la matière colorante employée. Les chiffres obtenus peuvent donc servir de points de repère, mais n'ont pas, néanmoins, la rigueur mathématique que certains auteurs voudraient leur donner.

Mais ce qui est important, et que nous avons constamment observé dans les premières cultures du streptocoque provenant d'érysipèle, c'est la parfaite homogéneité des chaînettes. Tous les grains, en effet, sont égaux dans leur diamètre transversal et se comportent d'une manière semblable vis-à-vis des matières colorantes.

Quant au diamètre longitudinal et à l'espace qui sépare les grains les uns des autres, il semble à peu près égal dans les cultures sur milieu solide. Mais, dans le bouillon, où la prolifération est beaucoup plus rapide, les microbes sont rapprochés deux à deux d'une manière beaucoup plus accusée, de manière à former, pour ainsi dire, des chapelets de diplocoques.

Cette assertion n'est vraie que pendant les premiers jours. Dans les vieilles cultures, on trouve quelquefois des inégalités de diamètre; mais, surtout, on rencontre des grains qui ne se colorent que peu ou pas, à côté d'autres retenant vivement la matière colorante.

Ce sont ces grains, plus volumineux et peu colorables, qui ont été quelquefois décrits comme des spores, par analogie, sans doute, avec le leuconostoc mesentoroïdes, dont les formes durables se différencient de cette manière au milieu des chaînettes.

Chez le streptocoque, on ne peut rien admettre de semblable. En effet, ces formes sont d'autant plus nombreuses que la culture est plus vieille, et elles sont à leur maximum lorsqu'il devient impossible d'en obtenir de nouveaux repiquages. Elles apparaissent chaque fois que le microbe se trouve dans de mauvaises conditions de nutrition, et les cultures qui les contiennent ont une vitalité plus fragile que celles qui en sont dépourvues. Enfin, au point de vue de leur aspect même, elles s'éloignent considérablement des spores. En effet, ces dernières apparaissent, en général, comme des points brillants très homogènes, alors que les formes que nous décrivons ont une réfringence moindre que ceux des autres grains de la chaînette et une apparence légèrement granuleuse. Même différence, en ce qui concerne leur appétence pour la matière colorante. Les spores se colorent difficilement et gardent fortement leur coloration.

Les grains observés dans les vieilles cultures de streptocoques ne paraissent décolorés, que parce qu'ils cèdent facilement leur matière colorante aux substances employées pour enlever la surcoloration.

Rien donc n'autorise à comparer ces formes à des spores; tout, au contraire, semble démontrer que ce ne sont là que des formes d'involution, ou même des cadavres de streptocoques. Nous n'avons jamais pu, en effet, relever aucune apparence, aucun fait, qui puisse faire supposer que le streptocoque soit capable de produire des formes durables dans les conditions d'observation habituelles, et nous croyons que ce fait négatif est d'une grande importance, au point de vue de sa physiologie générale et de son rôle pathologique.

§ 2. — Alimentation du streptocoque.

Les conditions de développement du streptocoque sont faciles à réaliser. Au point de vue gazeux, en effet, il s'accommode facilement du contact de l'air, tout en se développant parfaitement dans un milieu privé d'oxygène. En effet, malgré certains auteurs, et, entre autres ceux de l'article du *Dictionnaire de Dechambre*, qui avaient besoin de sa nature aérobie pour l'édification de leurs théories, le streptocoque est un anaérobie facultatif. Nous irons même plus loin, en disant que le contact de l'air lui semble plus nuisible qu'utile.

Les cultures anaérobies sont, en effet, plus belles et se conservent plus longtemps que les cultures aérobies sur les mêmes milieux, et même, il nous a semblé que certains milieux (la peptone pure, par exemple, en solution à 2 p. 100) qui semblent réfractaires au contact de l'oxygène, peuvent fournir d'abondants développements, lorsque le vide a été fait au moyen d'une trompe puissante. Sur d'autres milieux, son développement s'accompagne, à l'abri de l'air, de phénomènes chimiques d'ordre diastasique, qui ne se produisent point sur les cultures ordinaires.

L'albumine coagulée du sérum est, en effet, liquéfiée dans le vide et transformée en peptone, sous l'action du streptocoque. Fidèle en cela aux lois établies par Pasteur, il se montre ferment d'autant plus actif, qu'il est davantage obligé d'arracher aux combinaisons qui l'entourent, l'oxygène dont il a besoin pour son existence. Il est donc plus anaérobie qu'aérobie. Ce n'est qu'un aérobie facultatif.

Au point de vue de son développement sur un milieu liquide ou solide, une condition prime toutes les autres : c'est celle de la réaction du milieu ensemencé. Sur les milieux acides, en effet, le développement est très faible ou même nul. Le streptocoque est à ce point de vue d'une sensibilité exquise, aussi, est-il préférable d'alcaliniser le milieu légèrement, ce qui ne produit aucun effet nuisible. Cette aversion pour les acides est d'autant plus remarquable que le streptocoque est lui-même un acidificateur énergique, ainsi que nous le verrons plus loin.

Un grand nombre de milieux peuvent être utilisés pour la culture du streptocoque, qui n'est pas très difficile dans le choix de ses aliments. Parmi les bouillons préparés avec des substances végétales, M. Gabriel Roux a signalé l'eau de touraillons alcalinisée comme un excellent milieu. Nous avons, en effet, obtenu par ce moyen de belles cultures, d'une vitalité très puissante. Nous avons cultivé également le streptocoque sur l'eau de levure, le moût de bière, le bouillon de navets, à condition d'alcaliniser assez fortement.

Tous les bouillons d'animaux usuels peuvent être utilisés. Nous avons expérimenté le bouillon de chair humaine, de bœuf, de veau, de lapin, de cheval et de harengs. Les plus volumineuses cultures sont obtenues par le bouillon de veau. Nous verrons plus loin que cette exagération de végétabilité se fait un peu aux dépens de la virulence.

Sur les milieux albumineux liquides, sérum de pleurésie, sérum de sang, bouillon albuminé, le développement se fait incomparablement mieux dans le vide qu'au contact de l'air. Mais, pour la peptone, le fait est encore plus remarquable. Sur un milieu préparé avec 2 p. 100 de peptone pure, on n'obtient à l'air aucune culture, tandis que le streptocoque se développe abondamment dans le vide atmosphérique. Cette assertion n'est vraie qu'à la condition de se servir de peptone absolument pure. La plupart des peptones du commerce (la peptone Chapoteau, celle des hôpitaux, par exemple) contiennent une grande quantité de matières extractives, aux dépens desquelles le streptocoque peut se développer.

Sur le blanc d'œuf, soit utilisé sans modifications, soit dilué, soit coagulé, nous n'avons jamais obtenu aucune culture. L'adjonction du blanc d'œuf au bouillon augmente, au contraire, la nutritivité de ce milieu.

Sur sérum coagulé, le développement est très abondant; mais le sérum est liquéfié dans le vide, alors qu'il ne l'est pas au contact de l'air. L'adjonction de gélose ou de gélatine aux différents milieux liquides, n'enlève rien à leur pouvoir nutritif; mais, en empêchant la diffusion dans toute la masse des chaînettes et des produits de leur activité vitale, ces substances modifient les conditions vitales du microorganisme; c'est pourquoi les cultures sur ces milieux ne sont jamais aussi abondantes que sur les milieux liquides.

L'adjonction du glucose ou de glycérine ne semble pas augmenter sensiblement la récolte.

On augmente, au contraire, dans de grandes proportions la puissance végétative du streptocoque, en ajoutant aux milieux liquides de 2 à 10 p. 100 de gélatine et en plaçant les cultures à l'étuve, de manière à maintenir la gélatine à l'état liquide. Le streptocoque se développe alors avec une rapidité et une abondance extraordinaires, en formant déjà au bout de vingt-quatre heures un abondant dépôt grumeleux. Nous recommandons d'une manière toute spéciale le bouillon de bœuf contenant 15 p. 100 de gélatine, pour la recherche du streptocoque et son isolement des microbes avec lesquels il est mélangé. Au bout de vingt-quatre heures de séjour à l'étuve, on examine le dépôt, qui est abondant si la semence contenait du streptocoque. Si les chaînettes sont en grand nombre, on fait une plaque avec une goutte du dépôt dilué, et l'on a facilement une culture pure. Ce procédé est surtout commode pour la recherche du streptocoque dans la bouche. Il ne réussit pas lorsqu'il est mélangé à des microbes de la putréfaction, par exemple, dans les épanchements péritonéaux. Les milieux gélatinisés sont également un bon milieu de rajeunissement des cultures. On obtient quelquefois des résultats positifs avec des semences qui ne donnaient plus rien sur les autres milieux.

Sous le rapport de la température, le streptocoque est également peu délicat. Il se développe assez facilement à 20 degrés. Néanmoins, sa température de prédilection semble être comprise entre 30 et 35 degrés. Au-dessus, les cultures sont un peu plus difficiles, pour être nulles au-dessus de 49 degrés.

§ 3. — Produits de culture du streptocoque.

Nous reviendrons sur les effets obtenus chez les animaux par les injections de produits solubles du microbe de l'érysipèle. Leur composition chimique n'a pas encore été l'objet d'une étude approfondie. Dans les travaux des auteurs qui se sont occupés de la biologie du streptocoque, la triméthylamine est le seul corps chimiquement défini, signalé comme prenant naissance sous l'action de ce microorganisme.

Nos recherches nous ont conduit à un résultat tout différent. Nous avons analysé un grand nombre de bouillons de culture de streptocoque érysipélateux, et nous n'avons jamais rencontré de triméthylamine. En effet, en chauffant ces liquides fortement alcalinisés par la lessive de soude, le produit de la distillation ne contient pas plus de bases volatiles que le bouillon non ensemencé, et l'odeur qui se dégage, franchement ammoniacale, ne rappelle nullement celle de la triméthylamine.

L'absence de cette ammoniaque composée ne doit, du reste, que peu nous étonner, quand nous saurons que le streptocoque, quelle que soit son origine, a une certaine tendance, non pas à produire des corps basiques, mais au contraire à acidifier plus ou moins fortement les milieux sur lesquels il se développe.

Cette acidité des vieilles cultures est un fait absolument constant lorsqu'on emploie les milieux habituellement en usage. Sur les milieux liquides, le bouillon de bœuf, par exemple, nous avons trouvé dans certains cas, par litre, jusqu'à 6 grammes d'acide évalué en acide oxalique. Sur agar ou sur gélatine, il suffit de mettre au contact de la surface de la culture un papier de tournesol bleu mouillé, pour le voir rougir immédiatement et prendre la teinte vermillon, caractéristique de l'action des acides forts. Nous reviendrons, à propos de la vitalité et de la virulence du streptocoque, sur cette fonction acidificatrice, dont les observateurs n'ont jusqu'ici reconnu ni la constance ni l'importance biologique. Seul, Behring la signale accessoirement, au cours d'un article des *Archives d'hygiène*, concernant un tout autre sujet, et encore en tire-t-il une conclusion que nous croyons erronée.

D'après lui, en effet, le streptocoque du pus acidifierait les milieux, alors que celui de l'érysipèle ne changerait rien à leur réaction. Dans cette différence chimique, l'auteur voudrait voir un moyen de distinguer ces deux microorganismes. Nous verrons plus loin que ces variations de propriétés sont liées, jusqu'à un certain point, aux variations de la virulence. Le streptocoque de l'érysipèle acidifie un peu moins rapidement que le streptocoque du pus, qui constitue une variété voisine, mais le microbe une fois atténué, sa puissance d'acidification apparaît d'une manière beaucoup plus rapide, et, après plusieurs repiquages, un microorganisme qui acidifiait le bouillon de bœuf en quinze jours, arrive à produire la même réaction dans le même bouillon en dix-huit et vingt-quatre heures.

En règle générale, un streptocoque sécrète de l'acide en quantité d'autant plus grande, par rapport à son poids, qu'il provient d'une culture ayant un degré d'acidité plus considérable.

Nous avons surtout étudié les variations de cette propriété, sur du bouillon de bœuf que nous préparions en grande quantité et conservions à l'abri de l'air, de manière à avoir un milieu toujours identique. Il faut, en effet, se défier des moindres changements dans la composition chimique du milieu de culture qui influe, en plus ou en moins, sur la rapidité dans l'apparition de la réaction acide.

En effet, l'adjonction de sucre ou de gélatine au bouillon augmente la quantité d'acide produit. L'addition de glycérine diminue sa production.

L'influence de l'oxygène est assez notable et les cultures anaérobies deviennent, toutes choses égales d'ailleurs, moins rapidement acides que les cultures aérobies.

Sur les autres milieux, l'apparition de l'acide varie suivant leur nature.

Sur le lait, elle est constante et sujette aux mêmes variations que sur le bouillon. Sur la peptone pure dans le vide, l'acidification est très faible. Sur le sérum pleural liquide, elle est complètement nulle, quel que soit l'âge de la culture. Elle n'apparaît point non plus à la surface des cultures sur sérum coagulé.

Nous avons cherché à déterminer quelle était la nature de l'acide sécrété, qui nous a paru être le même dans tous les cas. Nous avons expérimenté sur le bouillon et sur le lait. Pour cela, nous avons concentré nos liquides de culture par distillation, et nous avons constaté que le produit distillé n'était point acide. Dans le lait, néanmoins, nous avons cependant trouvé une certaine quantité d'acide butyrique, dû probablement à l'action de l'air sur la crème. Mais, sauf cela, la totalité de l'acide se retrouvait dans le résidu restant dans le ballon; nous avons traité ce résidu par l'éther, et, après décantation, nous avons évaporé l'éther au bain-marie. Le résidu de cette opération, abandonné dans un cristallisoir, a donné un liquide visqueux, qui nous a semblé incristallisable.

Par ces caractères, nous pouvions déjà conclure que nous n'avions affaire ni à un acide volatil (acétique, formique, etc.); ni à un acide cristallisé (succinique, oxalique) ses propriétés le rapprochaient plutôt de l'acide lactique, que MM. Nocard et Roux avaient signalé dans les bouillons de culture du streptocoque de la mammite contagieuse. Nous avons, néanmoins, acquis l'assurance que ce n'était pas non plus de cet acide qu'il s'agissait, en traitant notre résidu par l'oxyde de zinc et en faisant bouillir quelques minutes. Il se produit un sel de zinc soluble, qui reste dans le liquide après filtration. Par évaporation, nous avons obtenu des houppes cristallines très fines et très élégantes, totalement différentes des cristaux de lactate de zinc, dont l'apparence est absolument caractéristique.

La solution limpide de notre acide ne dévie point la lumière polarisée.

En somme, il s'agit là d'un corps organique dont nous n'avons pu déterminer la nature, mais qui s'éloigne des acides que l'on trouve ordinairement dans les produits de cultures des organismes inférieurs (acétique et autres de la série volatile, oxalique, succinique, lactique, etc.), et qui nous semble devoir appartenir à la série oxygluconique.

Si nous avons longuement insisté sur cette sécrétion du streptocoque, les chapitres suivants nous excuseront, en montrant quelles sont les étroites relations entre cette propriété et ses variations de vitalité ou de virulence, qui nous intéressent plus directement.

§ 4. — Vitalité du streptocoque.

Lorsque l'on parle de la vitalité d'un microorganisme, il s'agit plutôt de sa résistance aux conditions extérieures, que d'une évolution analogue à celle des êtres supérieurs. Jamais plus que pour les infiniment petits, la définition de Bichat semble être rigoureusement vraie. Or, comme on ne peut comparer les conditions extérieures d'un microorganisme d'un milieu nutritif inerte à celles qu'il rencontre en se développant dans un organisme vivant, est-il tout à fait illusoire de vouloir conclure de l'évolution d'un microbe *in vitro* à sa manière d'être, lorsqu'il agit comme agent pathogène. Pour le streptocoque, en particulier, c'est une étrange erreur de raisonnement que de vouloir, ainsi que quelques auteurs l'ont fait, voir une relation entre sa mort rapide dans les cultures et la rapidité des processus morbides streptococciques. Nous allons voir, qu'au contraire, si l'on ne tenait pas compte de la réaction organique, le streptocoque n'aurait aucune raison de mourir dans les tissus.

Les microbes, en effet, ainsi que le démontre la longévité des levures conservées par M. Duclaux, semblent ne point porter en eux, comme les êtres supérieurs, la raison même de leur mort. Leur évolution vitale n'est pas absolument nécessaire. En dehors des spores, que l'on peut comparer aux graines des plantes, et dont la résistance est considérable, les formes adultes de microorganismes sont susceptibles d'une vie latente, pendant laquelle ils ne manifestent pas leur puissance vitale, sans néanmoins la perdre. Il suffit ensuite de leur transport dans un milieu convenable, pour qu'elles prolifèrent à nouveau ; c'est un rajeunissement, suivant la si juste et pittoresque expression de M. Duclaux. En un mot, nous pouvons dire que les microbes ne meurent pas, mais qu'ils peuvent plus ou moins facilement être tués.

Le streptocoque se comporte donc de la manière suivante, lorsqu'il se trouve transporté dans un milieu où se rencontrent les conditions de température et d'humidité nécessaires au développement de tout être vivant. Ou le microbe rencontre des aliments qu'il peut assimiler, et alors la première manifestation du réveil de sa vitalité est sa prolifération, ou, au contraire, le milieu renferme des produits qui lui sont nuisibles et qui le tuent, ou bien encore le microorganisme se trouvant dans des conditions osmotiques qui ne l'affaiblissent pas, ne rencontre dans le milieu ambiant ni substance utilisable, ni produit toxique, et alors il vit d'une vie latente, jusqu'au moment où il est mis en rapport avec un nouveau corps lui apportant un aliment neutralisant une substance empêchante.

Si l'on songe au développement du streptocoque, on verra qu'il n'y a pas, pour ainsi dire, à considérer l'âge du microorganisme. Les chaînettes augmentent, en effet, non pas par l'adjonction par bourgeonnement d'un ou plusieurs grains à leur extrémité, ainsi que cela se voit dans le développement du mycélium chez les champignons inférieurs, mais bien par la division portant sur la totalité du protoplasma de chaque grain qui la compose. Nous avons pu suivre ce mode de prolifération sous le champ même du microscope. La formation en chaînettes résulte de ce que cette division se fait toujours dans le sens transversal.

Tant qu'il existe des éléments utilisables dans le milieu nutritif, à supposer que les produits de la vie microbienne ne se comportent pas comme des substances toxiques, chaque grain de la chaînette devrait se diviser dans un temps à peu près égal, et leur nombre croître en doublant continuellement; c'est, du reste, ce processus que l'on constate *de visu* dans les cultures sur bouillon examinées pendant les premiers jours, et la raison de la forme en chaînettes de diplocoques que nous avons signalée plus haut. On comprend donc qu'au moment où l'aliment serait épuisé, tous les grains auraient à peu près le même âge, et si rien ne venait agir sur eux d'une manière nuisible, ils devraient entrer dans la période de vie latente dont nous avons parlé.

On ne peut donc point dire qu'il faut attribuer à la vieillesse les formes involutives que nous avons décrites dans les vieilles cultures. Les grains qui présentent ces apparences sont des grains malades ou des grains morts, et nous devons trouver dans leurs conditions d'existence les causes de ce changement qui, nous le verrons, n'existe que sur certains milieux.

Nous allons donc étudier quelles sont les causes qui peuvent influer en mal le développement du streptocoque, et quelles sont les étapes que peut parcourir le microbe entre sa végétativité normale et la perte totale de sa vitalité.

Si nous nous plaçons uniquement au point de vue vital, les différents degrés que le microbe a à parcourir, sont d'abord, l'arrêt de sa prolifération et son entrée dans la période de vie latente; puis, étant donnée l'absence de spores dans lesquelles toutes les propriétés du microbe adulte persistent ou meurent à la fois, il y a pour le streptocoque, entre le moment où il ne prolifère plus et celui où il est tué, toute une période pendant laquelle il perd peu à peu sa propriété végétatrice, pour ne nous occuper que de celle-ci. C'est cette période que M. Chauveau désigne pour le *bacillus anthracis*, sous le nom de zone maniable. En effet, cet affaiblissement du microbe est durable, et pendant un certain nombre de générations, on peut, dans un milieu favorable, obtenir une race de streptocoques n'ayant pas absolument les mêmes propriétés que le microbe ayant servi de semence à la première culture. Toutes les influences qui nuisent au streptocoque lui font plus ou moins rapidement parcourir ces différentes phases.

L'action de la chaleur a été bien établie par Truchot, dont nous avons vérifié les conclusions. Au-dessus de

42 degrés la prolifération du microorganisme est nulle, mais la puissance végétative n'est atteinte qu'au bout d'un temps très long ; à mesure que l'on élève la température, la mort du microorganisme arrive dans un temps de plus en plus court. En dix minutes, le streptocoque est complètement tué par une chaleur de 80 degrés. Du reste, la question de l'action de la chaleur est elle-même complexe. Cette action est plus nuisible au contact de l'air que dans le vide, dans les milieux liquides qu'à sec, et principalement sur les cultures acides que sur les cultures neutres ou alcalines.

Ce rôle de l'acidité sur la vitalité du streptocoque est capital, même à la température ordinaire. Tant que la culture est alcaline ou neutre, les microbes jouissent dans les repiquages d'une puissance végétative considérable et forment au fond du ballon un beau dépôt grumeleux bien typique. Si l'on a soin de faire des cultures successives sur le même milieu avant l'apparition de l'acidité, la végétativité croît au lieu de décroître, et l'on a, pour ainsi dire, de véritables races de laboratoire, donnant sur la gélatine ou l'agar des colonies beaucoup plus volumineuses que celles des premières cultures, acidifiant les bouillons moins rapidement et douées d'une assez grande résistance.

Si, au contraire, on fait des repiquages tous les jours, à partir du moment où l'acidité est apparue dans le milieu, on obtient des cultures de plus en plus grêles, au point de devenir à peine visibles sur agar et sur gélatine. Sur bouillon, le dépôt est fort peu abondant et ne se forme plus en petits grumeaux.

L'examen microscopique de ces cultures acides fait voir un grand nombre de ces formes involutives que nous avons signalées sur les repiquages ; les chaînettes ont diminué de longueur et de largeur, elles sont grêles. Les grains, au nombre de quatre au plus, sont mal séparés, et on pourrait les prendre pour des bacilles contenant des spores.

Ce qu'il y a de plus curieux, c'est que, dans les repiquages, l'acidité apparaît d'autant plus rapidement que la semence provient d'une culture elle-même plus acide. Au bout de douze heures, les grêles cultures dont nous venons de parler rougissent fortement le papier de tournesol; et l'acidité venant aussitôt s'ajouter aux autres causes de dépérissement du microbe, il se trouve ainsi enfermé dans un cercle vicieux et meurt au bout de trois ou quatre cultures, s'il n'est pas transporté sur un milieu sur lequel il ne puisse pas produire sa sécrétion acide.

Sur le sérum sanguin ou pleural, au contraire, après avoir fourni un développement plus ou moins abondant, suivant le cas, le microbe passe à l'état de vie latente et, conservant sa vitalité, peut se repiquer après un temps fort long sans avoir perdu de sa force végétatrice. Roger prétend en avoir conservé un an. Nous croyons qu'une limite supérieure peut être atteinte en maintenant le microbe à l'abri de l'oxygène de l'air. Dans aucun cas, nous n'avons trouvé dans ces cultures sur sérum les formes d'involution que nous avons signalées dans les vieilles cultures sur bouillon.

L'acidité, si elle est plus active, n'est néanmoins pas la seule cause de mort des streptocoques dans les milieux artificiels. Pour le démontrer, nous avons cultivé des streptocoques de diverses provenances, en présence du carbonate de chaux, qui neutralisait l'acide au fur et à mesure de sa production. Les microbes vécurent beaucoup plus longtemps, mais, néanmoins, nous ne pûmes en obtenir de nouvelles cultures après quatre mois. Outre la possibilité de la production d'autres corps toxiques, nous croyons que certaines autres influences nuisent à la vitalité du microorganisme. C'est, par exemple, l'action de l'oxygène, car les cultures se conservent mieux dans le vide qu'au contact de l'air; en second lieu, nous devons signaler la puissance de diffusion du milieu sur lequel le microbe est cultivé. En cela, l'excès et le défaut sont également nuisibles. Sur les milieux solides, les produits de cultures sont retenus jusqu'à un certain point, autour de la colonie productrice, et peuvent exercer sur elle une influence funeste. Aussi, la vitalité est-elle moins grande sur la gélatine que sur l'agar, ce dernier se comportant un peu à la manière d'une éponge, suivant la comparaison de M. Gessard.

Dans les milieux absolument liquides, comme le bouillon, la diffusibilité, augmentée par la présence d'une acidité légère, semble s'exercer sur la substance protoplasmique elle-même. Aussi, l'adjonction d'une substance un peu visqueuse, telle que la gélatine à 1/2 p. 100 ou de l'albumine de l'œuf ou encore d'une sérosité quelconque, recule beaucoup le terme de la vie du microbe sur le bouillon et les autres milieux liquides.

De tout cela, il résulte l'explication des faits que nous avons pu constater :

Le streptocoque ne se développe jamais sur les milieux acides ;

Il meurt rapidement, en quinze jours, en trois semaines, dans les cultures sur agar ou sur gélatine préparées par les méthodes ordinaires ;

Sur les milieux liquides, il vit, en général, un peu plus longtemps. La longueur de la survie semble étroitement liée à la puissance acidificatrice variable de chaque microbe. Cette puissance provient de l'origine de la semence. Ainsi que nous le verrons, elle semble moindre chez les streptocoques très virulents ; de même, par suite de repiquages fréquents sur un milieu avant l'apparition de l'acidité, il est créé des races d'une meilleure conservation liée à une acidification moindre ;

L'adjonction de glycérine, qui modère l'acidification, prolonge la vitalité du microbe (Franckel a pu, par ce moyen, conserver des cultures pendant plus de trois mois) ;

Enfin, les cultures sur sérum, et principalement sur sérum liquide, conservées à l'abri de l'air, semblent jouir d'une vitalité presque illimitée, mais qui peut varier, néanmoins, suivant la composition chimique du sérum et sa teneur en matières extractives, et, peut-être, en diastases défensives, si on emploie un liquide recueilli aseptiquement et conservé sans stérilisation.

Nous sommes entrés dans ces détails, non pas uniquement pour rapporter les faits que nous avons constatés, mais pour montrer à quel point est variable cette vitalité du streptocoque, variable avec la semence, variable avec le milieu. Si l'on vient ajouter à ces conditions la réaction de l'être vivant infecté, on comprendra, ainsi que nous le disions au début de ce chapitre, combien il serait téméraire de vouloir en quoi que ce soit, préjuger de l'évolution du streptocoque *in vitro*, pour expliquer l'évolution des maladies qu'il cause. Outre la question de virulence, plus difficile encore et capitale en la matière, nous ne pouvons connaître autrement que par les constatations directes, la durée maxima du microbe dans l'organisme.

Si l'on ne tenait pas compte de la réaction des tissus envahis, il serait, en effet, dans ses meilleures conditions de conservation. Placé dans un milieu albumineux, débarrassé de ses produits de culture par l'osmose sanguine, loin du contact direct d'oxygène libre, il n'y a donc pas pour lui d'impossibilité matérielle à vivre dans l'intérieur de l'organisme, ainsi que le prétendent les auteurs de l'article du *Dictionnaire de Dechambre*. La réaction de l'organisme, l'influence vitale des cellules ou des diastases sont les seules causes de sa mort lorsque l'infection est vaincue; nous voilà donc bien loin des conditions de cultures artificielles. Aussi, comprend-on que la durée de son existence soit essentiellement variable, suivant le lieu de son séjour, sa virulence, la puissance de l'organisme infecté. Dans certains cas, on comprend également que le microbe puisse vivre d'une vie latente dans l'intérieur de l'organisme, qu'il n'irrite plus par les produits de son développement. Puis, à la suite de la présence dans le sang d'un aliment qui le réveille, ou de la disparition momentanée d'une substance empêchante, il est facile de concevoir les auto-infections répétées, dont la persistance du microbe sera l'origine.

Ce ne sont point là vues de l'esprit et idées *à priori*, ainsi que nous espérons le démontrer au chapitre traitant de l'érysipèle à répétition. Nous donnerons ici deux exemples de constatations anatomiques de ce microbe latent, déjà démontré pour la tuberculose, le bacille typhique... Le premier sera tiré de l'observation I, dans laquelle nous avons constaté la présence du streptocoque vivant dans les lymphatiques pulmonaires, alors que les manifestations cliniques pleuro-pneumoniques remontaient à trois mois environ et étaient liées à un érysipèle de la face. Le second, se rapportant au streptocoque d'une pleurésie purulente, a été rapporté par notre ami Courtois-Suffit. Deux mois après la guérison d'une pleurésie purulente à streptocoques, la malade qui fait l'objet de cette observation est morte brusquement, en présentant des accidents septico-pyohémiques. A l'autopsie, on trouva dans la plèvre une cuillerée à peine de pus bien lié et contenant un streptocoque très virulent. On retrouvait le même microbe dans le sang et le liquide louche qui distendait une articulation tibio-fémorale.

Dans ces cas-là, le microbe avait donc persisté dans l'organisme à l'état latent, capable d'un réveil mais non d'une reviviscence, comme a voulu le démontrer *in vitro* M. Leroy. Nous n'avons pu, en effet, vérifier aucune des assertions de cet auteur, ni la résorption des cultures de streptocoques dans la gélatine, né leur réapparition au bout d'un an, ni les colonies vertes provenant du repiquage sur agar de ce streptocoque né de ses propres cendres. Si nous joignons à cela la description de l'érysipèle provoqué par l'inoculation au lapin, et qui s'éloigne totalement de l'érysipèle expérimental, nous pourrons conclure que la théorie *in vitro* de l'érysipèle à répétition est une pure et simple erreur d'expérimentation, qui doit mettre en garde contre les trop faciles généralisations des faits de laboratoire aux faits cliniques. Il faut toujours se rappeler combien le problème organique est complexe et convenir que, lorsqu'il s'agit de l'organisme vivant, même en cherchant à se mettre dans des conditions toujours identiques, on se heurte souvent à des différences inexplicables, dans l'état actuel de nos connaissances. A plus forte raison se trompera-t-on, lorsqu'on voudra forcer des analogies aussi lointaines que le développement dans l'organisme et les cultures artificielles, si l'on ne tient pas compte de tous les facteurs qui peuvent être autant de causes d'erreur.

CHAPITRE IV

VARIATIONS DE VIRULENCE DU STREPTOCOQUE

Variations considérables dans la virulence du streptocoque, ayant amené les auteurs à la création d'un certain nombre d'espèces différentes, douées de pouvoirs pathogènes différents. — Discussion sur l'identité des streptocoques. — La question semble actuellement jugée dans le sens de l'identité. — Nos expériences en apportent une nouvelle preuve. — Difficultés dans l'évaluation de la virulence. — Variétés individuelles des animaux réactifs. — Choix d'un animal. — Différentes maladies expérimentales produites par le streptocoque chez le lapin et dressant une sorte d'échelle de virulence : septicémie sanguine sans lésion locale; injection sous-cutanée, injection veineuse, septicémie sanguine après érysipèle ou phlegmon au point d'inoculation. — Érysipèle expérimental; description clinique; signe de la chute de l'oreille; abcès progressifs, abcès caséeux. — Panophtalmite par inoculation dans la chambre antérieure. — Rougeur érythémateuse de l'oreille; réaction nulle. — Maladies produites chez le cobaye par le streptocoque; maladies produites chez la souris par le streptocoque. — Exaltation de la virulence par passages, valable pour la souris seule. — *Causes diminuant la virulence :* décroissance spontanée dans les cultures sur bouillon de bœuf; rôle capital de l'acidité; influence de la composition du bouillon; bouillons végétaux, bouillon de veau; conservation de la virulence sur le sérum; décroissance sur le sérum d'animaux vaccinés; influence de l'oxygène de l'air; des antiseptiques. — *Causes exaltant la virulence.* — Aucun succès sur les cultures *in vitro;* méthode de Chantemesse et Widal : procédé personnel; résultats constants; transformation, sur place, du phlegmon en érysipèle; gravité de l'affection, proportionnelle à la continuité des injections des produits adjuvants.

Dans l'idée de virulence, il faut considérer deux choses, le plus souvent inséparables, mais néanmoins non identiques, vu que l'une se rapporte au microbe, et l'autre à l'organisme infecté.

La première, est la faculté pour le microorganisme de vivre en parasite, en utilisant comme aliment la substance elle-même de l'être vivant qu'il envahit; la seconde, a trait aux résultats funestes qui peuvent en résulter pour ce dernier. Nous n'insisterons pas sur les généralités ayant trait à cette question capitale, admirablement développées dans la théorie de l'infection, communiquée par M. Bouchard au Congrès de Berlin, et ne nous occuperons uniquement que du cas particulier qui nous intéresse; de la virulence du streptocoque.

Il n'est, en effet, pas de microorganisme dont la virulence soit aussi variable et intéresse aussi directement la pathologie humaine. On le trouve, présentant les mêmes caractères végétatifs sur les cultures, dans les affections les plus bénignes et les plus localisées, comme dans les maladies générales le plus rapidement mortelles. Cette diversité d'allures lui avait valu l'épigramme de M. Peter : « le streptocoque est un microbe à tout faire. »

C'est, en effet, sur la différence de virulence que se basent les auteurs, encore nombreux, qui veulent décrire une nouvelle espèce de streptocoque toutes les fois qu'ils rencontrent ce microorganisme dans un organe différent, ou lui reconnaissent une aptitude plus ou moins grande à tuer le lapin ou la souris. Nous avons vu plus haut ce qu'il faut penser des différences dans la forme et l'abondance des cultures, la régularité des grains, la tendance plus ou moins marquée à se mettre en diplocoques, et des autres caractères morphologiques des colonies ou du microbe lui-même, que l'on a invoqués comme moyen de différenciation entre les différentes espèces de streptocoques. Nous avons vu, en effet, que dans des cultures appartenant certainement au streptocope érysipélateux, on pouvait observer toutes ces apparences, et, en repiquant les cultures à des moments différents, nous savons qu'au bout de quelque temps on peut obtenir d'une même première semence des variétés faciles à différencier et possédant un aspect et des propriétés très différents. La différence dans l'action chimique, invoquée par Behring ne peut non plus tenir, pensons-nous, contre nos expériences sur ce point.

Nous ne voulons point reproduire ici toutes les pièces d'un procès que nous considérons comme définitivement jugé. La question a été si souvent traitée et si complètement, que nous croyons inutile d'en rapporter en détail l'historique. Les traités classiques ont, jusqu'ici, tous reproduit l'opinion des auteurs qui veulent voir des espèces différentes dans le streptocoque du pus : celui de l'érysipèle, de la fièvre puerpérale, des affections pseudo-membraneuses, celui de la bouche, du duodénum, etc. Les deux espèces capitales, le *streptococcus pyogenes* et *streptococcus erysipelatis* ont été l'objet des descriptions séparées de Macé, de Fluegge, de Baumgarten, de Fraenkel, conformément à l'opinion de Rosenbach, Fehleisen, Hoffer, Babès, Hajek, Tricomi, Pavlowsky, etc., etc.

D'un autre côté, le courant s'est établi ayant tendance à considérer ces différents streptocoques comme identiques, et, là aussi, les travaux bons ou mauvais abondent. Passet, Biondi se sont, dès le début, posés comme partisans de l'identité. Puis, en 1887, les autorités de Guttmann, Eiselberg, Noorden, vinrent appuyer cette opinion.

Les travaux de Winckel, Doyen, Widal, Cornil, etc., établirent sur des bases solides, l'identité du streptocoque de l'érysipèle avec celui du pus et de la fièvre puerpérale. Verneuil et Clado, Gars y ajoutèrent l'agent de la lymphangite, Janot celui du phlegmon diffus. Frankel (de Hambourg) consacra un remarquable article du *Centralblatt für Bacteriologie* à la démonstration de cette identité des différents microorganismes. Enfin, au cours de travaux ayant un autre but, de nombreux expérimentateurs, entre autres Leinhartz, Gessner, Roger, apportèrent des documents intéressants sur la question.

Nous croyons que tous les auteurs qui ont écrit sur ce point ont raison, chacun dans leur sens, et que leurs expériences peuvent, jusqu'à un certain point, expliquer la diversité des interprétations. L'erreur qui en a probablement égaré beaucoup, porte principalement, croyons-nous, sur le diagnostic de l'érysipèle expérimental, sur lequel nous aurons à revenir et dont on a certainement abusé.

Pour nous, nous avons acquis la conviction que les différents streptocoques décrits constituent, non pas des espèces, mais des variétés d'une même espèce. Ces variétés sont très instables; aussi est-il facile, jusqu'à un certain point, de les transformer et de les ramener les unes aux autres. C'est ce que nous avons, expérimentalement, réussi à faire.

La virulence du streptocoque n'est pas une propriété homogène, elle est le résultat d'un certain nombre de qualités que peut acquérir le microbe, en vivant dans certaines conditions. Une fois hors de ces conditions, il peut transmettre ces qualités à un certain nombre de générations, en les perdant peu à peu, jusqu'à complète disparition. Il est extrêmement difficile, croyons-nous, d'après nos expériences, de conserver un streptocoque de virulence fixe, car il nous a semblé que toutes les variétés ont une certaine tendance à perdre leur virulence sur les milieux habituels. M. Roger prétend, néanmoins, avoir conservé sur sérum du streptocoque de l'érysipèle qui, au bout d'un an, possédait encore toutes ses qualités. La chose est possible, quoique nous ne l'ayions pu réaliser; car il est facile de comprendre qu'il puisse exister une combinaison, en parties égales, des causes qui exaltent et des causes qui diminuent la virulence.

La difficulté dans l'étude de la virulence du streptocoque ne provient pas seulement du peu de fixité de cette propriété, mais encore de la variabilité du critérium d'après laquelle on peut la juger. En effet, sans compter les différences énormes qui existent entre la réceptivité des différentes espèces de laboratoire, sur lesquelles nous allons revenir, on constate sur des animaux également sains, des variations considérables vis-à-vis la même semence. Néanmoins, d'une manière générale, on peut dire que dans les expériences sur le streptocoque, le lapin est l'animal dont le choix s'impose, c'est le seul chez lequel on puisse suivre, d'une manière bien nette, toute la gamme des accidents que peut produire le microorganisme sur l'homme. L'affection la plus grave et qui indique l'existence d'une grande exaltation de la virulence streptococcique est la septicémie sanguine, généralisée sans accident local au point d'inoculation; puis, en descendant, on trouve l'existence d'une septicémie mortelle, consécutive à un accident local plus ou moins marqué, puis, l'érysipèle localisé, et enfin, l'abcès local sous-cutané, la panophtalmite par inoculation dans la chambre antérieure de l'œil, la simple rougeur sous-cutanée, qui peut être de moins en moins marquée. Dans certains cas, enfin, la virulence peut être complètement disparue et l'inoculation n'amener aucune réaction locale ni générale.

Étudions maintenant séparément ces diverses affections expérimentales.

La septicémie suraiguë peut être obtenue de deux manières : soit par inoculation sous-cutanée, soit par injection dans la voie sanguine; suivant le procédé opératoire, sa signification est fort différente. En effet, la pénétration et le développement rapide du streptocoque dans le système sanguin après son introduction dans les espaces conjonctifs, indique une virulence énorme que l'on trouve rarement dans les cultures; aussi, pour l'obtenir, vaut-il mieux injecter directement le sang ou le pus dont on veut expérimenter la virulence, en s'assurant, par les lamelles et les plaques, que le streptocoque s'y trouve bien à l'état de pureté. En opérant ainsi, on peut voir la mort survenir en vingt-quatre ou trente-six heures, le lapin se pelotonne, hérissé, dans un coin de sa cage, respirant fréquemment et avec difficulté. Une diarrhée abondante survient, puis l'animal tombe étendu sur le côté et meurt.

Lorsque, au contraire, on a injecté dans les veines de l'animal une culture pure de streptocoque, on peut voir également apparaître des accidents septicémiques, si l'on a employé de fortes doses (2 ou 3 centimètres cubes de dépôt), et si le microbe jouit d'une virulence relativement élevée, étant susceptible de donner facilement du pus. La mort ne survient que trois ou quatre jours après l'inoculation, mais on ne trouve nulle part de lésion locale. Le streptocoque que l'on rencontre en abondance dans les organes, semble avoir exalté sa virulence par ce passage, ainsi que l'ont démontré les premiers MM. Chantemesse et Widal. Le sang de cet animal, et même ses premières cultures, sont susceptibles de produire la première forme en les inoculant à un autre animal.

Mais la mort peut ne pas survenir aussi rapidement et le développement du microbe dans le tissu conjonctif donner lieu à un accident local plus ou moins important, suivant la durée de la maladie totale. Là, nous devons noter une petite différence, suivant les races de streptocoques. Dans certains cas, et sans que l'on puisse facilement en préjuger, d'après l'origine même du streptocoque, on voit apparaître au point d'inoculation un érysipèle typique, qui ne survient souvent que vingt-quatre ou trente-six heures après l'inoculation. Dans d'autres, l'accident local est constitué par une infiltration diffuse purulente, avec gangrène du tissu conjonctif, en tout semblable au phlegmon diffus de l'homme ; la mort survient rapidement, et l'on trouve un streptocoque très virulent dans le sang. On peut invoquer cette diversité d'allures, pour démontrer la proche parenté qui unit l'érysipèle au phlegmon diffus. Ce pouvoir de donner lieu à une suppuration diffuse grave ne nous semble appartenir uniquement ni au terrain, ni au microbe, étant donnée l'inconstance de nos résultats, mais semble provenir des deux à la fois.

Nous arrivons maintenant à la description de l'érysipèle

expérimental, dont les caractères, insuffisamment indiqués, ont été certainement la source de bien des erreurs.

Les signes physiques le rapprochent davantage de l'érysipèle du cuir chevelu de l'homme que de celui de n'importe quelle partie du corps. Aussi, faut-il se défier de la rougeur érysipélateuse de l'oreille du lapin, dont on a tant abusé. L'oreille, siège de l'érysipèle, est au contraire exceptionnellement rouge, le plus souvent elle a plutôt un aspect légèrement bleuté. Le signe, non pas pathognomonique, mais *sine quâ non*, qui permet l'affirmation de la nature érysipélateuse de la lésion, est la chute de l'oreille, qui tombe sur le côté, immobile et traîne presque à terre; elle est en même temps tuméfiée et chaude. Avant que l'oreille ne soit envahie dans sa totalité, on constate l'existence d'un bourrelet bien net, sensible à la vue et au doigt. Il est donc impossible, lorsqu'on a vu une fois cet aspect, de confondre, comme certains observateurs l'ont certainement fait, l'érysipèle avec la rougeur érythémateuse qui semble être le minimum de réaction de l'organisme vis-à-vis du streptocoque.

Les abcès circonscrits de l'oreille du lapin sont, en général, précédés d'un petit noyau d'induration, puis les poils qui recouvrent la partie malade tombent et l'abcès s'ouvre spontanément au dehors, quelquefois au bout d'un temps assez long. Dans certains cas, il peut amener, en s'étendant excentriquement, de vastes décollements sans produire de réaction générale; cela s'observe principalement lorsque l'abcès siège vers la base de l'oreille, au voisinage du tissu cellulaire lâche qui double partout ailleurs la peau de l'animal. Cet aspect rappelle assez cliniquement celui des abcès progressifs décrits par Koch. Lorsqu'au contraire l'abcès reste circonscrit, son contenu est presque sec, pâteux, rappelant plutôt l'aspect des produits caséeux que celui du pus de l'homme.

Si l'injection dans le tissu cellulaire sous-cutané de l'oreille ne produit pas d'abcès, il ne faut pas en conclure à l'innocuité complète du streptocoque expérimenté. Si, en effet, on introduit dans la chambre antérieure d'un lapin quelques gouttes d'une culture ne donnant rien dans le tissu conjonctif et même rien dans le péritoine, on voit fréquemment se développer d'abord un hypopyon abondant, bientôt suivi d'une panophtalmite qui amène rapidement la fonte purulente de l'œil. Ces accidents restent toujours localisés.

Enfin, la réaction minima que puisse amener le streptocoque inoculé sous la peau de l'oreille, est la simple rougeur par ectasie capillaire. Cette rougeur s'accompagne toujours d'un peu d'augmentation de chaleur et de volume, mais ne va jamais jusqu'à produire la chute de l'oreille. Elle ne doit donc pas être confondue avec l'érysipèle expérimental, qui indique une virulence plus élevée, l'abcès local, qui est la lésion la plus fréquemment obtenue dans l'inoculation des cultures élevant entre ces deux affections une barrière absolue.

Il arrive enfin fréquemment que cette rougeur ellemême n'apparaît pas après l'inoculation et que la réaction organique est complètement nulle. Les races provenant d'une longue éducation sur les milieux tels que l'agar, le bouillon de veau, l'eau de touraillons, les cultures obtenues avec le streptocoque de la bouche d'un individu sain, donnent fréquemment ce résultat négatif. Il ne s'agit pourtant pas d'espèces particulières, car, même tombée aussi bas, leur virulence peut être récupérée dans sa totalité.

Les maladies expérimentales provoquées chez les autres animaux sont moins importantes. Les cobayes et les souris blanches, qui sont les plus usités, présentent quelques particularités intéressantes.

Chez le cobaye, l'inoculation du streptocoque ne donne jamais lieu à la gamme de maladies que nous avons étudiées chez le lapin. Les streptocoques doués d'une certaine virulence ont seuls une action sur lui et amènent rapidement une septicémie mortelle, sans accident local, ou seulement un peu d'œdème au point d'inoculation et sur le trajet des lymphatiques qui en partent. Pour arriver à ce résultat, il vaut mieux employer les liquides eux-mêmes (pus ou sang) que leurs cultures. La mort peut être très rapide et survenir en douze heures. A l'autopsie, on trouve quelquefois des lésions viscérales, telles que : épanchement péricardique, inflammation parenchymateuse des parois utérines, etc. Le streptocoque du sang est, dans ce cas-là, d'une extrême virulence, ainsi que nous en avons fait une fois involontairement l'expérience sur nous-même.

Dans les autres cas, au contraire, l'effet de l'inoculation est absolument nul, et jamais nous n'avons pu produire chez le cobaye, à l'aide du streptocoque, ni érysipèle, ni abcès circonscrit. Le cobaye est donc un très mauvais réactif pour l'étude de ce microbe.

La souris blanche n'est guère meilleure pour étudier la virulence du streptocoque vis-à-vis de l'homme. L'inoculation n'a souvent sur elle aucun résultat. Néanmoins, on obtient assez fréquemment un abcès local qui peut guérir. Avec un microbe plus virulent, on peut produire une lésion mortelle que les auteurs comparent à l'érysipèle, bien qu'il ne s'en rapproche que de fort loin. Il se produit, en effet, un décollement de la peau par une sérosité sanguinolente ou quelquefois purulente. Les poils qui recouvrent cette partie de la peau perdent leur brillant et se collent les uns aux autres, humectés par le liquide qui transsude à ce niveau. La souris se hérisse, se laisse prendre par la queue sans faire le moindre mouvement; ses yeux sont souvent le siège d'une conjonctivite purulente, et elle meurt cinq à huit jours après l'inoculation.

Enfin, dans certains cas, elle meurt au bout de vingt-quatre heures, d'une véritable septicémie. Néanmoins, la production de cette mort rapide ne préjuge nullement de sa virulence vis-à-vis de l'homme ou du lapin. On la produit très exceptionnellement et sans raison apparente avec des cultures provenant d'une semence d'origine humaine.

Mais, par un ou deux passages sur la souris, on obtient un streptocoque la provoquant à coup sûr. Les cultures d'un microbe n'ayant donné lieu qu'à un simple abcès lors de la première inoculation, amènent la mort vingt-quatre heures après un repiquage. Inoculées au lapin, les mêmes cultures ne donnent même pas lieu à de la rougeur.

On voit, par cet exemple, combien est complexe le problème de la virulence et combien il faut se garder, en pratique, de généraliser trop rapidement d'un microbe à un autre vis-à-vis le même animal réactif, ou d'une espèce animale à une autre vis-à-vis le même microbe.

Le lapin nous ayant paru de beaucoup l'animal le plus commode, nous n'insisterons pas sur son action chez le chien, chez lequel il produit quelquefois des abcès sanguinolents, chez les différents oiseaux, vis-à-vis desquels il se montre inoffensif. Nous l'avons également expérimenté sur de jeunes tanches chez lesquelles le streptocoque amène la production d'une péritonite hémorragique mortelle.

Tels sont nos moyens de constater la virulence d'un streptocoque donné. Nous pouvons maintenant étudier quelles sont les causes qui semblent influer sur l'éclosion ou la disparition de cette propriété pathogène.

Pour cela nous nous placerons dans les conditions les plus ordinaires. Prenant une culture sur bouillon de bœuf provenant de l'ensemencement d'un sang septicémique, nous constaterons d'abord que dès le premier jour, le pouvoir pathogène de la culture est un peu inférieur à celui du sang lui-même directement inoculé. Cet écart peut être même parfois assez considérable, sans que l'on puisse incriminer le moins du monde la technique suivie. En tous cas, cette différence a toujours lieu dans le même sens, et jamais nous n'avons obtenu artificiellement de cultures plus virulentes que la première semence elle-même.

Peu à peu, l'action pathogène diminue d'autant plus rapidement qu'elle est primitivement d'un ordre moins élevé et l'on a bientôt plus qu'un streptocoque capable, tout au plus, de donner lieu à un abcès local, après avoir passé par les autres degrés de l'échelle et y avoir séjourné plus ou moins longtemps.

Si l'on examine la réaction du bouillon, alors que le microbe a dépouillé la propriété de donner lieu à la scepticémie ou à l'érysipèle, on trouvera qu'elle est toujours acide. Quel que soit le rapport de cause à effet qui unisse ces deux faits, acidité de la culture et perte de la virulence, ce rapport nous a semblé constant. On peut affirmer encore mieux pour la virulence que pour la vitalité, qu'une culture acide de streptocoque a perdu une partie de ses propriétés pathogènes. Inversement, un streptocoque provenant d'une lésion bénigne, suppuration localisée, panophtalmite, acidifiera beaucoup plus vite le milieu qu'un streptocoque plus élevé dans l'échelle de virulence. Mais, dans ce dernier cas, le streptocoque pourra, tout en dépouillant peu à peu sa virulence, à partir du moment de changement de réaction, supporter bien mieux l'acidité et la pousser beaucoup plus loin. Ce sont là de simples faits de constatation expérimentale, dont nous ne pouvons ni découvrir les causes intimes, ni prévoir les conséquences théoriques possibles, à moins de ne nous laisser entraîner dans des hypothèses insuffisamment appuyées.

En dehors de cette acidité dont nous avons déjà noté l'influence sur la vitalité du streptocoque, il existe dans les cultures d'autres moyens d'atténuation, dont la cause prochaine est encore plus difficile à saisir. La composition du bouillon employé joue, en effet, un grand rôle. L'eau de touraillons neutralisée, préconisée par Gabriel Roux, donne par exemple des cultures d'une grande puissance végétative, mais d'une virulence presque nulle. Il n'est pas jusqu'à la différence de viande ayant servi à la confection du bouillon qui n'amène dans les cultures des différences de virulence remarquables. M. Chauveau (et nous avons pu le constater nous-même) avait déjà remarqué que le streptocoque perdait sa virulence sur le bouillon de veau et la conservait, au contraire, sur le bouillon de bœuf. C'est du reste ce milieu qui, de tous ceux que nous avons expérimentés, nous a donné les meilleurs résultats. L'adjonction de quelques centièmes de glycérine semble aider à la conservation de la virulence. La gélatine, au contraire, qui augmente notablement la durée de la vitalité, semble plutôt nuire à la virulence.

Mais la distance qui sépare les différents bouillons animaux est encore assez grande, moins à l'analyse chimique qu'à leurs caractères de coloration et surtout d'odeur et de sapidité, si on la compare à la différence qui existe entre le sérum d'un animal vacciné par une inoculation antérieure et celui d'un animal ordinaire. Or, les propriétés physiologiques différentes de ces deux sérums sont suffisantes pour que le streptocoque, se développant également bien sur les deux, dépouille complètement sa virulence dans les cultures sur le sérum de l'animal vacciné.

Telles sont, du moins, les conclusions auxquelles est arrivé M. Roger. Étant données la brièveté et l'inégalité de la période d'immunité acquise par les lapins à la suite d'un érysipèle guéri, nous ne devons pas trop nous étonner d'avoir en vain cherché à reproduire ces expériences.

En général, on peut du reste affirmer que, conformément aux recherches de cet auteur, c'est dans le sérum sanguin qu'il faut cultiver le streptocoque dont on veut conserver la virulence. On peut, en effet, arrêter le streptocoque à chaque degré de l'échelle de virulence et obtenir des races d'une puissance pathogène qui reste sensiblement la même pendant un certain nombre de repiquages. Il y a là une sorte de fixation passagère des propriétés, qui peut excuser jusqu'à un certain point la création d'espèces différentes, bien que cette fixation soit liée uniquement à l'action du milieu de culture.

Néanmoins, nous avons toujours vu cette virulence diminuer peu à peu dans ces repiquages successifs sur sérum. Il est donc probable que tous les sérums ne jouissent pas des mêmes propriétés. Nous n'avons expérimenté que le sérum pleurétique et le sérum sanguin du cheval recueilli aseptiquement et conservé sans aucune espèce de préparation. Il est probable que le sérum dont s'est servi M. Roger dans ses expériences, possédait des qualités conservatrices meilleures, puisqu'il a pu maintenir cette virulence fixée pendant près d'un an.

L'influence de l'oxygène de l'air doit être également invoquée comme une des causes des variations descendantes du streptocoque ; aussi, vaut-il mieux conserver les cultures dans le vide, ou en présence d'un gaz inerte.

Quant à l'action de la chaleur, si active sur les cultures du charbon, nous n'avons pu déterminer au juste son rôle vis-à-vis le streptocoque. Nous avons, néanmoins, fait une remarque intéressante, en ce qu'elle se rapproche du fait constaté par Roux et Yersin pour le bacille de la diphtérie, à savoir, que les streptocoques très virulents se développent beaucoup mieux à l'étuve à 35 degrés qu'à la température ordinaire, alors que les cultures de laboratoire ou de microbes du pus s'accommodent fort bien de cette dernière.

Le streptocoque est très sensible aux antiseptiques et l'adjonction du sublimé, d'acide phénique, etc., etc., empêche, même à faible dose, son développement, ce qui rend difficile la recherche de leur action sur la virulence. Du reste, ces expériences, sur les antiseptiques *in vitro*, n'ont qu'un intérêt théorique restreint et les conclusions du laboratoire ne peuvent se généraliser que rarement à la pratique de l'antisepsie humaine, étant donnée surtout la prépondérance de l'asepsie. Le problème devient, en effet, tellement complexe, que l'on ne peut regarder en ce moment la pratique de l'antisepsie comme une science relevant directement de l'expérimentation.

Telles sont les différentes causes qui agissent sur le streptocoque et lui font parcourir la gamme descendante de sa virulence : mais il est susceptible de suivre une marche inverse et de récupérer cette propriété perdue. La connaissance des causes qui agissent ainsi a une importance capitale au point de vue de l'hygiène ; car, si le streptocoque peut, dans certaines conditions, acquérir spontanément et en dehors de l'organisme, une virulence suffisante pour provoquer chez l'homme des maladies telles que l'érysipèle, la fièvre puerpérale, la broncho-pneumonie, etc., il ne suffira plus, en pratique, de se protéger contre la contagion, mais encore contre la transformation possible d'un microbe inoffensif et banal en une variété virulente.

Mais là, malheureusement, le problème expérimental est beaucoup plus difficile, parce que le streptocoque n'a aucune tendance naturelle à acquérir ces nouvelles propriétés, et les conditions nécessaires à la récupération de virulence doivent certainement se produire dans des conditions exceptionnelles.

Et, d'abord, nous n'avons jamais pu, sur les milieux artificiels ordinaires, et malgré des repiquages fréquents, faire acquérir au streptocoque une virulence plus considérable que celle de la semence employée. Nous avons pu, en agissant ainsi, augmenter la vitalité du microbe et, par cela même, sa résistance, agir donc sur l'intensité du processus produit sur le lapin, mais jamais en modifier la nature. Néanmoins, vis-à-vis des expériences contraires de M. Roger, nous ferons ici la même restriction qu'à propos de la conservation de la virulence sur les milieux artificiels.

Le moyen habituellement employé pour relever la virulence du streptocoque, a été préconisé par MM. Chantemesse et Widal. Il consiste à faire produire de force sur le lapin une septicémie sanguine à un microbe qui en serait normalement incapable, et cela, en l'injectant à hautes doses dans les veines de l'oreille de l'animal. L'animal meurt, ainsi que nous l'avons vu plus haut, et les cultures donnent un streptocoque beaucoup plus virulent que celui qui avait été primitivement employé. Nous avons expérimenté ce procédé, qui nous a donné des résultats inconstants, car nous n'avons réussi à exalter la virulence que deux fois sur trois, et encore, dans un cas, nous avons constaté dans le sang du lapin, autopsié au moment même de la mort, la présence d'un autre microbe en volumineux diplocoques, introduit probablement spontanément par infection secondaire, car la culture que nous avions employée était absolument pure.

Nous avons, au contraire, réussi à produire expérimentalement et sur place une exaltation de la virulence du streptocoque, pouvant aller jusqu'à la septicémie sanguine inclusivement, en employant la méthode suivante, qui nous a donné des résultats constants :

On injecte dans une oreille de deux lapins, la gauche, par exemple, quelques millimètres cubes d'une culture pure de streptocoque que l'on sait peu virulente. En même temps, on injecte dans l'autre oreille d'un des lapins, un ou deux centimètres cubes de la culture d'un microbe anaérobie que nous avons isolé dans un cas de rhumatisme et qui communique une odeur fétide aux milieux sur lesquels on le cultive. Le lapin témoin n'aura qu'un peu de rougeur, alors que celui qui aura été inoculé aura une petite induration qui, si on la laisse évoluer simplement, aboutit à la formation d'un simple abcès. Si, au contraire, alors même que l'abcès est bien nettement formé, nous continuons nos injections ; nous voyons, au bout de douze heures, apparaître autour de lui une tuméfaction considérable, devenant bientôt un bourrelet érysipélateux très net, qui envahit bientôt toute l'oreille et en amène la chute. Si on s'arrête là, l'érysipèle peut guérir, mais si l'on continue à pratiquer tous les jours les injections, l'animal meurt le troisième ou quatrième jour après l'apparition de l'érysipèle, et l'on trouve en abondance dans son sang un streptocope très virulent.

Nous voyons que nous avons ainsi un moyen de relever et de faire varier la virulence d'un streptocoque donné sur un même individu, par la simple introduction dans la circulation sanguine de ce dernier d'un microbe anaérobie spécial. Nous devons nous demander à quoi est due cette influence. Nous nous sommes assuré en filtrant au filtre Chamberland, que c'était non au microbe lui-même, mais à ses produits de culture qu'était due cette propriété. L'injection de trois centimètres cubes du bouillon d'une culture de huit jours suffit à provoquer les mêmes effets. Mais, même en variant les expériences, nous n'avons pu élucider complètement le problème et vérifier si l'action de ce liquide agit primitivement en exaltant la virulence du microorganisme lui-même, ou en diminuant la résistance envahie. Nous n'avons, en effet, jamais pu produire encore *in vitro* cette exaltation de virulence, l'adjonction au bouillon de quelques centimètres cubes de nos cultures filtrées s'opposant à tout développement. Néanmoins, les faits que nous rapportons dans le chapitre suivant, semblent de préférence plaider pour la première interprétation.

CHAPITRE V

INFLUENCE DE LA PUTRÉFACTION SUR LA VIRULENCE DU STREPTOCOQUE

Les microbes de la putréfaction sont variables dans leurs propriétés pathogènes et dans leur nature. — Procédé par lequel nous avons obtenu des microbes putréfiants inoffensifs pour les animaux. — Transformation constante du phlegmon circonscrit expérimental à streptocoques en érysipèle, par l'injection de produits putréfiés filtrés, plusieurs jours après l'inoculation. — Faits cliniques démontrant l'exaltation du streptocoque en présence des produits de putréfaction intra-utérine de placenta ou de caillots sanguins. — Érysipèle et infections puerpérales dus à la contagion de ces cas. — Putréfactions épidermiques et lymphangites. — Péritonites par perforation. — Érysipèle et gangrène. — Érysipèle des plaies anales, etc. — Faits bactériologiques. — Streptocoque de Charrin, de Babès, de Fluegge, de Nicolaïer.

Guidé par la nature anaérobie du bacille que nous avons expérimenté et l'odeur fétide qui se dégageait de ses cultures, et, en même temps, par la connaissance des faits cliniques que nous rapporterons plus loin, nous avons varié nos expériences en employant, au lieu des cultures de notre bacille, des liquides que nous avons fait putréfier à l'abri de l'air, et, principalement, des solutions de peptone pure, de manière à introduire le minimum d'éléments étrangers. Les résultats que nous avons obtenus, bien que moins réguliers et plus inégaux, sont absolument comparables à ceux que nous avons signalés plus haut, et nous avons pu facilement transformer, toutes les fois que nous l'avons voulu, un phlegmon circonscrit en érysipèle, c'est-à-dire faire franchir au microbe le pas le plus discuté.

Nous avons employé des cultures filtrées et non filtrées, et avons constaté que sur des animaux sains, les nombreux microbes qui prenaient part à ce processus de putréfaction n'exerçaient aucune influence fâcheuse. Ainsi se trouve vérifiée la première partie de la phrase de Robin : « La putréfaction n'est pas la virulence. » La diversité des résultats des auteurs à ce sujet, entre autres, le grand nombre de maladies expérimentales produites par Koch avec le sang pétrifié, démontre combien est variable le processus de la putréfaction, et combien il faut se défier de l'introduction de germes pathogènes qui peuvent s'y développer ou y acquérir des propriétés virulentes.

Nous avons obtenu les bouillons que nous avons expérimentés de la manière suivante : après avoir stérilisé à l'autoclave un mélange de bouillon gélatinisé et de blanc d'œuf, nous l'avons laissé s'ensemencer de lui-même avec microbes de l'air du laboratoire, en laissant son orifice supérieur débouché. En une dizaine de jours, le tout s'était transformé en un magma putride exhalant une odeur repoussante. L'examen microscopique révélait la présence de bacilles, de diplocoques et de cocci isolés. C'est de cette semence que nous nous sommes servi pour produire la putréfaction de la peptone à l'abri du contact de l'air. Dans ces conditions, nous avons obtenu des cultures abondantes de microbes divers dont aucun ne s'est trouvé virulent vis-à-vis du lapin dans les expériences que nous avons faites sur les animaux témoins.

Nous nous sommes ainsi placé, croyons-nous, dans les meilleures conditions possibles pour pouvoir expérimenter, sans sortir des conditions dans lesquelles la putréfaction se produit spontanément dans la nature, l'influence de ce processus sur la virulence du streptocoque.

Dans tous les cas où nous avons fait agir simultanément sur un lapin des produits de putréfaction ainsi obtenus et un streptocoque atténué, nous avons pu constater l'augmentation énorme de virulence qui en résulte pour ce dernier, et, en continuant l'intoxication putride, nous avons facilement amené la mort de l'animal avec des doses qui restaient absolument inoffensives pour les animaux témoins. Les expériences que nous rapportons ne laissent pas, croyons-nous, le moindre doute à ce sujet, on peut considérer la putréfaction comme une des causes les plus puissantes qui puissent faire suivre au streptocoque une marche ascendante dans l'échelle de virulence.

Et, de fait, si nous sortons du domaine expérimental, nous verrons que presque partout où nous rencontrons le processus de la putréfaction organique, en rapport avec une solution de continuité des tissus, nous nous trouvons ensuite en présence d'une affection due à un streptocoque plus ou moins virulent. Nous ne voulons pas dire par là que le processus putride agisse sur ce seul microbe, il est probable, en effet, que son action est plus générale ; mais nous réservant d'y revenir ailleurs, nous n'étudierons ici que les documents cliniques se rapportant au seul streptocoque.

L'exemple le plus frappant et le plus intéressant, en raison de sa grave importance pratique, nous est fourni par l'infection puerpérale. Il est bien certain, en effet, que la putréfaction du placenta ou des caillots à l'intérieur de l'utérus, s'accompagne d'accidents fébriles graves, quel que soit le milieu dans lequel se trouve le malade. Ces accidents peuvent fréquemment amener la mort par infection puerpérale, et ainsi que nous l'avons rencontré nous-même dans deux autopsies, on reconnaît alors qu'un streptocoque très virulent a été l'agent pathogène. La relation entre ces deux faits, de notion banale maintenant, putréfaction intra-utérine, fièvre puerpérale due au streptocoque, est des plus intéressantes et des plus démonstratives en faveur de notre thèse. En effet, la putréfaction n'est jamais l'œuvre du streptocoque ; même à l'abri de l'air, ses cultures restent toujours complètement inodores. D'un autre côté, ce n'est pas aux microbes de la putréfaction que sont dus les phénomènes infectieux, puisque la muqueuse utérine, ainsi que le dit élégamment M. Cornil, se comporte comme un filtre, laissant passer le seul streptocoque, et que c'est en effet ce microbe que l'on rencontre à l'état de pureté plus ou moins complète à l'intérieur de l'organisme infecté.

D'un autre côté, en dehors des épidémies de fièvre puerpérale, il est inadmissible que dans tous les cas de putréfaction intra-utérine, alors qu'il n'a été fait souvent aucune manœuvre pouvant produire une contamination extérieure, il se trouve présent dans le vagin un streptocoque doué d'une virulence exceptionnelle, qui resterait au contraire inactif dans tous les cas où aucun corps putrescible ne serait retenu dans l'utérus. Les constatations microbiologiques de Pasteur, Doléris, Gusserow, Winckel, Doëderlein, Widal, etc., les nôtres, démontrent absolument le contraire. Les lochies fétides, seules, contiennent du streptocoque virulent, et elles en contiennent presque toujours (Doëderlein). Il y a donc un rapport constant entre cette fétidité due à une putréfactian intra-utérine et la virulence du microbe. — Le streptocoque ne produisant à lui seul aucune putréfaction, on est bien obligé d'admettre, dans ces cas-là, une symbiose microbienne entre les microbes de la putréfaction et lui.

Tous les faits d'infection puerpérale ne sont donc explicables, que si l'on admet les conclusions auxquelles nous ont amené nos expériences.

Nous n'insisterons pas sur les faits bien connus maintenant d'épidémies de fièvre puerpérale ou d'érysipèle, dans lesquels on peut comprendre facilement qu'un microbe déjà virulent soit apporté directement au contact de la plaie utérine. Mais les cas sont fréquents, surtout à la campagne où la rétention placentaire, unie à la malpropreté, ou même cette dernière seule sont les uniques causes efficientes de l'infection. Dans ces cas-là, on ne peut invoquer l'intervention d'un microbe doué d'une virulence spéciale et d'une ubiquité aussi absolue ; on est obligé d'admettre que, conformément aux expériences que nous avons faites sur le lapin, un microbe doué d'une virulence faible ou même nulle et dont les germes sont absolument banaux, a acquis, en présence de cette putréfaction intra-utérine et par sa symbiose avec les microorganismes qui la causent, une action pathogène suffisante pour produire tous les degrés de l'infection puerpérale.

Nos expériences expliquent également la marche même de l'infection souvent latente pendant un certain temps, puis suivant une marche progressive jusqu'à la mort, si on laisse la malade livrée à elle-même. Si, au contraire, par un curetage complet de l'utérus et par une désinfection soigneuse de sa cavité, on vient à tarir la source des produits putrides, alors même que l'on n'agit pas directement sur l'infection streptococcique, péritonéale ou sanguine, déjà constituée, la clinique nous apprend que l'on peut enrayer le processus et amener la guérison de la malade. Ces faits, d'observation journalière, sont absolument comparables à nos expériences, dans lesquelles l'érysipèle produit par l'exagération de virulence d'un streptocoque du pus, guérit si les infections putrides sont suspendues, et se transforme en septicémie mortelle si, au contraire, l'intoxication putride est continuée.

Un fait capital, et qui nous fait bien voir qu'il s'agit là plutôt d'une exagération réelle de la puissance pathogène du microbe et non d'une diminution de résistance de l'organisme infecté est le suivant, qui se dégage de nos expérimentations et des observations cliniques :

Les infections ainsi produites par la symbiose du streptocoque et des microbes de la putréfaction, peuvent devenir le point de départ d'un véritable foyer épidémique, et, le streptocoque ainsi exalté, donne lieu à des accidents de même ordre de virulence, tels que l'érysipèle. Ce fait s'explique facilement par nos expériences, qui démontrent que le streptocoque ayant amené la mort des lapins intoxiqués, est capable, après repiquage, de reproduire sur d'autres animaux des accidents infectieux graves, dont étaient incapables les microbes de la première semence.

Cette notion de la contagiosité de ces infections puerpérales écloses sous l'influence de l'exagération des pouvoirs pathogènes du streptocoque, sous l'influence de la putréfaction, n'a pas besoin d'être discutée, car elle est d'observation journalière et de compréhension facile. Nous reviendrons, à propos de l'érysipèle de la muqueuse génito-urinaire, sur les complications érysipélateuses qui peuvent l'accompagner chez le même malade, ou être constatées dans son entourage. Nous citerons simplement comme exemple, à la fin de cette déjà longue discussion, le fait suivant, rapporté par Bonnet, et qui, mieux que tout autre, démontre la vérité pratique de notre conception pathogénique de ces cas d'infection puerpérale.

C'est dans un village des environs de Paris, c'est-à-dire dans un milieu peu infectieux, dans lequel il est plus facile de suivre la filiation des événements et de se mettre à l'abri des erreurs dues à de simples coïncidences. Une femme, à la suite de rétention placentaire, présente des accidents fébriles avec diarrhée putride, abcès fessier. Un curetage de l'utérus amène l'évacuation d'un placenta putréfié. Les accidents cessent; mais, dans ce milieu à l'abri de toute contagion, un enfant de six ans et demi est atteint d'un érysipèle de la face. Il semble bien que, dans ce cas-là, le point de départ ait été la putréfaction due à la création sur place d'une variété pathogène non préexistante dans le milieu.

On comprend facilement par ces faits l'importance capitale que peut avoir, au profit de la prophylaxie générale, cette exagération transmissible des propriétés pathogènes d'une espèce banale, et de quel intérêt pratique doit être l'étude des conditions de cette exaltation.

Nous passerons plus rapidement sur les autres faits de

connaissance courante que seule l'action de la putréfaction peut expliquer. La fréquence des lymphangites à la suite de plaies mal pansées, ou de celles qui, comme celles des pieds, peuvent être en rapport avec des macérations épidermiques microbiennes fétides, est un argument en notre faveur. La gravité du déversement dans la cavité péritonéale du contenu intestinal, qui contient à la fois un streptocoque plus ou moins virulent, et les microbes susceptibles de donner lieu à une putréfaction intensive. Dans ces cas-là, il faut néanmoins tenir compte du rôle des diastases digestives, dont la présence complique le problème.

Nous avons, en effet, expérimenté ce que pourrait produire l'intoxication putride par la voie intestinale, en injectant dans l'estomac d'un lapin inoculé plusieurs centimètres cubes de liquide filtré. Or, nous n'avons jamais obtenu de résultat par cette méthode. Dans un cas, néanmoins, nous avons observé de la diarrhée. Il faut donc que les produits putrides soient directement introduits dans les tissus. Cette expérience explique pourquoi les putréfactions dont l'intestin est incessamment le siège, n'exercent pas d'influence sur la virulence du streptocoque dans les conditions normales.

Mais, nous voulons surtout insister sur la fréquence des érysipèles en dehors de toute contagion sensible, dans les cas d'infiltration urineuse, de gangrène traumatique, d'eschares de décubitus, dont l'importance dans l'éclosion des épidémies semble considérable. M. Verneuil signale également les plaies au voisinage de l'anus, comme ayant une tendance marquée à se compliquer d'érysipèle.

Ce sont ces conditions d'exagération de virulence du streptocoque qui semblent devoir perpétuer l'érysipèle, malgré la plus minutieuse prophylaxie. Telle est, du moins, l'opinion de M. Reclus, qui, se plaçant uniquement sur le terrain clinique, la formule de la manière imagée suivante : « J'ai peur qu'il n'en soit de l'érysipèle comme des pauvres dont parle l'Évangile ; « nous en aurons toujours avec nous. » Ils éclateront autour des ulcères mal tenus, des eschares de décubitus, des plaques de sphacèle, des vieilles plaies infectées, des fistules urinaires ou stercorales, chez les cachectiques et les affaiblis.

Enfin, la putréfaction semble jouer un rôle important sur la virulence du streptocoque après la mort de l'organisme atteint. Nous reviendrons sur cette question, en parlant des piqûres anatomiques dues à ce microbe.

Si maintenant nous cherchons nos exemples non plus dans la clinique, mais dans la bactériologie, nous nous heurtons à chaque pas de son histoire à l'intervention d'un processus putride. Du cadavre d'un lapin mort du charbon, Charrin, plusieurs heures après la mort, a isolé un streptocoque extrêmement virulent. Babès a fait, en raison de leur virulence, deux espèces spéciales, de streptocoques retirés de bronchectasies putrides. Enfin, Fluegge et Nicolaïer ont trouvé des variétés extrêmement virulentes dans la terre arable, produit de putréfaction végétale et lieu de conservation de la plupart des espèces anaérobies.

La symbiose entre le streptocoque et les microbes anaérobies pour la plupart, dont la fonction chimique est un processus réducteur, duquel la putréfaction est la manifestation la plus habituelle, a donc pour résultat une exaltation durable de sa virulence. Nous allons chercher à démontrer, dans le chapitre suivant, que certains microorganismes pathogènes peuvent agir d'une manière analogue.

CHAPITRE VI

SYMBIOSE DES STREPTOCOQUES AVEC D'AUTRES MICROORGANISMES

Rôle des produits solubles du *bacillus prodigiosus*. — *Grippe et streptocoque*. — Le streptocoque considéré comme microbe de la grippe. — Microbe de Kirchner. — Exagération de virulence du streptocoque. — Grippe et érysipèle.

Streptocoque et diphtérie. — Recherches de Roux et Yersin, Beck, Barbier. — Action réciproque des deux microbes l'un sur l'autre.

Streptocoque et fièvre typhoïde. — Infections purulentes post-typhoïdes. — Érysipèle des eschares du décubitus. — Érysipèle dus au bacille typhique d'après Rheiner.

Streptocoque et tuberculosee. — Le streptocoque dans les cavernes pulmonaires. — Son exaltation possible. — Tuberculose aiguë et streptocoque.

Streptocoque et rougeole. — Son rôle indiqué par Mosny dans la pathogénie de la broncho-pneumonie rubiolique.

Streptocoque et scarlatine. — Son rôle capital dans la pathogénie de toutes les infections secondaires graves de cette maladie. — Considéré pour certains auteurs comme l'agent pathogène de cette fièvre éruptive.

Nous passerons rapidement sur ces faits importants qui comprennent toute l'histoire des infections secondaires dues au streptocoque. En effet, la suppuration, la pyohémie, la septicémie sont plus souvent le résultat de ces associations que l'érisypèle lui-même. Dans l'ordre expérimental, le *bacillus prodigiosus* offre un type très net de ce fait. Il résulte, en effet, des expériences de Roger, que l'on peut produire, par voie sanguine, une septicémie chez le lapin avec un streptocoque atténué, si l'on a auparavant injecté à cet animal plusieurs centimètres cubes d'une culture filtrée de *bacillus prodigiosus*. On peut, par cette méthode comme par celle de Chantemesse et Widal, relever un peu la virulence de notre microorganisme.

Mais, c'est surtout dans l'ordre clinique que les faits sont nombreux d'exaltation du streptocoque au cours d'une maladie microbienne aiguë, et il faudrait plus qu'un simple chapitre pour simplement énumérer, sans commentaires, tous les méfaits qui ont été attribués avec raison aux infections secondaires que ce microbe peut produire. Nous ne voulons ici qu'en donner un aperçu aussi succinct que possible, pour ne pas nous laisser entraîner trop loin de notre sujet.

§ 1er. — Grippe et streptocoque.

On a fait jouer au streptocoque un rôle des plus importants dans la pathogénie des complications de la dernière épidémie grippale (Vincent et Villard, Ribbert, Prior, Weichselbaum, Babès). Certains auteurs ont même voulu voir en lui l'agent pathogène de cette maladie. Mais, on peut se convaincre par la lecture même des nombreux travaux bactériologiques que cette importante question a suscités, que le problème est des plus complexes. En effet, suivant les milieux et les expérimentateurs, le streptocoque, le pneumocoque de Fraenkel, le pneumobacille de Friedlander ont été tour à tour incriminés. Pour notre part, et suivant nos observations de laboratoire ayant porté d'une manière méthodique sur trente-cinq cas dont dix-huit furent suivis d'autopsie, nous nous rallions à l'opinion de M. Bouchard, à savoir que tous ces microorganismes avaient subi une sorte d'exaltation pathogène passagère, sous l'influence d'une infection par un microorganisme spécial à la grippe. Ce microbe est sans doute celui que nous avons rencontré, dans tous les cas, dans les humeurs pathologiques (pus pleural, péricardite, exsudat pulmonaire). Il correspond absolument à la description qu'a donnée Kirchner du microorganisme, qu'il regarde comme le véritable agent pathogène de la grippe. Ce qui nous a frappé, ce fut son ubiquité pendant la période de décembre et janvier 1889. Nous l'avons en effet isolé avec les mêmes caractères dans des phlyctènes d'érysipèle, dans des cavernes de tuberculeux, en un mot, il semble que pendant cette véritable pandémie, il se développa, principalement dans les salles de malades, sur tous les milieux organiques ambiants. Depuis cette époque, au contraire, nous ne l'avons jamais rencontré dans nos ensemencements, et sa fragilité vitale nous a empêché de l'expérimenter sur les animaux conjointement aux microorganismes sur lesquels il semble avoir une si grande influence. Parmi ces derniers, nous avons trouvé le streptocoque dans sept cas, seulement. Néanmoins, l'influence grippale semble avoir donné à ce dernier microorganisme une exaltation qui, dans certains cas, a pu être assez durable, car la clinique a montré que dans les villes atteintes il y eut, pendant les mois suivants, une recrudescence du nombre d'érysipèles ou même l'apparition d'épidémies véritables dans des milieux qui en semblaient, en général, indemnes. Notre ami, le Dr Grasset, a fait à Riom une remarque de ce genre.

§ 2. — Streptocoque et diphtérie.

N'ayant pas de faits nouveaux à apporter, nous n'insisterons pas sur les rapports intimes qui existent entre le streptocoque érysipélateux et le bacille de Klebs-Löffler. Roux et Yersin avaient déjà signalé la mort rapide des cobayes, due à la symbiose de ces deux microbes, dans des conditions d'atténuation telles que ni l'un ni l'autre n'étaient capables de produire seuls une infection mortelle. Ils ont même donné cette méthode comme un moyen de relever la virulence d'un bacille diphtérique affaibli. Se plaçant au point de vue opposé, Beck, puis Barbier ont insisté au contraire sur la virulence spéciale du streptocoque que l'on trouvait conjointement au bacille de Löffler dans les fausses membranes diphtériques. Il semble donc résulter de cette symbiose une exaltation de virulence des deux microbes. Les cas d'érysipèle liés à la diphtérie sont, du reste, loin d'être rares. Il est curieux de noter que la clinique n'est pas absolument d'accord avec l'expérimentation et que l'on a été jusqu'à proposer l'inoculation de l'érysipèle comme moyen curatif de la diphtérie.

§ 3. — Streptocoque et fièvre typhoïde.

Dans la pathogénie des infections secondaires de la fièvre typhoïde, le streptocoque joue un rôle capital, ainsi que MM. Vaillard et Vincent en ont récemment rapporté des exemples intéressants. Nous l'avons trouvé deux fois dans des abcès musculaires développés à la suite de ce processus. Il est du reste quelquefois uni, dans ces cas-là, au staphylocoque pyogène, qui lui-même peut exister seul (trois cas). Fraënkel (de Hambourg), a insisté sur sa virulence dans ces cas, et dit avoir provoqué un érysipèle expérimental grave, avec des cultures d'un streptocoque retiré de la rate d'un typhique. En dehors du processus typhique lui-même, les putréfactions fréquentes dans cette maladie et résultant des eschares, sembleraient prédisposer aux érysipèles. En effet, il existe quelques observations où l'érysipèle fut la cause de la mort, en amenant une infection streptococcique mortelle (Escherich et Fischl). Dans une épidémie très meurtrière d'érysipèle et de fièvre typhoïde qui sévit à Zurich, Rheiner a fait jouer au bacille typhique un rôle direct dans la pathogénie de l'érysipèle et ne veut pas voir là une infection secondaire. Les rapports du streptocoque et de l'érysipèle typhique ne sont donc pas encore tranchés, et, du reste, là encore, la clinique et l'expérimentation divergent un peu, car Gérente, dans une statistique portant sur 3,910 cas a relevé la rareté relative des complications érysipélateuses (une fois sur 61) et a insisté sur la bénignité de ces complications.

§ 4. — Streptocoque et tuberculose.

Bien que l'on ait, dans certains cas, admis que l'intervention d'un érysipèle au cours d'une tuberculose en voie d'évolution, exerce une influence plutôt utile que nuisible et semble amener même des guérisons inespérées de lupus ou même de tuberculose pulmonaire, il faut néanmoins se garder de voir là une sorte d'antagonisme entre le bacille de Koch et le streptocoque. Nous avons, en effet, fréquemment rencontré ce microbe dans le pus des cavernes. Dans certains cas même, il nous a semblé très virulent et capable de donner lieu à des accidents locaux ou généraux graves. Il existait presque à l'état de pureté dans le pus sanguinolent d'une caverne tuberculeuse à marche rapide, qui présentait un aspect déchiqueté assez spécial. Le streptocoque existait pendant la vie dans les crachats, et une voisine de la malade qui présentait cette caverne, constata un érysipèle peu grave pendant son séjour à l'hôpital.

MM. Ménétrier et Thiroloix ont également publié une observation intéressante de pyohémie à streptocoques, dans laquelle la porte d'entrée semblait avoir été une caverne tuberculeuse.

Enfin, la tuberculose aiguë, elle-même, peut se compliquer à sa période terminale d'une infection streptococcique surajoutée, ainsi que nous en avons recueilli une observation très nette.

§ 5. — Streptocoque et rougeole.

La rougeole semble exalter d'une manière toute particulière la virulence du streptocoque. En effet, les complications pulmonaires si terribles de cette maladie reconnaissent le plus souvent ce microbe comme agent pathogène, ainsi que l'ont démontré MM. Cornil et Babès. Il agit plus souvent en donnant lieu à une affection localisée qu'à une infection générale, ainsi qu'il résulte des recherches de Mosny, qui l'a presque toujours rencontré exclusivement dans le poumon. Ce streptocoque s'est néanmoins toujours montré assez virulent sur les cultures, ainsi que l'ont démontré Guarnieri, puis nos amis Morel et Mosny, qui ont réussi à provoquer de véritables érysipèles par l'inoculation à l'oreille du lapin.

§ 6. — Streptocoque et scarlatine.

Mais c'est surtout dans la scarlatine que le streptocoque semble réellement jouer un rôle prépondérant, au point que certains auteurs ont voulu voir dans l'agent morbigène de cette maladie une variété du genre streptocoque. Le fait est néanmoins loin d'être prouvé, puisque le critérium expérimental a jusqu'ici fait à peu près défaut. Mais on ne saurait nier que la clinique et la bactériologie s'accordent à reconnaître la fréquence des affections streptococciques au cours de la scarlatine.

Les observations de coexistence de scarlatine et d'érysipèle ne sont pas rares, et nous en rapportons deux cas des plus caractéristiques. Le fait, devenu classique, du professeur Heubner qui, contaminé par les produits de sécrétion d'une angine scarlatineuse, contracta un érysipèle, en est un remarquable exemple. Du reste, Lasch, Triwouse, Herzka, Herm, ont apporté des faits nouveaux très démonstratifs de cette coïncidence déjà connue des anciens.

M. le professeur Jaccoud a insisté, dans une de ses cliniques de l'année dernière, sur cette affinité entre l'érysipèle et la scarlatine, à propos d'un cas dans lequel la filiation était des plus nettes et le streptocoque isolé comme agent pathogène.

Les travaux de bactériologie qui se sont répétés sur cette question, entre autres ceux de Klein, Kurth, Löffler, Fraenckel et Freudenberg, Babès, Marie Raskin, Lehnartz, d'Espine et Marignac, Wurtz et Bourges, Mosny, ont permis d'attribuer au streptocoque la plupart des accidents locaux de la scarlatine : angines rouges, angines pultacées, angines pseudo-membraneuses, phlegmon, septicémie, pyohémie, néphrite; broncho-pneumonies, otites, etc., etc. On se demande même ce qui doit rester au microbe inconnu de la scarlatine, surtout si l'on tient compte de la propriété du streptocoque, qui est capable, dans certaines conditions exceptionnelles, de provoquer une éruption scarlatiniforme, ainsi que nous espérons le démontrer plus loin.

Nous n'insisterons pas plus longtemps sur les symbioses du streptocoque avec le microbe du choléra, et son rôle dans les broncho-pneumonies cholériques, démontrées par Dubreuil.

L'absence d'expériences nous force également à citer simplement la fréquence de la présence du streptocoque dans le sang des individus atteints de fièvre jaune.

Rien ne nous prouve, en effet, dans ces cas-là, qu'il s'agisse d'une réelle action du premier agent infectieux sur la virulence du microorganisme que nous étudions.

Nous pourrions multiplier les exemples de ces symbioses microbiennes, dont le résultat est la création d'une variété virulente du streptocoque, pouvant se fixer pour un temps et donner lieu elle-même à des accidents infectieux graves, tels que l'érysipèle, la fièvre puerpérale, etc. On comprend donc combien la prophylaxie des maladies épidémiques se complique par l'adjonction de ce nouvel élément.

CHAPITRE VII

ROLE PHYSIQUE DES PRODUITS DE CULTURE DU STREPTOCOQUE

Expériences de Manfredi et Traversa. — Expériences personnelles n'expliquant que certains phénomènes nerveux de l'érysipèle. — Expériences de Roger. — Deux substances, l'une albuminoïde nuisible, l'autre soluble vaccinante. — Diastases du streptocoque et actions diastasiques. — Peptonisation de l'albumine dans le vide. — Coagulation de la caséine. — Coagulation de la fibrine. — Aucune action sur la gélatine.

L'étude de l'action toxique des produits de culture du streptocoque est un argument de plus à l'encontre des généralisations trop rapides d'un microbe à un autre. En effet, alors que les cultures filtrées des bacilles diphtéritique, pyocyanique, tétanique, etc., exercent sur l'organisme une action toxique très énergique, reproduisant jusque dans la plupart de ses détails la maladie produite par le microbe lui-même, l'action des cultures streptococciques filtrées n'a donné lieu à rien de semblable, au moins dans la plupart des cas. Manfredi et Traversa, qui ont expérimenté les premiers l'action de ces produits solubles, n'ont réussi qu'à produire quelques accidents nerveux passagers, convulsions ou paralysies, dus, ainsi qu'il résulte des faits qu'ils rapportent, à une action irritante s'exerçant sur le bulbe. Leur technique était pourtant excellente, et leurs observations très consciencieusement rédigées. Ces auteurs s'étaient servis de bouillon de bœuf peptonisé et neutralisé, huit jours après l'ensemencement.

La température la plus propice à la sécrétion des produits toxiques leur a paru osciller entre 27 degrés et 30 degrés; les cultures anaérobies se sont montrées beaucoup plus actives que les cultures au contact de l'air.

Nous avons reproduit ces expériences en nous plaçant dans les mêmes conditions expérimentales. Nos résultats ont été très comparables, principalement sur la grenouille, aux conclusions des auteurs ci-dessus. Néanmoins, nous avons toujours été obligé d'employer des doses plus fortes que celles qu'ils ont indiquées. Cette divergence tient probablement à une différence dans le mode de la préparation du bouillon. Dans un seul cas, nous avons produit, en outre, une albuminurie notable; mais, ayant sacrifié l'animal, nous n'avons pas trouvé de très grosses lésions parenchymateuses.

Donc, en dehors de la pathogénie possible des accidents nerveux : convulsions, paralysies, délire, que l'on observe quelquefois dans l'érysipèle, nos expériences sont plutôt négatives, comme l'avaient été celles de Manfredi et Traversa. Il est vrai, que dans les deux cas, le bouillon de bœuf a été le seul milieu expérimenté, et il est très possible que le microbe, tout en conservant sa virulence, sur ce milieu, n'y produit pas toutes les sécrétions qui peuvent agir sur l'organisme vivant, qui lui offre un bouillon de culture différent. Nous regrettons que le temps nous ait manqué pour reproduire l'expérience, malheureusement unique, que Roger a communiquée à la Société de Biologie, et dont il a tiré des conclusions capitales en la matière, qui confirment d'une manière éclatante les vues de M. Bouchard sur le rôle des produits microbiens solubles dans l'infection.

M. Roger, en effet, a réussi à isoler de cultures de streptocoques sur bouillie de viande une substance précipitable par l'alcool, à la manière des toxalbumines, et qui, inoculée au lapin, en amène rapidement la mort. Le bouillon, ainsi débarrassé de cette substance nuisible, confère au contraire l'immunité sans produire d'accidents.

D'après l'expérience de M. Roger, le streptocoque sécréterait donc une substance toxique, que ces caractères permettent, nous semble-t-il, de rapprocher des ferments solubles, et une substance vaccinante moins instable, et probablement moins élevée dans l'ordre chimique.

Ce fait nous donnera la clef de l'inactivité relative des bouillons que nous avons employés, car l'alcool n'y produit aucun précipité. Il est donc probable que le microbe, semblable en cela à bien d'autres microorganismes, et, en particulier à l'*arpergillus niger* ne secrète sa diastase que dans des conditions déterminées, parmi lesquelles la composition chimique du milieu de culture joue un rôle capital.

Et, en effet, dans certaines conditions, le développement du streptocoque s'accompagne, même sur les milieux inertes, de modifications d'ordre chimique, dans lesquelles on est obligé de voir l'intervention de ferments solubles sécrétés par lui. En milieu anaérobie, on sait, depuis Rosenbach, et nous avons nous-même constaté que le streptocoque amène une liquéfaction du milieu et transforme en peptone l'albumine coagulée. A côté de ses propriétés fluidifiantes, nous pouvons opposer son action sur le lait, vis-à-vis duquel il se comporte comme une véritable présure, après une éducation acquise par plusieurs passages sur ce milieu. Nous nous sommes convaincu, en effet, en modifiant nos expériences, que la coagulation du lait sous cette influence n'était pas due à l'acidité, qui est nulle au début de la coagulation et agit principalement ensuite, en favorisant l'action de la diastase coagulatrice.

De cette propriété de coagulation de la caséine, nous devons rapporter l'action que le streptocoque exerce dans certains cas sur la fibrine dans l'organisme vivant. Dans certaines races de streptocoques, cette propriété coagulatrice est assez considérable pour donner lieu à la production de véritables fausses membranes fibrineuses, comme dans les angines pseudo-membraneuses de Würtz et Bourges, et les formes diphtériques de l'infection puerpérale que Widal attribue au streptocoque. Nous verrons le rôle important joué par la coagulation de la fibrine, à propos de l'érysipèle phlegmoneux.

Le streptocoque, à l'inverse d'un grand nombre d'autres microorganismes, dont nous avons étudié l'action diastasique sur la gélatine, le streptocoque, disons-nous, ne liquéfie pas la gélatine. Ce fait est d'autant plus remarquable que son terrain de prédilection est le tissu conjonctif, qui contient en grande quantité cette substance, et que, d'un autre côté, nous avons trouvé dans le pus à streptocoques, un ferment soluble amenant rapidement la liquéfaction de la gélatine.

De toute manière, c'est probablement par ses diastases que le streptocoque exerce une influence nocive de l'organisme. L'expérience de Roger tend à le prouver, et il sera important de multiplier les observations de ce genre, pour élucider ce point capital de la biologie du streptocoque.

CHAPITRE VIII

RÉACTION DE L'ORGANISME CONTRE LE STREPTOCOQUE

Lésion locale, comme manifestation réactionnelle de l'organisme. — Plasma et leucocytes. — Rôle de la dilatation vasculaire. — Réaction dans la septicémie, l'érysipèle. — Leucocytes polynucléaires et mononucléaires. — Coagulation de la fibrine. — Rétention des leucocytes et des microbes sur place. — Causes de la sortie du plasma. — Action mécanique. — Action nerveuse. — Influence de l'osmose. — Causes de la sortie des leucocytes. — Diapédèse et chimiotaxie cellulaire. — Propriétés chimiotactiques positives de certains produits streptococciques. Rôle de la réaction organique dans l'action bienfaisante de l'érysipèle curateur.

La physionomie clinique spéciale que présentent les différentes affections que peut produire le streptocoque dans l'organisme du lapin, n'est que la manifestation extérieure des variations dans la réaction organique vis-à-vis de ce microbe. Ces variations sont certainement liées au degré de virulence du microbe, mais aussi, elles empruntent beaucoup de leurs caractères à la puissance réactionnelle de l'organisme atteint.

Aussi, lorsque le microbe est assez actif pour pouvoir, par l'action de ses produits solubles et son extrême végétativité, paralyser les moyens de défense de l'économie, ou lorsque, par suite d'un état morbide d'infériorité de l'organisme, ces derniers ont perdu leur efficacité, la réaction est à son minimum ; le parasite, apporté sans encombre de la circulation lymphatique dans la circulation sanguine y pullule et, sans avoir donné lieu à aucune lésion locale, amène rapidement la mort en envahissant l'organisme tout entier.

Bien que le microbe introduit dans la circulation générale puisse y être détruit, ainsi que nous le verrons plus loin, cet envahissement du milieu sanguin par le streptocoque fait courir à l'animal atteint les plus grands dangers, et la défense de l'organisme consiste principalement à protéger les vaisseaux sanguins contre la pénétration du parasite. Ainsi, c'est en accumulant les obstacles sur la route suivie par le streptocoque, que l'organisme parvient à enrayer sa marche progressive et à l'arrêter plus ou moins loin de son point de pénétration.

C'est donc dans les symptômes locaux qu'il faut rechercher par quels moyens l'animal atteint arrive à triompher du microbe envahisseur.

Nous ne voulons pas ici chercher à élucider la question général de l'inflammation ni entrer dans les discussions dogmatiques qui divisent les auteurs en deux classes: les uns, qui veulent voir dans les propriétés bactéricides du sérum le moyen de défense le plus efficace de l'organisme ; les autres, qui cherchent dans les leucocytes les agents de destruction microbienne. Nous relaterons simplement, aussi brièvement et aussi schématiquement que possible, les phénomènes que provoque l'introduction du streptocoque dans les tissus, nous réservant de revenir plus tard sur les détails.

Il est certain que la présence du streptocoque dans les espaces lymphatiques amène la sortie hors des vaisseaux sanguins dilatés, du sérum sanguin et des leucocytes. Que la dilatation vasculaire soit primitive et due à une action toxique vasomotrice, ou secondaire à l'attraction exercée sur le sérum et les leucocytes par les produits microbiens, son rôle, bien qu'important n'est qu'au deuxième plan, et ne sert qu'à favoriser le transport sur le lieu du combat des véritables agents défensifs. Les différentes manifestations morbides de l'infection streptococcique dépendent principalement de la proportion entre le sérum exsudé et le nombre de leucocytes diapédésés.

Si le sérum est apporté en abondance et qu'au contraire les réactions leucocytaires ne soient point éveillées, le streptocoque entraîné par le courant lymphatique traversera rapidement vaisseaux et ganglions lymphatiques et viendra pulluler dans la circulation sanguine, sans laisser d'autres traces de son passage qu'un léger œdème contenant peu de leucocytes, ainsi que l'on peut facilement le constater, principalement dans les septicémies streptococciques facilement provocables chez le cobaye.

Si, au contraire, en même temps que le sérum, les leucocytes sortent en grand nombre des vaisseaux lymphatiques, ils englobent les microorganismes, ainsi que nous avons pu le constater *de visu*, et la destruction s'achève dans les ganglions lymphatiques, mécaniquement encombrés par l'apport insolite des leucocytes. Il en résulte ainsi que de l'exode incessant en amont du sérum et des leucocytes liés à la pullulation continue du streptocoque dans le tissu conjonctif un œdème lymphatique aigu cutané qui, joint à la prolifération des cellules fixes sollicitée par l'abondance des matériaux nutritifs et l'irritation produite par la fermentation microbienne, forme le substratum de la lésion érysipélateuse sur laquelle nous reviendrons plus loin. Les leucocytes qui sortent ainsi des vaisseaux, au début de l'inflammation érysipélateuse appartiennent au type polynucléaire. Ce n'est que plus tard, ainsi que l'ont indiqué Ziégler et Marchand, que l'on trouve dans les tissus envahis des leucocytes mononucléaires. A propos de l'érysipèle phlegmoneux, nous verrons que dans un cas, nous avons rencontré des leucocytes de cette ordre en très grande abondance.

De l'érysipèle au phlegmon, il n'y a qu'un pas à franchir. Dans l'érysipèle, les voies lymphatiques restent relativement libres malgré l'engorgement ganglionnaire. Dans le phlegmon, la fibrine du sérum en se coagulant, empêche le courant lymphatique d'entraîner les leucocytes et les microorganismes. Cette coagulation, qui tient soit à un plus long contact du sérum avec les tissus, résultant d'un apport moindre et, par cela même, d'un courant moins rapide, soit à une coagulabilité plus grande du sérum liée à un état morbide de l'organisme, soit à l'action directe du microbe, amène la rétention sur place des leucocytes et des streptocoques, et la lutte, au lieu d'avoir lieu comme plus haut dans les vaisseaux lymphatiques, se livre dans les espaces conjonctifs et engendre le processus phlegmoneux qui peut être suivi de résorption par les cellules mononucléaires des leucocytes polynucléaires vainqueurs des microbes, ou aboutir à la formation d'un abcès par un processus que nous étudierons plus loin. La même coagulation fibrineuse peut se produire dans l'intérieur même des vaisseaux ou même des ganglions lymphatiques, et alors le processus restant le même, on est en présence d'une lymphangite ou d'une adénite suppurée.

Dans les cas encore moins graves, la destruction directe des microbes peut se produire sous l'action des leucocytes sans œdème inflammatoire. La simple dilatation vasculaire facilitant la diapédèse est alors le seul symptôme clinique qui accompagne la destruction des microorganismes, se traduisant par la rougeur que nous avons vue être le degré le plus inférieur parmi les lésions résultant de l'infection streptococcique.

Cette réaction elle-même peut faire défaut, et lorsque le streptocoque est dénué de toute virulence, la diapédèse physiologique des leucocytes suffit à en triompher sans aucune manifestation pathologique.

On voit ainsi combien est simple la réaction organique vis-à-vis le streptocoque, et comment s'expliquent les différences nosographiques entre les maladies qu'il peut engendrer ; mais le problème n'est ainsi que reculé, et nous devons nous demander quel est le lien intime qui unit le microbe à la réaction.

Pour ce qui est de la sortie du plasma sanguin, il est difficile d'élucider sa pathogénie. Il est certain que l'élément mécanique y joue un rôle, mais est insuffisant à expliquer complètement la véritable inondation séreuse qui vient baigner les tissus envahis. Dans l'érysipèle, en effet, cette interprétation est déjà insuffisante, étant donnée la haute pression à laquelle est soumis le liquide infiltré dans les mailles conjonctives, et qui compenserait amplement l'excès de pression intra-vasculaire due à un trouble circulatoire lié à une modification de calibre. Le système nerveux doit jouer un grand rôle, ainsi que l'ont montré Charrin, Roger et Gley; mais, dans certains cas, par exemples, dans les inflammations purement séreuses, comme celles qui sont dues au vibrion septique, ces interprétations nous semblent insuffisantes, et il semble que l'osmose doive jouer un grand rôle, les diastases étant, en général, douées d'un pouvoir endosmotique considérable. Il se produirait donc une véritable attraction du sérum dans les tissus, en tout analogue à celle que nous allons voir s'exercer sur les leucocytes.

Les travaux récents sur la chimiotaxie des leucocytes ont, en effet, donné jusqu'à un certain point l'explication intime de ce fait si curieux de la diapédèse. Au lieu d'être passifs, les globules blancs sortent des vaisseaux en vertu de leur activité propre, attirés par la présence extravasculaire de substances douées de propriétés de chimiotaxie positive. De ce nombre, sont une certaine quantité de produits microbiens, la substance même des microbes, d'après Buchner, ainsi que les substances albuminoïdes de l'organisme, modifiées par un agent extérieur. On comprend donc que dans la plupart des cas, la présence de microbes dans les tissus entraîne une diapédèse plus ou moins abondante, suivant leur nombre, leur nature, et les lésions cellulaires qu'ils produisent. Mais, dans d'autres cas, d'après les travaux de M. Metchnikoff et de ses élèves, les leucocytes attirés par certaines substances au voisinage du microbe, sont repoussés par d'autres produits de sécrétions, doués de propriétés chimiotactiques négatives, qui le protègent contre cette attraction de leucocytes, dont l'issue est l'englobement du microbe par la cellule. Parmi ces dernières substances, se trouvent plusieurs diastases, entre autres, la papaïne. Il est probable que les streptocoques très virulents qui n'éveillent pas de réaction leucocytaire, doivent cette propriété à la sécrétion d'une substance analogue. Néanmoins, nous n'avons pas pu, malgré nos efforts, arriver à la rencontrer parmi les produits solubles de nos cultures. Il sera intéressant d'expérimenter à ce sujet la substance albuminoïde toxique que Roger a réussi à isoler dans une de ses cultures.

Nous avons, à plusieurs reprises, essayé les propriétés chimiotactiques de nos bouillons à l'aide du procédé classique, qui consiste à introduire sous la peau de l'oreille du lapin un tube capillaire fermé à un bout et rempli du liquide à expérimenter. Nous avons toujours constaté des propriétés positives plus considérables que celles du bouillon non cultivé. Toutes choses égales, d'ailleurs, les bouillons rendus acides par le streptocoque se sont montrés beaucoup plus actifs que ceux chez lesquels l'acidité n'était pas encore atteinte.

Cette propriété du streptocoque et de ses produits semble jouer un rôle capital dans ce qu'on appelle l'érysipèle curateur. En effet, on ne peut attribuer au streptocoque lui-même le pouvoir de faire disparaître des néoplasmes et d'arrêter des processus ulcéreux. Nous l'avons vu, dans un cas, produire au contraire de déplorables effets en agissant directement sur un lymphadénome. Il est donc probable que c'est aux leucocytes actifs qui sont attirés par sa présence dans les tissus malades, qu'il faut attribuer l'amélioration et même la guérison que l'on a pu constater à la suite d'érysipèles. Le rôle curateur est donc dévolu, non au microbe pathogène, mais à la réaction organique qu'il provoque.

CHAPITRE IX

PIQURES ANATOMIQUES A STREPTOCOQUES

Rôle probable des microbes dans les accidents anatomiques. — Bacille de Koch. — Staphylocoque. — Streptocoque. — Les cadavres les plus dangereux sont ceux qui sont morts d'affections streptococciques. — Une solution de continuité de la peau n'est pas nécessaire pour l'apparition des accidents. — Phlyctènes purulentes des pustules anatomiques. — Érysipèle. — Lymphangite et adénite. — Phlegmon diffus. — Septicémie sans lésion locale. — Les maladies dues à l'inoculation accidentelle donnent lieu à des accidents analogues aux maladies expérimentales du lapin.

Il est curieux de voir que dans une question qui intéresse à un si haut point le corps médical, la notion pathogénique des accidents septiques, liés à l'inoculation des produits cadavériques, ait été complètement délaissée, et que, depuis le mémoire très complet et très intéressant de M. Netter, publié en 1884, aucun travail important n'ait été publié sur cette question. M. Netter, néanmoins, conclut plutôt à l'existence d'un poison soluble qu'à la présence et l'inoculation d'un germe pathogène figuré, ce qui était d'accord avec le rôle prépondérant que l'on faisait jouer à cette époque aux ptomaïnes, un peu, peut-être, au détriment des microbes.

MM. Cornil et Babès ont néanmoins signalé la présence de microbes en chaînettes dans l'intérieur des pustules anatomiques, les rapprochant du streptocoque pyogène, mais sans en préciser davantage les caractères.

La diversité même des accidents fait supposer que toutes les piqûres anatomiques ne reconnaissent pas une même cause morbigène. Il paraît bien démontré aujourd'hui que le bacille de Koch est lui-même l'agent pathogène du tubercule anatomique. De même, un certain nombre de panaris anthracoïdes du dos de la main ou du bras, qui surviennent fréquemment à la suite d'autopsie, chez les individus prédisposés aux furoncles, sont dus à l'action d'un staphylocoque doré très virulent, ainsi que nous en avons observé plusieurs exemples.

Mais ce que nous avons dit des variations de virulence du streptocoque et de l'action qu'exerce sur lui la putréfaction, doit nous faire supposer qu'un certain nombre d'accidents, dus aux piqûres anatomiques, sont liés à une véritable inoculation streptococcique. Tout, en effet, concourt à le démontrer, la pathogénie des accidents, leur aspect clinique, enfin et surtout la constatation directe du parasite, que nous avons pu faire dans quelque cas.

Il est de notion ancienne que tous les cadavres ne présentent pas les mêmes dangers, au point de vue de la gravité des piqûres faites en pratiquant leur autopsie ou leur dissection. Or, les maladies qui sont principalement incriminées, sont justement celles qui sont dues ou liées au développement du streptocoque dans le sang. Erichsen, Paget, Roser, Béclard, insistent sur la gravité des accidents qui peuvent survenir à la suite de nécropsies d'érysipèle, de pyohémie et des autres maladies septiques. Baudelocque signale le danger spécial des piqûres aux autopsies de péritonite puerpérale. Nos observations personnelles confirment absolument ces faits. Deux cas se rapportent à des autopsies d'érysipèle, deux autres à des péritonites suppurées. Dans un cas, il s'agissait de la dissection d'un cobaye mort de septicémie à streptocoque ; dans un autre, enfin, de la vérification anatomique d'une pneumonie érysipélateuse.

Dans ces cas-là, où un streptocoque très virulent se

trouve en abondance dans tous les organes, où une inoculation d'une goutte de sang ou de pus sous la peau de l'oreille d'un lapin amène rapidement une septicémie mortelle, il est facile de comprendre que les accidents dus à sa pénétration dans l'économie, garderont quelque chose de cette exagération de virulence et produiront des accidents toujours graves, mais plus ou moins infectieux, suivant la résistance que leur présentera l'organisme atteint et le nombre plus ou moins considérable de microbes introduits. Néanmoins, il existe des cas plus rares, où les mêmes accidents se reproduisent, à l'autopsie ou à la dissection des objets putréfiés, mais morts d'une affection quelconque n'ayant aucun rapport avec le streptocoque. Dans ce cas-là, on est bien obligé d'admettre que cette virulence que le microbe possède dans les organes putréfiés du cadavre a été acquise ou au moins exagérée par sa symbiose avec les microbes de la putréfaction, puisque, à l'état normal, les streptocoques commensaux de l'organisme ne jouissent que de propriétés virulentes faibles.

Il est à noter, toutefois, que cette exagération de virulence n'est que temporaire et que la putréfaction, après avoir exalté le streptocoque, semble, par ses produits, atteindre la vitalité de ce microbe. Ainsi s'expliquent les résultats négatifs que nous avons obtenus par l'ensemencement de bouillons de cultures, auxquels nous avions ajouté quelques centimètres cubes de peptone putréfiée. Ainsi s'explique également l'inocuité relative des cadavres en état de décomposition avancée.

Nous devons également insister sur un fait capital à notre avis, au point de vue de la prophylaxie des piqûres anatomiques et des soins à donner aux mains après les nécropsies de maladies à streptocoques. C'est la possibilité de la pénétration du microbe, sans qu'il y ait de solution de continuité visible à la surface de la peau. Paget a signalé cette particularité dans une observation qui lui était personnelle.

Nous avons pu constater le même fait à deux reprises sur nous-même. Dans les deux cas, la pénétration semblait s'être faite au fond d'un pli articulaire au niveau de la face dorsale de la dernière phalange d'un doigt. Le début de l'accident se fit par une petite vésicule qui souleva l'épiderme intact et qu'il fallut crever pour donner issue au liquide qu'elle contenait. Il est donc bien certain que, dans ce cas, il n'existait pas de solution de continuité de la peau ayant pu servir de porte d'entrée et la pénétration a dû se faire au niveau d'un cul-de-sac glandulaire. Cette inoculation est peut-être favorisée par l'action caustique du sang dans lequel s'est développé le streptocoque. Nous avons en effet noté, dans ces deux cas, l'action mordicante immédiate qu'exerçait sur la peau une goutte de ce liquide. Il ne suffit donc pas, pour se mettre à l'abri des accidents septiques, de faire une antisepsie soigneuse et immédiate des plaies qui pourraient offrir un orifice d'entrée du microbe, mais encore d'agir sur toute la surface de la peau qui a été en contact avec les liquides infectieux, en veillant principalement à la désinfection complète des plis articulaires. Au point de vue clinique, les piqûres anatomiques offrent tous les degrés des maladies expérimentales que peut produire le streptocoque depuis la septicémie la plus grave, jusqu'aux simples décollements épidermiques; aussi, examinerons-nous séparément les accidents locaux et les accidents généraux.

Dans les cas les plus bénins, pustule anatomique, ces derniers font complètement défaut. Il se produit rapidement un décollement plus ou moins étendu de l'épiderme, au-dessous duquel s'amasse un liquide louche, formant ainsi une sorte de bulle purulente, peu douloureuse, reposant sur une base enflammée. Cette lésion est absolument semblable, cliniquement et pathologiquement probablement aussi, aux bulles que nous avons observées, à deux reprises, aux doigts de malades atteints d'érysipèle, parvenus à la période de desquamation.

Dans les cas les plus graves, l'aspect de la lésion locale varie suivant que l'inoculation s'est faite au niveau d'une plaie, ou bien simplement à la surface de la peau par le processus que nous avons annoncé plus haut. Dans ce dernier cas, l'accident primitif apparaît au bout d'une période qui peut varier de six à vingt-quatre heures après la contamination. Elle s'annonce par une vive démangeaison analogue à celle que provoqent les vésicules de dyshydrose ; en même temps, la pression à ce niveau provoque une douleur assez vive, que l'on peut comparer à la sensation d'une piqûre avec un instrument un peu émoussé, puis apparaît bientôt une vésicule transparente, reposant sur une base rouge et enflammée. Si l'on perce cette vésicule, il s'écoule une goutte d'un liquide clair qui, recueilli sur un verre de montre et maintenu à la chambre humide, se coagule spontanément au bout de quelques minutes. Ce liquide est secrété en grande abondance par la plaie microscopique qui lui donne naissance ; par une pression légère on peut en obtenir plus de deux gouttes par minutes. Examiné au microscope, ce liquide contient un grand nombre de leucocytes polynucléaires, ainsi que des streptocoques contenus ou non dans l'intérieur des cellules.

Si nous insistons particulièrement sur les caractères de cette vésicule, c'est parce qu'il est important de faire le diagnostic à cette période. En effet, dans un cas, par une cautérisation énergique, après avoir constaté la présence microscopique des streptocoques, nous avons pu échapper aux accidents infectieux qui éprouvèrent gravement un de nos collègues, inoculé en même temps que nous.

Si les accidents débutent au niveau d'une blessure, pendant quelques heures, celle-ci ne présente rien de particulier, mais, au bout de cette période latente, les lèvres de la plaie se désunissent, deviennent turgescentes et déjetées en dehors. Il s'écoule alors un liquide séreux, qui se coagule en formant une sorte de croûte, qui se renouvelle presque aussitôt après avoir été détachée.

Autour du point d'inoculation, se développent rapidement des accidents variables, dus à l'inflammation des vaisseaux lymphatiques environnants. Cette réaction varie suivant la virulence du microbe et la distribution du réseau lymphatique dans la partie qui a été le siège de l'inoculation. Au niveau de la pulpe du doigt, il se forme le plus souvent une sorte d'inflammation diffuse avec rougeur et gonflement, que Chassaignac décrit comme une lymphangite réticulaire, et qui s'accompagne souvent de lymphangite des troncs et d'adénite. Dans deux de nos observations, tout le doigt était le siège d'une rougeur superficielle avec sensation de tension douloureuse s'accompagnant de quelques traînées lymphangitiques du bras et d'engorgement des ganglions épitrochléens et axillaires.

Ce sont ces traînées de lymphangite, accompagnées d'engorgement ganglionnaire, qui constituent la lésion la plus fréquente consécutive aux piqûres anatomiques, reconnaissant le streptocoque comme agent pathogène. A l'inverse de ce que l'on observe dans les inflammations cutanées dues au staphylocoque, la lésion lymphatique est bien nettement isolée, formant sur l'avant-bras une traînée rouge, douloureuse, large à peine d'un demi-centimètre. La production de ces traînées peut être extrêmement rapide, au point que deux ou trois heures après l'apparition de l'accident local, elles peuvent se développer et se diriger vers la racine du membre, avec une rapidité presque appréciable à l'œil nu ; car, en l'espace d'une heure ou deux, après leur apparition, l'avant-bras peut être sillonné de ces lignes rouges bien limitées, indiquant le trajet des lymphatiques cutanés.

Les ganglions sont tuméfiés, douloureux. Le ganglion épitrochléen est pris le premier, puis les ganglions axillaires. Quelquefois même le microbe franchit ces deux obstacles, et l'on observe une tuméfaction douloureuse des ganglions susclaviculaires et même sous-maxillaires.

Toutes ces manifestations inflammatoires du système

lymphatique peuvent se terminer par résolution, mais elles peuvent aboutir à la suppuration. On peut donc observer un phlegmon, si le processus suppuratif s'exerce au point même de l'inoculation. Ce phlegmon, d'allure toujours plus ou moins diffuse, présente une gravité considérable, et c'est là une des formes les plus fréquemment mortelles de la piqûre anatomique. Néanmoins, traités à temps, les accidents peuvent être habituellement conjurés, à moins que l'infection générale ne se produise rapidement et n'enlève le malade par septicémie ou pyohémie.

Les lymphangites et les adénites suppurées sont d'un pronostic beaucoup moins grave et guérissent, en général, rapidement après l'évacuation du pus.

Les symptômes généraux sont presque toujours fort graves, et éclatent peu de temps après les débuts de la lymphangite. Le frisson est la règle, même dans les cas où la guérison est ensuite facile. La fièvre apparaît immédiatement après, irrégulière, avec des ascensions brusques coïncidant avec de nouveaux frissons. L'état saburral est toujours marqué, l'inappétence absolue, la soif vive. Très fréquemment, deux ou trois jours après le début de la maladie, apparaît une diarrhée fétide, avec coliques et ténesme, qui peut se prolonger même après la cessation des phénomènes fébriles. Les urines sont rares, fébriles, mais, sauf en un cas, l'albuminurie n'a pas été notée dans nos observations. On note également quelquefois quelques douleurs articulaires généralisées, mais il n'y a vraiment arthrite que dans les cas s'accompagnant de pyohémie. La convalescence est toujours fort longue et fort pénible. L'appétit et le sommeil ne reviennent que tardivement. La perte des forces d'ordre physique et surtout d'ordre intellectuel est toujours longue à réparer.

Nous n'avons, heureusement, pas eu l'occasion d'observer la forme la plus grave des accidents anatomiques, bien établie pourtant par les anciens auteurs, dans lesquels les accidents locaux sont nuls et les symptômes généraux assez graves pour enlever le malade en quelques jours ou en quelques heures. Les accidents sont ceux que l'on observe dans la plupart des septicémies sanguines à streptocoques. Un frisson intense en marque le début, une diarrhée colliquative, des vomissements. La céphalalgie est intense, le facies plombé, les yeux excavés. Bientôt, le pouls faiblit, le malade s'assoupit et meurt quelquefois au bout de trente-six à quarante-huit heures.

D'autres fois, on observe tout le syndrome de l'infection purulente : fièvre irrégulière, arthrites purulentes, abcès disséminés, éruptions scarlatiniformes.

Nous n'insistons pas sur la symptomatologie de ces accidents, qui sont semblables à ceux que l'on observe à la suite des pyohémies ou des septicémies d'autre origine. Si nous avons rapporté ici, en quelques mots, l'histoire des piqûres anatomiques à streptocoques, c'est pour démontrer que, de même qu'expérimentalement chez le lapin, le streptocoque peut, inoculé accidentellement à un individu sain, donner lieu à des accidents variés présentant les mêmes degrés dans leur gravité : septicémie sanguine sans accident local, septicémie sanguine après lymphangite ou phlegmon, érysipèle, suppuration circonscrite, simple rougeur.

CHAPITRE X

ÉRYSIPÈLE DIFFUS

Intéressant tous les étages de la peau. — Description clinique de la lésion locale. — Érysipèle simple se terminant par résolution. — Influence du siège de l'érysipèle sur la terminaison.

Anatomie pathologique macroscopique. — Aspect de la surface cutanée. — Macération épidermique. — Aspect congelé d'une coupe de la peau.

Histologie pathologique. — Altérations du corps papillaire : œdème, infiltration cellulaire. — Leucocytes polynucléaires. — Cellules mononucléaires. — Distension du réseau lymphatique. — Distribution des microorganismes. — Leur développement en longues chaînettes; leur fragmentation; leur absorption par les fentes lymphatiques. — Rôle des vaisseaux sanguins. — Pigmentation hématique. — Altérations épidermiques : atrophie du noyau par dilatation des nucléoles ; troubles de la kératinisation aboutissant à l'exfoliation; formation des phlyctènes; rupture de l'épiderme au niveau du *stratum granulosum;* liquide des phlyctènes: sa stérilité au début; son infection secondaire, le plus souvent de dehors en dedans. — Phlyctènes purulentes. — Passage du streptocoque à travers l'épiderme ; constaté en un cas sur les coupes; absence dans les follicules pileux et les glandes. — Résultat négatif des ensemencements des squames et des inoculations. — Preuves cliniques en faveur du passage du streptocoque à travers l'épiderme et de son atténuation durant le passage. — Phlyctènes purulentes des doigts dues au streptocoque à rapprocher de la maladie de Colle et des pustules anatomiques.

Couche profonde du derme. — Lorsqu'elle est très serrée, le processus érysipélateux s'y rencontre à son minimum. — Rôle de protection joué par cette couche sur le tissu sous-cutané.

Tissu cellulaire sous-cutané. — Propagation par les lymphatiques. — Lymphangite hypodermique. — Envahissement direct par le streptocoque. — Tissu conjectif lâche : paupières; verge. — Tissu conjonctif serré : face. — Tissu adipeux : amaigrissement des cellules : distension des espèces intercellulaires. — Tissu musculaire, rarement envahi.

Considérations physiologiques. — Présence du streptocoque amenant un grand afflux de plasma et de leucocytes; courant lymphatique exagéré, drainant le tissu conjonctif. — Encombrement des ganglions. — En-

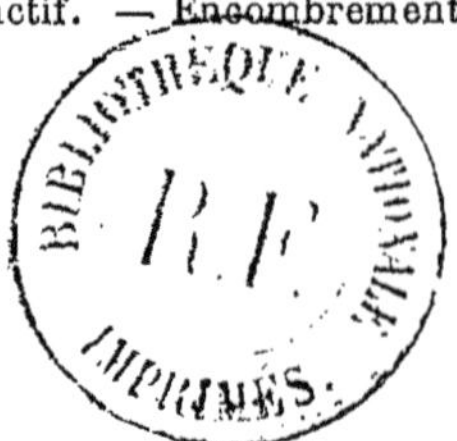

traînement des microorganismes par le courant lymphatique. — Englobement et destruction par les leucocytes. — Rôle des macrophages, de la desquamation épidermique dans la disparition des cellules infiltrées non reprises par les lymphatiques.

Cette forme d'érysipèle, que nous décrivons en premier lieu, est de beaucoup la plus fréquente. Nous lui avons donné le nom de « diffus », parce que, la lésion envahit, bien qu'à des degrés différents, tous les étages du revêtement cutané, et qu'en même temps, au moins dans sa période d'état, tout le tissu est intéressé par le processus sans vestige de systématisation. Chimiquement, c'est à la forme classique de l'érysipèle que correspond cette dénomination anatomique. Tous les éléments de l'inflammation se retrouvent au suprême degré. La chaleur y est vive, la rougeur intense, la douleur vivement exaspérée par la moindre pression, consiste à la fois dans une impression de brûlure et de constriction.

Enfin la tuméfaction porte sur toute l'épaisseur de la peau. En même temps que la couche papillaire, distendue par le liquide exsudé, forme une saillie sensible à la vue et au doigt et décrite sous le nom de bourrelet, les parties profondes, bridées par des faisceaux conjonctifs et élastiques plus puissants, donnent au toucher une sensation spéciale de résistance. Aussi, devient-il impossible de faire un pli à la peau sans intéresser les couches sous-jacentes et provoquer une vive douleur. Enfin, dans cette forme les phlyctènes sont fréquentes et la guérison toujours suivie d'une desquamation abondante.

L'évolution elle-même est à peu près toujours la même. Après avoir progressé pendant cinq ou six jours, sans néanmoins abandonner complètement son point de départ, le processus s'éteint et se termine le plus souvent par la résolution, qui est complète en peu de jours. Lorsqu'il se comporte ainsi, l'érysipèle est dit simple, en raison de l'absence de complications, et fixe, par opposition à l'érysipèle ambulant, sur lequel nous aurons à revenir.

L'érysipèle diffus simple peut siéger sur toutes les parties du corps ; néanmoins, la contexture de la peau atteinte semble avoir, dans bien des cas, une influence décisive sur l'évolution ultérieure de l'érysipèle. On peut, en effet, poser comme principe que : 1° plus le derme est épais et le tissu serré ; 2° plus la couche papillaire est distante de la couche adipeuse sous-cutanée ; 3° moins cette dernière est développée, plus l'érysipèle a de tendance à se terminer par résolution. La physiologie du processus érysipélateux nous rendra compte du pourquoi de ces faits, depuis longtemps reconnus en clinique.

Le type de l'érysipèle simple sera donc l'érysipèle de la face, et, plus spécialement, du front, des joues et du pavillon de l'oreille. Celui du dos de la paroi antérieure du thorax, aura également une grande propension à la guérison spontanée. Nous verrons, au contraire, l'érysipèle phlegmoneux, se montrer principalement aux paupières, au pénis, où le tissu sous-cutané est très lâche, à la face antérieure de la cuisse où un tissu graisseux abondant se trouve presque directement en contact avec la couche sous-papillaire.

§ 1. — **Anatomie pathologique macroscopique.**

« Les lésions qui sont le propre de l'érysipèle disparaissent sur le cadavre », dit M. Després, en tête du chapitre : « Anatomie pathologique » de son *Traité de l'Érysipèle.* — Tout n'est pas complètement vrai dans cette assertion. Certainement, dans la plupart des cas, la rougeur ayant complètement disparu, il est difficile parfois de retrouver, au premier abord, les parties qui étaient le siège de l'érysipèle. Souvent, néanmoins, la peau présente une coloration violacée, cadavérique, plus prononcée à ce niveau.

L'épiderme est presque toujours altéré. Tantôt, il est rugueux et chagriné, rappelant l'aspect de l'*Erysipelas scirrhodes* de Borsieri, tantôt, et le plus souvent, il se détache en longs lambeaux comme sur les cadavres macérés, laissant à nu le corps papillaire recouvert d'un suintement humide.

La consistance de la peau est augmentée; elle paraît plus épaisse et plus adhérente, aux parties sous-jacentes. « Le derme ne glisse plus sur les couches profondes, de telle sorte qu'il est possible de faire en même temps assez facilement une coupe nette de la peau et des tissus sous-jacents. D'une manière générale, on peut comparer cet état à celui que présenterait la peau congelée. » (Renaut, art. *Dermatoses*).

Dans certaines parties de la peau, au cuir chevelu, par exemple, les parties profondes du derme semblent très congestionnées et presque ecchymotiques.

§ 2. — **Histologie pathologique.**

Ainsi que nous l'avons dit plus haut, les lésions caractéristiques de l'érysipèle diffus intéressent toute l'épaisseur de la peau. Nous étudierons donc séparément les modifications anatomiques des différentes couches qui la constituent.

Nous prendrons, comme type de notre description, un érysipèle de la peau du dos; car à ce niveau, le derme atteignant son maximum d'épaisseur, les différents étages sont plus distincts et plus faciles à étudier séparément.

A quelque période de l'érysipèle qu'appartienne la peau sur laquelle on a pratiqué des coupes, on peut facilement constater que la partie la plus atteinte est cette couche, la plus superficielle du derme, à laquelle on a donné le nom, devenu classique, de corps papillaire. Elle comprend la couche papillaire et la couche papilligère de Vanlair, et est anatomiquement caractérisée par la finesse de ses fibres élastiques, la laxité de ces espaces conjonctifs et l'abondance de cellules plasmatiques.

Sur des préparations colorées à l'hématoxyline, puis à l'éosine, on voit que toute cette couche est infiltrée d'un grand nombre d'éléments embryonnaires qui, d'abord plus nombreux au niveau des vaisseaux du réseau papillaire et du réseau planiforme sous-papillaire, distendent ensuite régulièrement toutes les espèces interfibrillaires. Ces cellules sont en suspension au milieu d'un liquide albumineux abondant, légèrement granuleux, mais ne présentant, en aucun point, dans l'érysipèle vraiment simple, les caractères morphologiques et microchimiques de la fibrine coagulée.

Sur des préparations colorées au picrocarmin faible, on peut voir que ces cellules infiltrées appartiennent à deux types différents. Les unes, les plus nombreuses, sont régulièrement rondes, et leurs noyaux, le plus souvent au nombre de trois ou quatre, se colorent en rouge d'une manière intense. Les autres, plus clairsemées et d'un volume plus considérable, ont un contour plus irrégulier et comme déchiqueté ; enfin, leur noyau volumineux ne prend que faiblement la coloration rose. Nous nous rangeons complètement à l'avis de Renaut et de Metchnikoff, et regardons les premiers éléments comme des leucocytes polynucléaires sortis des vaisseaux par diapédèse, et les seconds comme le résultat de la prolifération du tissu conjonctif.

En même temps, on voit apparaître, beaucoup plus net qu'à l'état normal où il est difficile à reconnaître sur les coupes, un réseau canaliculé lymphatique, tapissé par un endothélium continu, à noyau allongé dans la direction de l'axe du vaisseau. Ces vaisseaux, d'un très petit diamètre, et permettant à peine à deux leucocytes de passer de front, s'anastomosent, formant un élégant réseau, autant que l'on peut s'en rendre compte sur quelques coupes heureuses. Ces vaisseaux, qui apparaissent déjà fortement colorés par les méthodes histologiques, le sont plus vivement encore, si l'on emploie la méthode de Gram ou de Weigat, mettant en relief les microorganismes dont ils sont bourrés.

Les microorganismes ressortent, en effet, admirablement sur le fond coloré en rose par l'essence de girofle safraninée, et nous pouvons, sur des coupes suffisamment étendues, suivre leurs transformations et leurs migrations.

Nous recommandons d'une manière particulière, pour cette étude, l'oreille du lapin. En l'inoculant sur l'une de ses faces, le processus érysipélateux ne gagne l'autre côté qu'en faisant le tour du cartilage, et cela en un temps assez long, pour que, si on a eu bien soin de noter la marche clinique, on puisse être certain d'avoir, sur une coupe de peu d'étendue, des lésions érysipélateuses d'âge très différent.

Voici, pensons-nous, quelle est l'évolution des microorganismes dans l'économie, en dehors de toute complication ; le lapin auquel nous n'avons réséqué qu'une partie de l'oreille atteinte, ayant fini par guérir au bout d'une huitaine de jours.

Dans la zone d'accroissement, les leucocytes sont rares, relativement au nombre des microorganismes qui infiltrent le tissu et sont formés de longues chaînettes de huit à douze grains, prenant très bien la coloration. Étant donnée la dissociation des éléments, on peut supposer que l'exsudat liquide à ce moment-là est déjà fort abondant, sur plusieurs coupes que nous avons étudiées, nous avons toujours trouvé les microorganismes hors des cellules. Les vaisseaux sanguins sont distendus et les microbes à peu près uniformément répandus dans le tissu ambiant.

Plus tard, les cellules semblent être en beaucoup plus grand nombre, par rapport à l'exsudat liquide et aux microorganismes. Ces derniers sont encore, pour la plupart, situés en dehors d'elles, mais leurs chaînettes sont beaucoup moins longues et composées de deux ou trois grains seulement. Les capillaires sanguins sont très distendus et ne semblent pas contenir des microbes dans leur intérieur. Les streptocoques, au contraire, semblent réunis en plus grand nombre en des points qui semblent correspondre à l'origine des vaisseaux lymphatiques ainsi artificiellement injectés. A ce niveau, on voit un grand nombre de cellules lymphatiques mélangées aux microorganismes (sans que ces derniers soient nécessairement contenus dans les cellules) et formant par leurs réunions de petits cylindres bleu foncé visibles à un faible grossissement. Ces lymphatiques sont, les uns, très superficiels et leur circonférence presque tangente au corps muqueux, les autres, semblent venir s'ouvrir perpendiculairement à la surface de la peau.

Disons ici, sauf à y revenir à propos des lésions des lymphatiques dans l'érysipèle, que les gros troncs apparaissent distendus et remplis de cellules lymphatiques ayant englobé un plus ou moins grand nombre de microbes; sur la coupe de ces vaisseaux, nous n'avons pas trouvé de streptocoques libres.

Dans les parties où la lésion est en voie de régression, le liquide infiltré semble moins abondant, par rapport aux cellules nombreuses qui encombrent encore les lacunes du corps papillaire. Mais on ne trouve plus aucun microorganisme, si ce n'est sur la coupe des vaisseaux lymphatiques du réseau superficiel et dans un petit rayon autour d'eux. Nous insistons sur cette persistance du streptocoque dans l'intérieur des capillaires lymphatiques, parce que nous l'avons observée constamment et de la manière la plus nette, que, dans certains cas, cette lymphangite constitue toute la lésion, et que nous lui attribuons un grand rôle dans la pathogénie des érysipèles à répétition.

De leur côté, les capillaires sanguins reviennent peu à peu à leur état normal; mais, sur des préparations montées au baume sans coloration, on peut voir autour d'eux une pigmentation produite par un amas de granulations paraissant jaune verdâtre par transparence. Ce pigment est dû à la précipitation, dans les espaces intercellulaires, de la matière colorante du sang exsudé grâce à la stase sanguine prolongée. Sur des préparations colorées par la méthode de Gram, cette pigmentation est très apparente et semble être plus considérable aux points où l'on trouve le plus de capillaires lymphatiques bourrés de streptocoques. En aucun cas et à aucune période, nous n'avons vu de microorganismes dans l'intérieur des capillaires sanguins, aussi ne pensons-nous pas que lorsqu'il a lieu, le passage des microorganismes dans le sang se fasse au niveau même de la plaque érysipélateuse. Nous supposons au contraire, que dans la plupart des cas au moins, c'est par l'intermédiaire du système lymphatique et du canal thoracique que cet ensemencement du milieu sanguin peut avoir lieu. On peut pourtant supposer que, dans les cas rares où il se produit spontanément ou accidentellement une rupture d'un capillaire sanguin, il puisse se produire à ce niveau une légère infection sanguine ; mais nous croyons, contrairement à l'opinion de certains auteurs, que c'est là un fait exceptionnel et de peu d'importance.

Tel est le processus qui évolue dans le corps papillaire ; mais, dans l'érysipèle diffus, les phénomènes ne se bornent pas là, et les parties avoisinantes sont toujours intéressées, soit indirectement, sous l'influence du processus inflammatoire, soit directement, sous l'action du microorganisme pathogène lui-même.

§ 3. — Lésions épidermiques.

L'épiderme n'est en général pas lésé au début de l'érysipèle, abstraction de la solution de continuité par où s'est faite l'inoculation, et qui est la cause et non l'effet de la maladie. A la période d'état, au contraire, il est facile de constater la lésion suivante, qui semble être la cause de la desquamation ultérieure. Les cellules du corps muqueux sont dissociées par l'abondance de l'œdème et en même temps par la pénétration dans leurs mailles d'un plus grand nombre de leucocytes. Ce contact anormal irrite les cellules qui réagissent en accomplissant avec une trop grande rapidité leur évolution; leurs nucléoles se dilatent, refoulent et atrophient la substance nucléaire, qui n'existe déjà plus lorsque les cellules atteignent le *stratum granulosum*. A ce niveau donc, elles ne peuvent plus sécréter l'éläidine et subir ultérieurement la kératinisation qui doit leur donner leur solidité et leur cohésion. Il se produit, au niveau de chacune de ces cellules, troublées dans leur évolution, une sorte de lacune dans le processus de la transformation cornée. Ces lacunes peuvent être assez rapprochées pour donner lieu à une réelle surface de clivage qui amène la chute des plaques épidermiques situées au-dessus d'elles.

Dans d'autres cas, les couches épidermiques étant encore très cohérentes à cause de la date rapprochée du début de l'érysipèle, un processus un peu analogue aboutit à la formation des phlyctènes.

En effet, lorsque l'œdème lié à la congestion neuro-paralytique des capillaires de la couche papillaire se produit brusquement et d'une manière intense, l'exsudat liquide est contenu dans les mailles du derme à une très forte pression. Cette pression agissant dans tous les sens, viendra naturellement s'exercer sur les couches les plus profondes de l'épiderme. La sérosité infiltrera la couche de Malpighi, ainsi que la couche réticulaire qui résistera à son action dissociatrice par l'intrication de ses prolongements cellulaires. Mais, arrivé au niveau du *stratum granulosum*, le même obstacle n'existera plus, les cellules de cette couche n'ayant aucune cohésion entre elles. Bridé supérieurement par la présence du *stratum lucidum* qui, en raison de sa consistance cornée, se laisse difficilement pénétrer, le liquide amènera une sorte de clivage des différentes couches au niveau du stratum granulosum, qui représente le point de moindre résistance de l'épiderme. La phlyctène sera donc ainsi formée; sa paroi externe est constituée par le stratum lucidum, la lame feuilletée et la lame desquamante, sa paroi interne par la couche génératrice et le réseau de Malpighi quelquefois un peu dissocié lui-même. Le liquide qu'elle contient est formé par la sérosité sanguine et contient une assez grande quantité de fibrine pour se prendre ensuite en gelée s'il est recueilli dans un vase. Microbiologiquement pur au moment de sa formation, ainsi que nous l'avons maintes fois constaté, il peut s'infecter secondairement, rarement à travers sa paroi interne et cultiver le streptocoque dans son intérieur. Le plus souvent, la contamination se fait à travers sa paroi externe, et l'on trouve dans son intérieur les microorganismes normaux de la surface cutanée, entre autres le staphylocoque doré. Fait curieux, au moment de l'épidémie de grippe de 1889-1890, les érysipèles se trouvant, ainsi que nous l'avons signalé plus haut, en grand nombre dans les salles, nous avons constaté d'une manière constante dans les phlyctènes la présence d'un diplocoque, semblable à celui qu'a décrit Kirchner, comme agent pathogène de cette maladie.

Lorsque le liquide est ainsi infecté, il devient trouble sous l'influence des microorganismes qui y pullulent et des globules blancs qui, attirés, traversent les couches malpighiennes et transforment, par leur présence abondante, la phlyctène simple en phlyctène purulente. Les phlyctènes que nous venons de décrire, ont été désignées par Renaut sous le nom de phlyctènes superficielles, et guérissent sans laisser de traces, les couches profondes reproduisant rapidement les différentes couches épidermiques. Nous verrons, à propos de l'érysipèle gangreneux, le rôle important que jouent les lymphatiques dans la pathogénie de ces phlyctènes.

On voit, en somme, que la production des phlyctènes

n'est qu'un accident léger au cours de l'érysipèle, et n'est pas assez importante pour motiver la description à part d'un érysipèle phlycténoïde.

L'érysipèle peut produire dans l'épiderme d'autres processus plus rares et que nous n'avons jamais pu rencontrer dans les cas que nous avons examinés. M. Cornil décrit ainsi une altération épidermique qui correspond surtout aux formes moyennes de l'érysipèle : « Dans certaines cellules, il se fait une vésiculation, non plus du noyau, mais du protoplasma ; la cellule perd alors sa vitalité, et se laisse pénétrer quelquefois par une ou deux cellules migratrices que l'on trouve dans son intérieur à côté du noyau. Les cellules épidermiques tombent avant d'avoir parcouru les phases de leur évolution, avant la disparition du noyau. La chute irrégulière des cellules mêlées à des globules blancs, détermine à la surface des squames ou des croûtes. »

C'est à peu près ainsi que M. Renaut décrit le processus épidermique qui aboutit à la formation d'un nombre considérable de petites vésicules et donnant à la peau l'aspect ridé en peau d'orange que Borsieri a décrit sous le nom d'*erysipelas scirrhodes*. M. Renaut rapproche cet envahissement des cellules épithéliales par les granulations réfringentes du processus, qu'il a décrit sous le nom de prépustulation.

Un fait très important, au point de vue de la contagion, et qui n'a pas, que nous sachions, suffisamment attiré l'attention des anatomo-pathologistes, c'est la présence des streptocoques dans les squames et le processus qui les y amène. Certaines de nos préparations colorées par la méthode de Weigert sont très démonstratives à ce sujet.

On voit au-dessous du corps papillaire, dans le tissu même de la papille et au voisinage des lymphatiques, dans l'intérieur desquelles microbes et leucocytes viennent terminer leur migration, on voit, dis-je, quelques cocci isolés ou groupés en diplocoques, ainsi que nous les avons décrits à la deuxième période de l'érysipèle, englobés dans l'intérieur d'une cellule migrative. On aperçoit des cellules semblables interposées entre les éléments dentelés de la couche génératrice et du réseau de Malpighi. Puis, le corps cellulaire de l'élément migrateur devient méconnaissable au niveau de la couche granuleuse; mais, on peut suivre les éléments microbiens dans leur passage à travers les couches épidermiques.

Ce processus peut être, jusqu'à un certain point, comparé à celui que M. Cornil a décrit dans le phlegmon cutané s'ouvrant à l'extérieur.

Mais, si nous avons été assez heureux pour pouvoir constater, dans certains cas, ce processus *de visu*, nous ne considérons pas ce fait comme constant, car nous n'avons pu le retrouver sur de nombreuses autres coupes.

Nous n'avons point trouvé de microorganismes dans la gaine même des poils, soit chez l'homme, soit chez le lapin, non plus que dans l'intérieur des glandes sébacées ou sudoripares. Néanmoins, une fois, sur une coupe de peau au voisinage d'un abcès érysipélateux, ouvert à l'intérieur, nous avons rencontré une glande sébacée bourrée de microorganismes arrondis, que nous avons supposé être des streptocoques, autant que l'on peut l'affirmer lorsque l'on n'a pas le contrôle des cultures et des inoculations. Mais dans ce cas, croyons-nous, l'ensemencement de la glande s'est fait de dehors en dedans, par le canal excréteur, contaminé par le pus qui s'écoulait de l'abcès.

Nous n'avons donc jamais pu constater la pénétration du microorganisme, de la profondeur dans l'intérieur de l'une de ces cavités, où il se serait cultivé. Nous ne croyons donc pas au rôle que l'auteur de l'article du *Dictionnaire de Dechambre* prête au follicule pileux dans la conservation du microbe et la pathogénie de l'érysipèle à répétition. Si l'on a pu noter une infiltration leucocytaire plus grande autour des follicules pileux, des glandes sébacées et sudoripares au début de l'érysipèle, c'est sans doute parce que ces organes sont entourés d'un réseau vasculaire beaucoup plus serré, et qu'il est facile de comprendre que l'abondance de la diapédèse est en raison directe de la richesse du système capillaire sanguin. Les altérations qui intéressent ces organes et principalement les poils dont elles amènent la chute, sont absolument comparables aux lésions épidermiques, et sont surtout des altérations de voisinage.

Revenons, maintenant, au passage du microorganisme, à sa mise en liberté à l'extérieur et à la contagion possible. Si nous avons pu suivre en un cas cette migration par la présence morphologique des streptocoques dans les différentes couches épidermiques, nous ne pouvions point, *à priori*, présumer des conditions de virulence et de vitalité dans lesquelles ils pouvaient se trouver dans les squames. Leur fragmentation et leur présence à l'intérieur de cellules migratives devaient, au contraire, éveiller l'idée d'une atténuation possible. Pour nous en rendre compte, nous avons cherché à obtenir des cultures avec les squames et à expérimenter directement sur les animaux.

Nos expériences présentent principalement un intérêt par leurs résultats négatifs, qu'il serait peut-être bon d'opposer aux faits peut-être un peu trop positifs d'Eiselberg et d'Emmerich, qui ont rencontré des streptocoques très virulents dans l'air de la chambre des malades atteints d'érysipèles. Nous avons en effet ensemencé, dans vingt-deux cas, un certain nombre de tubes de gélatine par la méthode qui nous a été si commode pour la recherche du streptocoque dans la bouche ; nous avons contrôlé ces recherches par des plaques de gélatine et d'agar, pour nous mettre dans les mêmes conditions que les auteurs allemands. En aucun cas, nous n'avons pu obtenir de cultures de streptocoques. Les microbes que nous avons obtenus appartiennent à la flore habituelle de la peau de l'homme : staphylocoque blanc, gros diplocoque non colorable par la méthode de Gram, diverses espèces bacillaires. Le streptocoque, s'il existait dans les squames ensemencées, y jouissait donc d'une faible puissance végétative.

Sa virulence semble également assez compromise. Des squames en suspension dans de l'eau stérilisée, n'ont produit aucun phénomène pathologique en injection souscutanée chez quatre souris blanches. Sur six lapins inoculés à l'oreille, un seul présenta un abcès dans lequel nous retrouvâmes du streptocoque uni au staphylocoque doré. De ces expériences, si répétées qu'elles soient, nous ne saurions conclure à l'inocuité des squames, car, deux fois, nous avons été témoin d'un fait clinique d'une importance capitale au point de vue qui nous occupe, et dont nous n'avons rencontré aucune mention dans la littérature médicale.

Chez nos deux malades, au déclin de la maladie, au moment où la peau atteinte est, sous l'influence de la desquamation, le siège d'un prurit désagréable, apparurent sur la pulpe digitale de l'index et du médius de la main droite, de volumineuses phlyctènes d'emblée purulentes qui, sans aucune douleur, envahirent rapidement toute la face palmaire des doigts et empiétèrent même un peu sur la paume de la main. Cette sorte de décollement épidermique s'était formé sous l'action du streptocoque, qui fut retrouvé à l'état de pureté dans le liquide purulent de ces phlyctènes. La réparation se fit facilement et, après la rupture de ces bulles, un nouvel épiderme fit rapidement disparaître toute trace de cet intéressant phénomène pathologique.

Il était, en effet, bien certain que cette forme anormale de panaris sous-épidermique était liée à une auto-inoculation par le streptocoque de l'érysipèle. La lésion, en effet, siégeait aux doigts dont se servait la malade pour détacher par frictions les squames de son érysipèle facial. Le microbe s'y trouvait à l'état de pureté, et, le même fait s'étant reproduit deux fois sous mes yeux et chez deux malades différentes, on ne pouvait invoquer une simple coïncidence. D'un autre côté, on ne put découvrir, au niveau de l'érysipèle facial, aucune solution de continuité, aucune phlyctène, aucune croûte qui auraient pu donner passage ou asile au streptocoque pathogène. On est bien obligé d'admettre que l'inoculation s'est faite par l'intermédiaire de squames contenant des microorganismes.

Néanmoins, ces microbes se sont montrés peu virulents dans des inoculations aux animaux et n'ont donné lieu qu'à de petits abcès circonscrits chez le lapin et la souris.

Nous avons pu toutefois, dans un cas, remonter leur virulence par le procédé que nous avons indiqué, et les rendre à nouveau capables de produire l'érysipèle chez le lapin.

Nous ferons, en passant, remarquer cette évolution sous-épidermique remarquable du streptocoque et rapprocher ces faits de la maladie pustuleuse décrite par Colles, dans laquelle des phlyctènes purulentes se montrent ainsi spontanément en différents points du corps. Nous avons pu observer, dans le service de M. Jaccoud, un malade de ce genre qui eut ensuite des accidents plus profonds. Le liquide des nombreuses phlyctènes purulentes contenait le streptocoque à l'état de pureté, ainsi que cela a été démontré par les cultures. Ces phlyctènes purulentes peuvent également être fructueusement comparées aux accidents infectieux décrits sous le nom de « pustules des anatomistes ».

De ces faits cliniques et de l'examen de nos coupes, il résulte donc que les streptocoques traversent l'épiderme, mais qu'ils le traversent en petit nombre et que leur virulence et leur vitalité sont gravement atteintes, lorsqu'ils arrivent dans les squames et sont entraînés dans l'air ambiant.

§ 4. — Couche profonde du derme.

Nous avons pris pour type de notre description générale l'érysipèle de la peau de la région dorsale, parce que, à ce niveau, le corps papillaire est bien distinct de la couche dermique sous-jacente. Cette dernière y est, en effet, constituée par un enchevêtrement très serré de gros faisceaux conjonctifs, mais surtout élastiques et traversés perpendiculairement par des vaisseaux sanguins ou lymphatiques.

Si nous insistons sur cette différence de texture, c'est parce qu'à ce niveau, nous n'avons trouvé que des lésions fort peu prononcées. La substance du derme semblait peu modifiée. Les cellules plates, un peu augmentées de volume et de nombre, n'avaient point perdu leurs caractères. On n'observait d'infiltration leucocytaire qu'au voisinage des vaisseaux, et nous avons pu voir à ce niveau plusieurs lymphatiques contenant une grande quantité de streptocoques, sans qu'autour d'eux il y ait une forte réaction leucocytaire.

Ce phénomène, très net dans la peau du dos, où cette couche atteint son maximum d'épaisseur, peut être observé à un moindre degré sur l'oreille du lapin, sur la peau de la face et du cuir chevelu de l'homme. Mais, dans ces derniers cas, la lésion est moins nettement circonscrite au corps papillaire, et l'on trouve presque toujours un petit nombre de streptocoques dans les mailles infiltrées de leucocytes du tissu dermique profond.

Aux paupières, cette couche n'existe pour ainsi dire pas ; à la face antérieure de la cuisse, elle est dissociée par un grand nombre de petits lobules adipeux, qui la réduisent à quelques tractus perpendiculaires reliant les diverses couches du *fascia superficialis*. Nous pouvons dès lors supposer qu'à ce niveau, l'érysipèle prendra des caractères particuliers sur lesquels nous aurons à revenir à propos de l'érysipèle phlegmoneux.

§ 5. — Tissu cellulaire sous-cutané.

Le tissu cellulaire sous-cutané est presque toujours envahi dans les érysipèles d'intensité moyenne, mais il réagit de manières différentes, suivant sa nature et suivant la protection qu'a exercée sur lui la couche profonde du derme. Là où cette dernière couche est très épaisse, à la région dorsale, par exemple, le tissu sous-cutané semble moins fortement atteint que dans les points où il se trouve presque directement sous-jacent au corps papillaire.

Les microorganismes peuvent, en effet, envahir les parties profondes de deux manières : soit directement par propagation interfasciculaire, soit par l'intermédiaire des vaisseaux lymphatiques.

Dans les régions où le derme est très épais, c'est par la seule voie lymphatique que sont amenés dans le tissu sous-cutané les microorganismes qui ont envahi le corps papillaire. Il en résulte plutôt une lymphangite hypodermique qu'une véritable infiltration streptococcique. On est donc en présence, non d'une extension du processus érysipélateux, mais d'une véritable complication sur laquelle nous aurons, du reste, à revenir.

Dans le cas où le streptocoque atteint le tissu souscutané et s'y propage par les interstices interfasciculaires, celui-ci se comportera différemment, suivant sa texture et selon les éléments qui le composent, et ce mode réactionnel influera beaucoup sur la modalité clinique de l'érysipèle.

Si, comme aux paupières, le tissu sous-cutané est constitué par un tissu conjonctif lâche, dont les espaces forment, pour ainsi dire, de petites bourses séreuses, il se fera dans l'intérieur de ces cavités une exsudation liquide abondante qui, ne rencontrant aucun obstacle, amènera un œdème énorme que l'absorption lymphatique sera impuissante à contre-balancer. Dans ce cas-là, deux accidents pourront survenir : ou la distension énorme de la peau pourra être suffisante pour l'anémier et favoriser la gangrène des couches superficielles, ou la stase du plasma exsudé favorisera la coagulation de la fibrine dans les espaces conjonctifs et l'évolution phlegmoneuse du processus.

Si, au contraire, comme à la face, c'est un tissu conjonctif serré, dense, adhérent aux couches musculaires sous-jacentes, ce tissu se comportera comme la couche dermique profonde elle-même. L'infiltration plasmatique sera forcément limitée par la résistance intrinsèque du tissu et sans distendre beaucoup les espaces interfasciculaires augmentera beaucoup la tension dans l'intérieur de ces espaces. L'œdème inflammatoire de la couche papillaire ne trouvera donc pas là de voie de dérivation et son gonflement amènera la formation d'un bourrelet saillant très accentué, grâce à la résistance des couches profondes.

A la face antérieure de la cuisse, à la paroi abdominale antérieure, le derme est très mince et repose sur un tissu adipeux à peine bridé de loin en loin par des tractus fibreux. Il en résultera que l'infiltration du tissu sous-jacent sera facile et que, dans ces régions, l'érysipèle se présentera comme une sorte d'empâtement diffus ne présentant point de bourrelet, le tissu adipeux n'offrant pas un point d'appui suffisant pour la formation de ce dernier.

Sur des coupes histologiques et bactériologiques, on trouve la même lésion et la même évolution que dans le corps papillaire, s'il s'agit de tissu conjonctif serré ou lâche. La seule quantité variable consiste dans la proportion entre l'abondance du liquide et le nombre des éléments figurés.

S'il s'agit de tissu adipeux, les lésions sont beaucoup plus intéressantes. Les vésicules graisseuses semblent écartées les unes des autres, et l'on peut voir entre elles comme un réseau capillaire, sensible surtout au voisinage des lymphatiques. Ce réseau, facilement distinct du réseau sanguin, bourré de globules rouges, semble former avec lui un lacis inextricable par l'enchevêtrement de leurs mailles. Ces capillaires ne nous ont pas semblé revêtus constamment d'un endothélium comme les espaces analogues du derme. L'aspect que présente alors le tissu adipeux est absolument celui que Renaut a décrit et figure dans l'œdème lymphatique. Dans ces interstices, on voit apparaître un grand nombre de cellules lymphatiques polynucléaires ; d'après Renaut, la graisse disparaît et la cellule revient à l'état embryonnaire. Ces cas extrêmes doivent, néanmoins, être très rares, car nous n'avons jamais constaté qu'un amaigrissement considérable des vésicules adipeuses, sans disparition complète de la graisse. Le protoplasma devient plus apparent, granuleux, trouble. Le noyau prolifère dans certains cas ; dans d'autres, d'après Renaut, la cavité semble envahie par deux ou trois cellules lymphatiques.

Quant aux microorganismes, on les trouve en assez grande abondance entre les cellules dans les espaces ci-dessus décrits. Leur présence dans les cellules adipeuses mêmes a été admise par Cornil, Denucé, etc. Nous n'avons jamais pu la constater. Plusieurs fois, nous avons eu l'apparence de leur situation intracellulaire, grâce à leur coloration plus intense ; mais une étude plus attentive nous a toujours montré ultérieurement qu'il y avait eu erreur de lecture, et que les microorganismes se trouvaient au-dessous ou au-dessus de la cellule dans les espaces intercellulaires. Dans certains cas, néanmoins, l'enveloppe cellulaire est détruite par le processus, ainsi que nous le verrons à propos de l'érysipèle phlegmoneux, et l'on comprend que les microbes puissent alors pénétrer dans l'intérieur des cellules.

MM. Cornil et Babès ont donné, dans leur mémoire à la *Société médicale des Hôpitaux*, des figures très convaincantes de cette présence intracellulaire.

Dans certains cas rares, le tissu musculaire sous-jacent

est lui-même intéressé par le processus inflammatoire, et, là comme ailleurs, on retrouve la même lésion : œdème aigu avec migration leucocytaire et prolifération de cellules fixes. L'apparence striée disparaît, les champs de Conheim ne se rencontrent plus sur les coupes de faisceaux primitifs, qui présentent un aspect homogène, légèrement granuleux, parsemé de quelques noyaux.

§ 6. — Considérations physiologiques.

Les coupes que nous avons répétées, soit sur les érysipèles humains, soit sur les érysipèles expérimentaux, nous ont fait voir la lésion érysipélateuse à l'état statique, pour ainsi dire. Il n'en est pas de même dans l'organisme vivant, et l'activité circulatoire au niveau de la plaque érysipélateuse peut nous faire supposer que chaque coupe ne nous fait assister qu'à un acte d'un processus sans cesse renouvelé. Néanmoins, nous pensons que les points de repère que nous donne l'étude de l'anatomie pathologique de l'érysipèle à ses différentes phases, sont suffisants pour reconstruire son évolution tout entière.

Ce que nous avons dit de la physiologie du streptocoque explique facilement les différents phénomènes. La présence du microorganisme, qui trouve dans le plasma du tissu cellulaire un bon milieu de culture, amène bientôt, par suite des propriétés de chimiotaxie positive de ses produits et de sa substance un grand afflux de leucocytes qui, s'arrêtant le long des parois capillaires, les traversent par diapédèse et passent en abondance dans les espaces interfasciculaires. Cette diapédèse est elle-même favorisée par la dilatation vasculaire qui, d'après M. Metchnikoff, est plutôt l'effet que la cause de la diapédèse. En même temps, sous l'influence de cet excès de pression capillaire, et peut-être aussi sous la dépendance de phénomènes osmotiques, une quantité de plasma sanguin vient inonder les espaces conjonctifs. Ce plasma contient en abondance de la matière fibrinogène, ce qui le distingue, d'après Renaut, de la sérosité de l'œdème. Enfin, sous l'influence de cet excès nutritif, la vitalité des cellules fixes est exaltée et donne lieu, par prolifération, à un grand nombre de formes embryonnaires qui n'ont pas le temps de subir leur évolution complète et viennent se mêler aux leucocytes sans subir de différenciation notable.

Enfin, les voies habituelles de la lymphe restant perméables, par suite de la non-coagulation de la fibrine, les lymphatiques se dilatent et drainent les espaces dilatés en absorbant liquide, leucocytes et microbes. Le tissu conjonctif, siège habituel d'un courant très lent des vaisseaux sanguins aux lymphatiques, est au contraire le siège d'une véritable inondation, à laquelle les vaisseaux lymphatiques suffisent à peine à créer une voie d'écoulement. Aussi, la pression augmente-t-elle dans le derme et le gonflement, la douleur et la formation de phlyctènes en sont-elles le résultat.

Ce courant lymphatique exagéré amène aux ganglions une quantité anormale de matériaux et produit l'engorgement mécanique de ces derniers, auquel viennent se joindre les phénomènes inflammatoires résultant de l'apport de cellules microbiennes incomplètement détruites. Enfin, soit par les voies lymphatiques, soit par la voie veineuse pour les produits diffusibles, les corps chimiques produits par les microorganismes et peut-être par les éléments eux-mêmes du tissu, vivant d'une manière anormale, sont versés dans la circulation générale et produisent les phénomènes généraux.

Quant aux microbes pathogènes eux-mêmes, ils sont entraînés par le courant séreux et les leucocytes, et, des espaces conjonctifs, pénètrent dans l'intérieur des vaisseaux lymphatiques. Néanmoins, les cellules diapédésées ne jouent pas uniquement le rôle de balai, suivant l'expression de quelques auteurs (Baumgarten, Weigert). En effet, si contrairement aux observations de Metchnikoff, nous avons presque constamment les microbes hors des cellules dans l'intimité même des tissus ; nous les avons, au contraire, constamment rencontré englobés dans les globules blancs sur les coupes des troncs lymphatiques. On les voit facilement pâlir à l'intérieur des leucocytes, devenir de moins en moins aptes à retenir la matière colorante et dans les cas où nous les avons cherchés dans les ganglions lymphatiques, notre recherche est restée infructueuse. Les microbes semblent donc être détruits par les globules blancs pendant le court trajet intra-lymphatique qui sépare le tissu conjonctif cutané des ganglions. On comprendra néanmoins que parfois des microorganismes plus résistant peuvent vivre encore quelque temps dans l'intérieur des leucocytes et être entraînés dans la circulation sanguine par l'intermédiaire du canal thoracique.

Telle est l'évolution de la plupart des éléments infiltrés dans le derme. Les vaisseaux lymphatiques suffisent, d'après Charcot, pour déblayer complètement le terrain en douze heures. Ce que nous avons dit du courant continuel et rapide qui draine le tissu conjonctif, nous fait croire que ce terme, malgré la brièveté, est encore au-dessous de la vérité. Néanmoins, d'après la plupart des auteurs, il est admis qu'un certain nombre de cellules lymphatiques, non reprise par les vaisseaux absorbants, meurent sur place et deviennent, d'après Metchnikoff, la proie des macrophages, cellules dérivées des cellules fixes du tissu conjonctif. Nous n'avons pu suivre ce processus sur nos préparations.

Les dernières, enfin, qui infiltrent les parties les plus superficielles du derme, sont entraînées à l'extérieur, ainsi que les microorganismes qu'elles peuvent renfermer, par le processus épidermique que nous avons décrit plus haut.

La plupart des microorganismes qui ont pénétré dans les mailles du derme ont donc, en définitif, les vaisseaux lymphatiques comme but ultime de la migration. Nous ne devons pas nous étonner de voir ces canaux renfermer encore des streptocoques, alors qu'il n'y en a plus dans le tissu ambiant, et que le courant de drainage est tari en amont. Cette persistance peut alors être très longue, ainsi que nous le verrons plus loin.

CHAPITRE XI

ÉRYSIPÈLE SUPERFICIEL

La couche papilligère semble être seule intéressée. — Caractères cliniques : peu fixe, ambulant, envahissant principalement les points où la couche profonde du derme est très serrée. — Indépendance pathologique des différents réseaux lymphatiques cutanés. — Des différentes couches conjonctives. — Rougeur vive, étendue; bourrelet superficiel. — Rareté des phlyctènes. — Souplesse relative de la peau. — Symptômes généraux d'intensité moyenne. — Rapidité de la résolution. — Absence habituelle de complications phlegmoneuses.

La variété d'érysipèle dont nous voulons parler ici étant relativement bénigne, nous serons obligé d'appuyer notre description plutôt sur des observations cliniques que sur des documents anatomo-pathologiques. Nous n'avons jamais réussi à produire expérimentalement cette forme chez les animaux, ce qui est du reste peu étonnant, car la pathologie de cette forme semble liée surtout à la structure anatomique de la peau. Néanmoins, en procédant par analogie, nous espérons établir l'existence et l'importance cliniques de l'érysipèle superficiel.

La plupart des auteurs qui ont écrit sur l'anatomie pathologique de l'érysipèle, ont traité la question en général et ont généralisé peut-être un peu trop des formes graves auxquelles ils avaient emprunté leurs pièces anatomo-pathologiques, aux formes légères qui guérissent facilement. Ils ont donc admis, dans une définition peut-être un peu exclusive, que l'érysipèle était une dermite et que, presque toujours, le tissu cellulaire sous-jacent était intéressé. Ainsi que nous l'avons vu dans le chapitre précédent, cela est vrai dans beaucoup de cas, mais nous ne croyons pas que dans tous, la diffusion soit aussi grande. Nous avons insisté sur la prédominance habituelle de la lésion dans la couche papilligère et sur l'immunité relative dont jouit la couche profonde du derme. De là, admettre qu'il est des cas où cette immunité est complète il n'y a qu'un pas que nous n'hésiterons pas à franchir.

La description clinique de cet érysipèle, que nous nommons superficiel, en raison de la non-participation des couches profondes de la peau, a été englobée, confondue avec des érysipèles diffus à forme rapide, sous le nom d'érysipèle migrant, érysipèle ambulant. C'est, en effet, un de ses caractères cliniques, mais ce n'est pas le seul.

Ainsi que l'on peut le prévoir, cette forme sera surtout fréquente aux points où le corps papillaire est plus nettement isolé du reste de la peau, c'est-à-dire au tronc, au dos, au membre supérieur ; c'est en effet ce que nous démontre la clinique. Les deux observations les plus nettes que nous ayons pu relever se rapportaient à des érysipèles du sein chez des nourrices.

Il est probable qu'il faut également faire jouer un rôle important à la profondeur de la plaie par laquelle a été faite l'inoculation. Dans les cas où la couche profonde du derme qui protège les couches sous-jacentes est très épaisse il est probable qu'une inoculation superficielle amènera une inflammation sous papillaire, alors que la pénétration de l'agent pathogène dans les couches profondes aurait produit une inflammation sous-cutanée diffuse. Nous verrons, en effet, dans le chapitre suivant, que dans certains cas d'érysipèle, la couche hypodermique est seule en jeu. Dans les deux cas auxquels nous avons fait allusion, la porte d'entrée du microorganisme avait été une gerçure tout à fait superficielle du mamelon.

Cette sorte d'indépendance qui s'affirme, en certains cas pathologiques, entre les différentes couches de la peau, est assez intéressante à signaler. Les connexions lymphatiques qui unissent la couche papilligère à l'hypoderme sont en effet telles, que l'on ne peut guère s'imaginer qu'un réseau soit enflammé sans que la seconde y participe aussitôt.

Or, ainsi que nous l'avons vu, la lésion diffuse de l'érysipèle s'accompagne toujours d'une réplétion des petits vaisseaux lymphatiques par les microorganismes qui s'y collectent, et suivre leur canal pour se rendre aux ganglions. L'expérience vient détruire complètement cette vue *a priori*. Dans l'érysipèle des nouveau-nés, les lymphatiques profonds sont bourrés de streptocoques, alors que le derme n'en contient pas. Il en est de même dans la lymphangite ordinaire. Inversement, nous représentons, dans le chapitre que nous consacrons à l'étude de l'érysipèle blanc, l'inflammation absolument isolée d'un réseau lymphatique superficiel, que nulle injection, si fine qu'elle soit, n'a pu pénétrer. Donc, si les réseaux lymphatiques des différentes couches de la peau peuvent rester indépendants au point de vue pathologique, à plus forte raison le tissu conjonctif de ces divers étages qu'ils font communiquer, la couche profonde du derme établissant en certains points par sa structure une séparation entre la couche papillaire et la couche hypodermique, qui peuvent toutes deux servir de milieu de développement au streptocoque qui y pénètre.

Mais, c'est surtout sur le terrain de la clinique que doit être placé l'érysipèle superficiel, et le diagnostic de cette localisation est important au point de vue du pronostic et des complications à craindre. La rougeur reste la même; et grâce à la tension moindre dans l'intérieur des tissus; elle est même plus écarlate que dans l'érysipèle diffus. Le bourrelet est toujours très net, moins dur pourtant que dans la forme ordinaire. La douleur accusée par le malade se rapporte plutôt à une sensation de brûlure qu'à un sentiment de constriction et de tension. Mais, c'est surtout par le toucher que les deux formes diffèrent totalement. Alors que dans l'érysipèle diffus, il est impossible de faire un pli à la peau, qui ne glisse plus sur les couches profondes, dans l'érysipèle superficiel, au contraire, le pli se forme facilement et son épaisseur est peu modifiée. Nous n'avons pas observé de phlyctènes.

Les symptômes généraux sont moins atténués que les symptômes locaux. Un frisson peut en marquer le début. La température peut être élevée et dépasser 39°,5. L'état saburral a été assez prononcé dans les deux cas que nous citions plus haut. Ces symptômes sont en rapport avec l'étendue de l'érysipèle.

L'évolution de l'érysipèle superficiel est également assez caractéristique. Le peu de profondeur de la lésion, l'élasticité du tissu infiltré et surtout la perméabilité des vaisseaux lymphatiques profonds, expliquent le peu de fixité de l'inflammation et la rapidité avec laquelle le *restitutio ad integrum* se fait dans les parties intéressées par le processus. Aussi, l'érysipèle superficiel revêt-il fréquemment la forme serpigineuse.

Bien que sa durée soit quelquefois assez longue, l'érysipèle superficiel est d'un pronostic relativement bénin, et ne s'accompagne jamais de complications phlegmoneuses.

Cette forme présente surtout un intérêt pratique par sa comparaison avec celle qui fait l'objet du chapitre suivant.

CHAPITRE XII

ÉRYSIPÈLE DU TISSU CELLULAIRE SOUS-CUTANÉ

Rareté relative de l'érysipèle péri-ombilical depuis l'antisepsie.
Anatomie pathologique. — Infiltration séreuse du tissu sous-cutané, lui donnant une résistance spéciale. — Absence de microbes dans le derme et la couche papillaire. — Abondance dans le tissu sous-cutané et principalement dans les tracées conjonctives, la gaine lymphatique des vaisseaux sanguins et la coupe des vaisseaux lymphatiques. — Perméabilité de ces derniers. — Périlymphangite. — Microorganismes peu nombreux au niveau des vésicules adipeuses, qu'ils ne semblent pas pénétrer. — Peu de réaction organique. — Absence de leucocytes facilitant l'infection générale sanguine. — Dangers de l'absence de réaction. — Les érysipèles péri-ombilicaux qui guérissent sont en général ceux qui suppurent. — Phlegmon péri-ombilical. — Abcès disséminés considérés comme jouant un rôle critique.
Étiologie. — Le plus souvent d'origine puerpérale. — Identité des microorganismes. — Contagion érysipélateuse. — Rôle possible de la putréfaction du cordon.
Pathogénie. — Réseau d'inoculation. — Minceur du derme. — Absence de réaction liée à l'état général de l'enfant (*Statistique d'Hervieux*), description clinique, gravité du pronostic.

Type clinique : ÉRYSIPÈLE PÉRI-OMBILICAL DES NOUVEAU-NÉS.

Si nous avons choisi, comme type de cette forme anatomo-pathologique, l'érysipèle qui complique parfois le processus d'élimination du cordon ombilical, nous ne voulons pas par cela prétendre en faire une maladie à part, n'ayant avec les formes plus connues, d'autre parenté que celle qui résulte de l'identité des microorganismes pathogènes. Nous reviendrons plus loin sur les causes qui nous semblent entraîner cette localisation dans les couches hypodermiques, à l'exclusion du derme cutané. Quant au fait lui-même, il est facile à constater sur les coupes que nous avons pu pratiquer dans quatre cas mortels, que nous devons à l'obligeance de nos collègues Morel et Papillon. Ces quatre cas, il est vrai, appartiennent à une même épidémie, ce qui restreint un peu la portée générale de nos observations.

Quoi que nous ayons pu faire, en effet, nous n'avons point réussi à nous procurer d'autres pièces d'érysipèle ombilical, ce qui nous montre combien l'antisepsie a rendu rare cette affection. Nous sommes loin des chiffres énormes de faits qui purent, en peu de temps, recueillir les auteurs qui ont traité cette question pendant les cinquante dernières années. Hervieux base ses descriptions sur trente-cinq cas personnels; Meynet relate une épidémie qui atteignit cinquante-trois enfants, et Fualdès vit en quelques jours, à Lariboisière, seize nouveau-nés atteint d'érysipèle, sur lesquels dix succombèrent.

§ 1. — Anatomie pathologique.

Même en dehors de tout sclérème antérieur, la peau d'un enfant mort d'érysipèle péri-ombilical présente, dans les parties atteintes, une résistance au couteau très considérable. Cette dureté est due à l'infiltration séreuse abondante qui occupe l'hypoderme. Cette sérosité s'écoule facilement des mailles qu'elle distend à une forte pression, et l'on peut la recueillir en assez grande quantité pour ensemencer les cultures.

Au microscope, sur des coupes colorées par la méthode habituelle, les microorganismes sont si abondants que l'on peut même à un faible grossissement, décrire leur topographie générale. Ce qui frappe d'abord, c'est leur localisation exclusive dans le tissu cellulo-adipeux qui double, dans toute son étendue, le revêtement cutané du nouveau-né. C'est à peine si l'on en distingue quelques petits amas dans la couche profonde du derme. De toutes manières, le corps papillaire et la couche moyenne du tissu dermique en sont complètement indemnes.

Les microbes n'infiltrent pas non plus le tissu adipeux d'une manière diffuse et non systématisée. Les lobules graisseux n'en contiennent en effet qu'un très petit nombre. C'est à leur périphérie dans les travées conjonctives qui séparent les lobules les uns des autres que les streptocoques ont élu leur domicile. On les y trouve en si grande quantité, qu'à un faible grossissement, les tractus conjonctifs apparaissent presque uniformément violets. C'est surtout à l'entour des vaisseaux sanguins que les micro-organismes sont amassés, sans que jamais nous ayons pu en apercevoir dans leur intérieur autrement que sous la forme d'une ou deux chaînettes isolées. La gaine lymphatique vasculaire est, au contraire, complètement injectée par les microbes et se présente sous la forme d'un canal irrégulier fortement coloré, près duquel se détache en clair la coupe de l'artère et de la veine.

Si la préparation comprend de gros troncs lymphatiques, on peut constater aussi à ce niveau un certain nombre de faits intéressants. Comme dans tout érysipèle, le vaisseau est distendu et semble servir de voie à un transit plus considérable qu'à l'état normal; néanmoins, cette augmentation dans les matériaux qu'il doit conduire du tissu sous-cutané aux ganglions consiste principalement en micro-organismes, le nombre de leucocytes n'étant que peu ou pas augmenté. Les streptocoques, au contraire, forment un bouchon volumineux, sans néanmoins produire une véritable thrombose vasculaire. Nulle part, en effet, sur les coupes d'érysipèles des nouveau-nés, nous n'avons pu colorer de fibrine par la réaction de Weigert. Les vaisseaux restaient donc jusqu'à un certain point perméables et inondaient l'organisme des agents pathogènes qu'ils avaient puisés au niveau de la plaque érysipélateuse.

Les parois du vaisseau lymphatique dont la tunique se continue avec les travées conjonctives, ne sont pas non plus épargnées. Les microorganismes s'y rencontrent en grand nombre, mais semblent plutôt les avoir infiltrées de dehors en dedans. Ils sont en effet d'autant plus rares, que l'on se rapproche davantage de la cavité vasculaire.

Telle est, à un faible grossissement, la topographie qu'affectent les streptocoques dans l'érysipèle des nouveau-nés. Elle est moins exclusive, si l'on emploie des grossissements plus considérables. On constate, en effet, à la périphérie des lobules adipeux, que les microorganismes pénètrent en petit nombre et à une faible profondeur, dans les interstices cellulaires. Ils forment même parfois une sorte de couronne aux cellules adipeuses, mais jamais nous n'avons pu en découvrir dans le protoplasma intracellulaire.

Si maintenant nous cherchons à étudier quels sont les phénomènes organiques qui répondent à la pullulation des microorganismes envahisseurs, nous voyons que les modifications histologiques sont réduites à leur minimum. Les espaces qui séparent les cellules adipeuses sont un peu plus larges qu'à l'état normal. Parmi ces dernières, celles qui sont les plus proches des tractus conjontifs ont perdu leur aspect homogène et semblent accuser une certaine tendance réactionnelle. Les espaces intercellulaires sont infiltrés par une substance granuleuse qui, contrairement à l'opinion de Dalćas, ne présente pas les caractères et les réactions microchimiques de la fibrine coagulée. Mais, nulle part, on ne trouve ni prolifération cellulaire, ni infiltration par des leucocytes émigrés par diapédèse. Cette absence de réaction organique nous explique pourquoi, dans les gros vaisseaux lymphatiques, nous avons trouvé une disproportion si grande entre les microorganismes et les leucocytes, à l'inverse de ce que nous avons rencontré dans l'érysipèle ordinaire. Les ganglions ne réagissant pas davantage, ainsi que le prouve leur petit volume à l'autopsie, l'organisme est livré sans défense à l'envahissement du microbe pathogène. Aussi, dans la plupart des cas, l'infection sanguine peut-elle s'effectuer, et le petit malade mourir de septicémie généralisée ou d'accidents thrombosiques liés à la présence du microbe dans le sang (thrombose des sinus). On obtient alors des cultures positives avec le sang du cœur et des organes.

D'autres fois, ce sont les grandes cavités séreuses que le streptocoque envahit dans sa marche progressive donnant lieu à des épanchements péritonéaux, pleuraux, ou péricardiques. Ces épanchements, qui contiennent le microorganisme à l'état de pureté, se présentent, sous la forme d'une sérosité louche, n'ayant jamais, en raison de la faiblesse de la diapédèse, l'aspect et la consistance du pus de bonne nature.

Cette invasion progressive amenant rapidement l'issue fatale, semble, jusqu'à un certain point, la règle dans l'érysipèle péri-ombilical des nouveau-nés. Trousseau avait formulé cette loi, et les observations que nous avons pu directement recueillir, ne peuvent que la confirmer. Néanmoins, en lisant attentivement les observations publiées par les auteurs, on trouve un certain nombre d'exceptions dont l'étude comparative nous enseigne ce fait intéressant, à savoir que dans l'érysipèle des nouveau-nés, le danger réside dans l'absence de réaction leucocytaire.

Nous n'avons pu, en effet, trouver dans la littérature médicale, d'observation concluante d'érysipèle des nouveau-nés terminé par résolution. Les cas de Schmidt ne se rapportent pas à des érysipèles péri-ombilicaux. Dans tous les cas heureux, la guérison n'a pu être obtenue qu'à la suite d'une suppuration, soit localisée, soit ayant intéressé un grand nombre de points du tissu sous-cutané. Nous serons bref sur la première catégorie de faits que l'on trouve groupés dans la thèse de Fualdès, sous le nom de phlegmon péri-ombilical.

La rougeur et la tuméfaction se localisent bientôt; deux ou trois jours plus tard, la fluctuation apparaît et l'on peut inciser l'abcès, qui se referme et guérit rapidement. Dans ces cas-là, l'érysipèle est défiguré, et si les faits que Fualdès rapporte, n'avaient pas tous nettement appartenu à une même épidémie, il aurait certainement hésité avant de décrire le phlegmon de l'ombilic comme une forme atténuée de l'érysipèle des nouveau-nés. Avec les données nouvelles, l'explication de cette transformation est simple, c'est tout simplement l'expression d'une réaction leucocytaire précoce et rapidement triomphante. C'est l'abcès local qui, dans les expériences, remplace la septicémie générale chez les animaux réfractaires.

Dans le deuxième groupe d'observations, le fait est encore plus flagrant. Bouchut, Fredet, Vincent, ont rapporté l'histoire de nouveau-nés atteints d'érysipèle de l'ombilic généralisé à toute la surface du corps et n'ayant guéri qu'après avoir présenté, pendant quatre à six semaines, des abcès sous-cutanés disséminés et évoluant sans fièvre. Ces auteurs se demandent si cette apparition de suppuration dans cette affection si grave ne remplit pas un certain rôle critique, exerçant une influence favorable sur la terminaison de la maladie. En face de ces témoignages de praticiens éclairés et à l'abri de toute idée préconçue en la matière, le fait nous semble acquis de la nécessité, ou, au moins, de l'utilité de la suppuration pour l'issue favorable de l'érysipèle des nouveau-nés. Or, suppuration et diapédèse sont les deux termes d'une équation. Il faut donc, dans ces cas, encore invoquer l'intervention d'une diapédèse moins précoce et moins intense, mais non moins efficace que dans le groupe précédent. Nous reviendrons du reste sur ces faits à propos de l'érysipèle phlegmoneux.

On a signalé des cas d'érysipèle des nouveau-nés terminés par induration. Nous n'avons pu en observer, et, comme les cas sont déjà anciens, il faut se défier d'une confusion possible avec le sclérème, que complique souvent la maladie qui nous occupe, ainsi que l'a démontré Hervieux. Quant aux complications gangreneuses, elles sont rares et ne présentent rien de spécial à cette forme d'érysipèle.

§ 2. — **Étiologie.**

L'étude étiologique et pathogénique de l'érysipèle ombilical des nouveau-nés n'est pas moins instructive que celle de ses lésions et de son évolution.

Ainsi que le fait remarquer Lorain, la plaie ombilicale est, pour l'enfant, ce qu'est la plaie utérine pour la mère. Cette effraction à l'organisme peut, chez l'un et chez l'autre, servir de porte d'entrée aux microbes ambiants. On comprend donc facilement pourquoi les épidémies de fièvre puerpérale amenaient fatalement, comme un corollaire nécessaire, des épidémies d'érysipèle ombilical. Nous pouvons voir dans ce fait, confirmé par l'observation des anciens auteurs, une nouvelle preuve de l'identité des microorganismes pathogènes de ces deux affections. Les cas de contagion de la mère à l'enfant sont ou plutôt étaient certainement les plus fréquents. Dans ces cas-là, le microorganisme était souvent localisé au début dans la veine, ou les artères ombilicales qui étaient thrombosées et parfois même présentaient un contenu purulent. Ils sont devenus plus rares, maintenant que la fièvre puerpérale a elle-même diminué de fréquence depuis les pratiques antiseptiques. Parmi les enfants qui sont venus mourir aux Enfants-Assistés, et auxquels nous faisons allusion, deux venaient de la Maternité, où sévissait à ce moment une épidémie assez violente de septicémie puerpérale. Il a été impossible d'avoir des renseignements précis sur les deux autres.

Les observations d'enfants chez lesquels l'érysipèle est survenu en dehors de tout accident puerpéral, ne sont pas des raretés. Yot a consacré à l'étude de ces faits sa thèse inaugurale, et l'observation de notre maître à Clermont, M. Fredet, en est un bel exemple. Parmi ces cas, un certain nombre relève nettement de la contagion due à un érysipèle de l'adulte, ce qui achève de démontrer l'étroite affinité qui unit ces deux maladies. L'étiologie des autres reste encore douteuse; nous ne croyons pas, néanmoins, qu'en pratique, un grand nombre relèvent d'une exagération sur place de la virulence du streptocoque. Le cordon, abandonné à lui-même se dessèche, mais ne se putréfie pas, et, pour qu'il soit le siège d'un processus putride, il faudrait l'application d'un pansement à la fois septique et humide. Or, le pansement habituellement employé et passé dans les mœurs, ne présente ni l'un ni l'autre de ces inconvénients. Le coton, en effet, ne s'oppose pas à l'évaporation, tout en empêchant l'apport des germes de l'air. Quant aux antiseptiques que l'on emploie, iodoforme, salol, acide borique, des recherches que nous avons commencées avec M. Bonnaire, accoucheur des hôpitaux, nous permettent de dire qu'il est difficile ou même impossible d'obtenir la stérilisation absolue de la plaie ombilicale.

Néanmoins, parmi les nombreux microbes que nous avons isolés dans le liquide du sillon d'élimination, nous n'avons rencontré aucun microorganisme saprogène ou pathogène. Dans tous les cas, la cicatrisation s'est faite sans accident et dans les délais habituels.

Si nous voulons pénétrer plus avant dans la pathogénie de l'érysipèle des nouveau-nés, nous nous demanderons d'abord la raison de cette localisation exclusive du streptocoque dans les couches sous-cutanées. La minceur du derme à la naissance n'en est pas la seule cause, car les observations ne sont pas rares et nous en avons recueilli nous-même d'enfants qui, à la suite d'une excoriation ou d'une vaccine malheureuse sont pris d'érysipèle ambulant, présentant au plus haut point les caractères cliniques que nous avons assignés à l'érysipèle du corps papillaire. Nous pensons que, dans ce cas encore, il faut faire jouer un certain rôle au réseau lymphatique d'inoculation et à l'indépendance pathologique des différents réseaux cutanés sur laquelle nous avons déjà insisté. La plaie ombilicale met, en effet, directement en contact le microorganisme avec le réseau sous-cutané, de même que cela s'observe dans l'érysipèle chirurgical. Depuis que nous sommes à Paris, nous n'avons jamais été témoin d'aucun érysipèle opératoire; mais, nous nous rappelons qu'à Clermont, notre maître, M. Fleury, insistait particulièrement sur certains caractères de l'érysipèle chirurgical grave des membres qui sont précisément ceux que nous retrouvons dans l'érysipèle des nouveau-nés, à savoir : l'empâtement profond, l'extension sans bourrelet saillant, la tendance à la suppuration dans les cas non mortels. Il nous semble donc que certains érysipèles chirurgicaux doivent être rangés parmi les érysipèles sous-cutanés.

Mais le fait capital dans la physiologie pathologique de l'érysipèle des nouveau-nés, réside l'absence totale de réaction leucocytaire. On ne peut invoquer la nature du microorganisme, puisque le même produit, chez la femme, la fièvre puerpérale et, chez quelques enfants, pendant la même épidémie de simples phlegmons circonscrits. C'est du reste, ainsi que nous l'avons déjà dit, une des propriétés biologiques du streptocoque de provoquer une diapédèse abondante. C'est donc du côté de l'enfant qu'il faut rechercher le pourquoi de cette indolence réactionnelle.

Si nous relisons les auteurs qui ont traité si admirablement la question au point de vue clinique nous y trouvons un grand nombre d'arguments en faveur de notre thèse. L'érysipèle des nouveau-nés est surtout une maladie d'hôpital, c'est-à-dire s'adresse presque toujours à des enfants placés dans de mauvaises conditions hygiéniques.

De plus, il s'attaque principalement aux enfants déjà malades, ainsi que l'a démontré Hervieux, qui sur les trente-cinq cas qu'il étudie a trouvé huit cas de sclérème, sept d'affections intestinales, quatre de bronchites, etc. — Les quatre enfants dont nous avons pu recueillir l'observation, présentaient déjà des signes d'athrepsie. C'est principalement à cet état qu'il faut rapporter le peu de réaction du petit organisme, car l'enfant athrepsié se laisse envahir sans se défendre par tous les microorganismes (muguet, diarrhée verte, etc). Ceux qui peuvent réagir, au contraire, triomphent du streptocoque par une suppuration soit précoce, soit tardive.

Les déductions cliniques que nous pouvons tirer de ce long exposé théorique, sont d'ordre diagnostique et d'ordre pronostique.

§ 3. — Diagnostic et pronostic.

La symptomatologie de l'érysipèle des nouveau-nés à été décrite de main de maître par Billard, Trousseau, Hervieux. — Nous n'insisterons donc que sur quelques points particuliers : la dureté de la peau est toujours plus considérable que dans l'érysipèle de l'adulte, et, néanmoins, l'aspect est moins turgescent, la rougeur moins franche, mais tirant un peu sur le violet. La maladie progresse, non pas par un bourrelet superficiel visible à l'œil, mais par l'extension de l'empâtement sous-cutané, faisant une limite sensible seulement au toucher. Enfin, la fièvre est toujours très considérable, mais progressive et comme passive. La température s'élève peu à peu, sans éclat, sans frisson, et poursuit sa marche ascendante sans rémission jusqu'au moment de la mort. Sa courbe s'éloigne donc considérablement de celle de l'érysipèle de l'adulte.

Signalons, enfin, l'apparition fréquente d'une diarrhée fétide, dont nous étudierons la pathogénie, à propos des complications intestinales de l'érysipèle.

Quant au pronostic, il se dégage de ce que nous avons dit, qu'il est extrêmement grave, d'autant plus grave que l'enfant se trouve dans de moins bonnes conditions de santé antérieure. Chez les athrepsiés ou les nouveau-nés atteints de faiblesse congénitale, il est presque toujours fatal, et la mort arrive dans un temps variable de quatre à douze jours. Si ce délai se trouve dépassé, on peut voir là l'indice d'une certaine résistance de l'organisme au processus microbien, et l'on peut espérer la guérison. Celle-ci ne sera néanmoins le plus souvent obtenue qu'après l'apparitions d'abcès multiples, qui, malgré leur bonne signification pronostique, peuvent retarder la guérison, et parfois même la compromettre.

CHAPITRE XIII

ÉRYSIPÈLE BLANC

Description clinique d'un cas d'érysipèle blanc œdémateux.
Histologie pathologique. — Œdème lymphatique. — Lymphatiques superficiels. — Lymphatiques profonds. — Bouchons streptococciques occupant le réseau superficiel. — Distinction avec l'œdème aigu de la peau et l'œdème aigu angioleucitique de M. Quinquaud. — Indépendance des réseaux lymphatiques. — Œdème lymphatique. — Possibilité du développement du streptocoque sans éveil d'une réaction organique.

La forme d'érysipèle que nous allons décrire sous ce nom doit être extrêmement rare, car nous n'avons pu en recueillir qu'une seule observation et n'en avons trouvé, dans la bibliographie médicale, aucune qui puisse en être rapprochée. Le fait est néanmoins fort intéressant tant au point de vue clinique qu'au point de vue nosographique général.

Cliniquement, voici l'histoire résumée de cette malade dont on trouvera l'observation *in extenso* à la fin de ce volume (obs. I) : c'était une femme qui était entrée dans le service de M. Troisier, pour un érysipèle de la face étendue ensuite au dos. A ce niveau, il s'était formé une quantité de petits abcès qui contenaient le streptocoque à l'état de pureté. Ces petits abcès devinrent le point de départ d'une série d'érysipèles au cours de laquelle se développa une néphrite qui mit rapidement les jours de la malade en danger. Dix jours avant sa mort, la malade se plaignit du bras gauche et du sein du même côté. L'inspection de cette région n'offrit rien d'anormal à première vue. La peau était pâle et transparente. Elle était le siège d'un œdème très superficiel et ne gardant pas l'empreinte du doigt. Si on lui imprimait un mouvement de latéralité, elle tremblotait comme l'aurait fait une masse gélatineuse. La pression était très douloureuse et spontanément la malade ressentait une sensation de cuisson et de constriction des parties atteintes. Un point surtout attira notre attention.

Au lieu d'être diffus comme un œdème brightique ordinaire, cette tuméfaction se terminait d'une manière absolument nette et tranchée par un bourrelet saillant visible à l'œil nu. C'est par la progression de ce bourrelet, en tout semblable à celui d'un érysipèle ordinaire, que l'œdème s'étendit, envahissant bientôt la partie droite du thorax, le bras droit puis l'abdomen et les membres inférieurs. L'aspect de la lésion était au maximum celui des œdèmes aigus que l'on rencontre au cours de la néphrite interstitielle. Néanmoins, la douleur restée fort vive, la progression par un bourrelet nous fit songer à une nouvelle manière d'être de l'infection streptococcique et nous portâmes le diagnostic d'érysipèle blanc. La malade ayant été emportée brusquement par une attaque d'urémie cérébrale, nous pûmes pratiquer des coupes de la peau de l'abdomen et des cuisses, dernières parties envahies par le processus.

Nous ne parlerons pas des lésions de l'épiderme qui s'était détaché en masse sur le cadavre dans tous les points intéressés.

Voici quels furent les résultats de l'examen histologique :

Au picrocarmin et à l'hématoxyline, les lésions semblaient surtout celles de l'œdème lymphatique, telles qu'elles ont été décrites par Renaut. Les fibres dermiques semblaient dissociées par une substance coagulée par l'alcool. Les vaisseaux lymphatiques de la couche papillaire apparaissaient très distendus, alors qu'il est impossible de le voir sur une coupe de peau normale. Néanmoins, ils ne contenaient qu'une petite quantité de leucocytes. Autour d'eux, on ne voyait aucune réaction cellulaire inflammatoire. Les lésions histologiques étaient beaucoup plus accentuées dans la couche graisseuse hypodermique. Les cellules adipeuses étaient dissociées et, dans l'intervalle agrandi qui les séparait, on voyait un grand nombre de globules blancs, régulièrement disséminés au milieu d'un plasma, sans que leur aspect et leur mode de groupement rappelât le moins du monde le processus inflammatoire. Ces lésions étaient surtout marquées au niveau des lymphatiques profonds dont notre coupe intéressait heureusement un tronc volumineux. Ce dernier apparaissait très distendu et absolument bourré de cellules lymphatiques, sans néanmoins que l'on puisse songer à une thrombose, l'examen le plus attentif ne révélant aucun réseau fibrineux. En somme, histologiquement nous étions en présence, non pas d'un œdème sanguin dans lequel la sérosité seule transsude, mais d'un œdème lymphatique dans lequel les tissus étaient distendus à la fois par les cellules et la sérosité lymphatiques.

Sur des préparations colorées par la méthode de Weigert, l'aspect des lésions était totalement modifié. Les lymphatiques superficiels apparaissaient complètement remplis de streptocoques au point de trancher sur le reste de la préparation, sous forme de cylindres bleus. Les seuls lymphatiques du corps papillaire étaient intéressés par l'envahissement streptococcique. On ne trouvait aucun microbe ni dans les espaces conjonctifs environnants, ni dans les vaisseaux lymphatiques de la couche profonde du derme, encore moins dans le tissu hypodermique et dans les troncs profonds. La lésion primordiale était bornée à la présence du streptocoque, dans le réseau lymphatique papillaire de plus de la moitié de la surface cutanée. Ce réseau étant certainement mis hors de service par cette occupation, ainsi que l'on peut facilement s'en rendre compte sur la figure, les lésions histologiques des couches profondes devaient sans doute être mises sur le compte d'un œdème collatéral.

Tel est le fait clinique et anatomique que nous décrirons nous le nom d'érysipèle blanc. Nous maintenons cette dénomination déjà ancienne, malgré l'anathème dont l'ont frappée les auteurs du *Dictionnaire Dechambre* : « On a décrit, sous le nom d'érysipèle blanc, des tuméfactions de la peau et du tissu cellulaire sous-cutané avec ou sans rougeur, consécutives à des angioleucites profondes. Il n'y a pas réellement, dans ces faits, matières à confusion, puisque la plupart des symptômes de l'érysipèle font défaut. »

Nous croyons, au contraire que le terme d'érysipèle blanc est le seul qui puisse caractériser l'affection, certainement très rare, que nous venons de décrire, et que caractérise la présence du microbe de l'érysipèle, donnant lieu à des troubles circulatoires mécaniques sans réaction cellulaire ou congestive. Cette forme de l'affection strepcococcique cutanée est totalement distincte de l'œdème aigu de la peau, qui, ainsi que l'a montré Courtois-Suffit, relève habituellement d'un trouble de l'innervation. On ne doit pas non plus la confondre avec la maladie, peut-être très proche parente, au point de vue étiologique, et que M. Quinquaud a décrit sous le nom d'œdème aigu angioleucitique. Dans une note publiée dans la thèse de M. Jalaguier, M. Quinquaud, définit ainsi l'affection dont il a donné la première description : « Sous le nom d'œdème aigu angioleucitique, j'ai décrit une affection caractérisée par une lymphangite peut-être septique, s'accompagnant de gangrène, de phlyctènes, souvent sans lésions phlegmoneuses. » On voit que l'apparence clinique et la gravité intrinsèque des deux maladies sont totalement différentes.

La présence de l'œdème aurait pu nous engager à décrire cette variété d'érysipèle sous le nom d'*Érysipèle œdémateux*, le nom existant aussi déjà dans la nomenclature médicale. Mais on a décrit tant de choses déjà sous ce nom, que l'érysipèle œdémateux ne forme plus une forme homogène et qu'il est inutile de la compliquer encore. Cette classe comprend, en effet, les érysipèles qui envahissent les régions où le tissu est très lâche, comme les paupières, la verge, etc., ceux qui se greffent sur un œdème déjà existant, enfin, ceux qui s'accompagnent d'une tuméfaction considérable, avant-coureur du phlegmon ou de la gangrène. Chacune de ces variétés peut être rattachée plus justement, à ce qu'il nous semble, à d'autres espèces avec lesquelles nous les décrivons.

Si maintenant nous cherchons, en analysant l'observation précédente, quels sont les faits qui s'en dégagent et président à la pathogénie intime de cette forme, nous arrivons aux conclusions suivantes, dont on pourra saisir la portée générale.

Les différents réseaux lymphatiques de la peau, malgré leur étroite solidarité anatomique, sont néanmoins assez indépendants, au point de vue pathologique, pour qu'un parasite microbien puisse occuper en totalité l'un deux, sans nécessairement intéresser les autres.

La suppression de la circulation lymphatique dans le réseau superficiel amène des troubles mécaniques graves dans l'hydrostatique cutanée, et malgré la distension des lymphatiques profonds, produit un œdème collatéral volumineux.

La présence du streptocoque dans l'intérieur des vaisseaux lymphatiques, peut ne s'accompagner d'aucune réaction organique, soit vasomotrice, soit cellulaire. Il est probable, néanmoins, que l'état général grave de la malade, au moment où elle contracta son érysipèle, est pour beaucoup dans cette absence de réaction.

CHAPITRE XIV

ÉRYSIPÈLE PHLEGMONEUX

La différence entre le processus érysipélateux et le processus phlegmoneux, ne consiste que dans la coagulation de la fibrine dans le second cas, coagulation liée elle-même à l'action d'un ferment. — Variations dans la coagulabilité du sang. — Facteurs de cette coagulation pathologique, dépendant du microbe, de l'état général du malade, de la localisation du processus. — Modifications du processus anatomique, dues au changement d'état de la fibrine. — Résolution. — Suppuration; opinion erronée des auteurs qui croient toujours à une infection secondaire par un microbe pyogène; ne s'applique certainement pas à la majorité des cas qui sont dus au streptocoque qui a été le facteur de l'érysipèle. — Présence dans le pus d'une diastase agissant en milieu acide, liquéfiant la gélatine et peptonifiant la fibrine. — Origine plus probablement leucocytaire que microbienne. — Extraction de ce ferment par la glycérine. — Action sur les animaux. — Acidité du pus. — Sécrétion microbienne ou leucocytaire. — Explication par l'action digestive du pus, de la collection du pus et de son ouverture à l'extérieur. — Rôle de la circulation sanguine. — Thrombose vasculaire précédant la destruction des vaisseaux, après avoir isolé la partie abcédée du reste de l'économie. — Progression de l'abcès; zone fibrineuse de progression; ses caractères microchimiques. — Formes cliniques de l'érysipèle phlegmoneux. — Forme circonscrite. — Abcès multiples au déclin de l'érysipèle s'accompagnant d'amendement des phénomènes généraux et évoluant comme des abcès froids. — Examen histologique du contenu; de la paroi. — Rapports avec la lymphangite. — Abcès circonscrit du tissu cellulaire lâche et principalement des paupières. — Forme diffuse. — Evolution clinique. — Examen microscopique et bactériologique. — Rapports de l'érysipèle avec le phlegmon diffus. — Différence entre les processus dus au même microorganisme, le streptocoque.

Le processus érysipélateux, dans sa simplicité, aboutit à la résolution complète de la lésion, et nous avons vu par quel procédé rapide disparaissaient habituellement les éléments étrangers, microbiens et organiques, qui en constituent la raison anatomique. Mais, dans bien des cas, cette résolution ne se fait pas aussi facilement, car le processus simple de l'érysipèle s'est compliquée et a pris le caractère phlegmoneux. En quoi consiste cette transformation et quelles sont ses causes. Voilà ce que nous allons chercher à élucider en commençant ce chapitre.

Ainsi que l'a démontré Renaut, l'érysipèle ne diffère guère du phlegmon à son premier stade que par la coagulation fibrineuse du liquide infiltré dans les mailles conjonctives du derme. Tous les auteurs sont revenus maintes fois sur cette différence, en apparence fondamentale. La fibrine coagulée dans ces conditions, se colorant fort bien par la méthode de Weigert, nous avons pu facilement vérifier ce fait important.

Néanmoins, nous ne croyons pas qu'un abîme infranchissable sépare ces deux processus. En effet, la sérosité qui forme le substratum liquide de la lésion érysipélateuse où qu'elle se trouve, diffère, au dire même de Renaut, de celle de l'œdème en ce que, à l'inverse de cette dernière, elle contient une certaine quantité de fibrine coagulable. Nous voyons donc la distance diminuer et la différence entre les deux lésions se réduire à cette légère transformation de la fibrine coagulable en fibrine coagulée. Or, tous les auteurs, et les plus compétents, Schimdt, Hammarten, M. Hayem, admettent depuis Buchanan, que ce changement d'état de la fibrine s'opère sous l'influence d'un ferment, d'une diatase qui existe dans le sang (sérum ou éléments figurés). Ce fait peut facilement être rapproché, sans analogie forcée, de celui de la coagulation de la caséine par la présure. Il est donc facile de se convaincre qu'au point de vue de la pathogénie de la lésion, il n'y a, entre le phlegmon et l'érysipèle qu'une différence d'ordre chimique : la présence et l'action dans le premier cas, d'un ferment inactif, ou absent chez le second.

Quelles sont les raisons de ces différences ? Ici, nous

entrons forcément dans le domaine des hypothèses, bien que nous espérions en apporter bientôt la vérification positive. Mais les expériences ayant pour objet la coagulabilité du sang et des sérosités sont tellement délicates, et les résultats que nous avons obtenus jusqu'ici tellement contradictoires, que nous ne saurions en tenir compte dans notre raisonnement. Chez les animaux, en effet, la coagulabilité du sang est extrêmement variable, sans que l'on puisse attribuer à des causes déterminées la raison de ces variations. Aussi, les observations sont-elles difficilement comparables.

Chez l'homme, il en est de même et les moindres états pathologiques influent sur la rapidité et l'intensité de cette coagulabilité. Il est donc probable que dans la pathogénie du processus phlegmoneux, il faudra tenir compte de ces variations individuelles, physiologiques et pathologiques.

Le degré de virulence du streptocoque joue un grand rôle dans la question qui nous occupe, ainsi que les propriétés spéciales de la variété inoculée.

Nous avons vu ce microbe donner lieu à des inflammations pseudo-membraneuses, ce qui indique des propriétés coagulantes très intenses dans certains cas, sans qu'il soit préjugé de sa virulence générale.

D'un autre côté, nous avons vu le même microbe, après avoir donné lieu à un érysipèle, ne plus produire, une fois atténué, qu'un processus phlegmoneux chez le lapin.

En somme, dans un cas, il semble agir par l'exagération d'une des propriétés qu'il est capable d'acquérir ; dans un autre, c'est la diminution d'une de ses facultés pathogènes qui le rend apte à reproduire le processus phlegmoneux. Le problème est, comme on peut le voir, extrêmement complexe, et nous ne croyons pas possible de le résoudre par une formule générale. Nous nous bornerons donc à énumérer les facteurs qui nous semblent entrer en jeu dans la production de la coagulation de la fibrine pendant le processus morbide causé par le développement du streptocoque. Ce sont principalement du côté de l'organisme, au point de vue général, la coagulabilité du sang, mais surtout la présence de matériaux anormaux utilisables par le streptocoque, tels que le sucre dans le diabète, les matières extractives dans l'insuffisance rénale ou hépatique, le surmenage, l'alcoolisme, etc. ; — au point de vue local, la nature du tissu dans lequel se produit le processus et principalement le temps plus ou moins long que met le plasma à parcourir, dans les espaces conjonctifs du tissu, la distance qui sépare les vaisseaux sanguins d'où il sort, des vaisseaux et aux ganglions lymphatiques. Cette rapidité est en rapport avec l'appel plus ou moins considérable de liquide augmentant la *vis à tergo*, la perméabilité plus ou moins grande des canaux lymphatiques, et la dimension des espaces conjonctifs intéressés. Les cavités séreuses se comportent ici comme d'énormes espaces conjonctifs.

Du côté du streptocoque il faudra considérer : son origine et l'exagération possible de la faculté de coaguler la fibrine ; le degré de sa virulence, et, peut-être, sa propriété d'acidification que nous avons vu varier le plus souvent en sens inverse de la virulence. Nous croyons qu'il faut tenir fortement compte du rôle de cette acidité que nous avons vu apparaître, plus rapide et plus intense, en présence du sucre et de ces matières extractives dues, d'après M. Robin, à une oxydation incomplète de la matière albuminoïde. Nous nous bornerons à ces indications, car le développement de chaque point nous entraînerait hors des limites de ce travail et toucherait à des questions de chimie pathologique sur lesquelles la lumière est loin d'être faite et qui sont hors de notre compétence. Cherchons maintenant à suivre les modifications que va amener dans le processus le changement d'état de la fibrine.

Il en résulte d'abord un obstacle purement mécanique au courant plasmatique que nous avons vu s'employer au drainage des espaces conjonctifs et entraîner dans les lymphatiques, cellules embryonnaires et microbes. Cet obstacle aura pour résultat l'accumulation des leucocytes et des streptocoques dans le tissu lésé et l'augmentation de tension et de gonflement au niveau du siège du processus phlegmoneux. Ces phénomènes se traduisent, en clinique, par une sensation de résistance spéciale, un gonflement plus considérable et un sentiment de tension qui devient bientôt une douleur lancinante, bien différente de celle de l'érysipèle ordinaire.

Au microscope, les espaces conjonctifs sont distendus par les leucocytes, dont la plupart sont bourrés de streptocoques; quelques microbes sont libres, et forment des amas fortement colorés, dans lesquels il est parfois difficile de reconnaître la forme en chaînettes. Le tout est noyé dans un réticulum fibrineux plus faiblement coloré et qui obture également les vaisseaux lymphatiques de petit calibre. Les vaisseaux sanguins sont perméables au début, puis thrombosés à leur tour.

Tel est le processus phlegmoneux à sa première période. Mais la coagulation fibrineuse qui en marque le début n'aboutit pas d'une manière fatale à la liquéfaction des tissus, c'est-à-dire à la suppuration. Nous ne parlerons pas ici de l'induration que nous n'avons jamais notée après l'érysipèle phlegmoneux; mais nous avons pu constater, en un cas, un érysipèle phlegmoneux de l'oreille du lapin terminé par résolution. Nous en avions en effet réséqué une partie, dans laquelle nous avions trouvé, au microscope, la fibrine coagulée en bien des points; néanmoins, l'animal guérit sans suppuration. Donc, si l'adjonction du processus phlegmoneux à l'érysipèle est un obstacle à la résolution, ce n'est pas un obstacle insurmontable.

Avant d'aborder la question de la suppuration dans l'érysipèle, nous consacrerons quelques lignes à la réfutation de l'opinion des auteurs, qui veulent y voir le résultat d'une infection secondaire et refusent d'accorder au microbe de l'érysipèle le pouvoir de provoquer dans les tissus un processus inflammatoire pouvant se terminer par suppuration. Denucé et les auteurs de l'article du *Dictionnaire de Dechambre* prétendent qu'il est nécessaire de l'intervention du staphylocoque ou du streptocoque pyogène. Ce qui est dit de l'identité des différents streptocoques, nous dispense d'entrer dans de longues discussions à ce sujet. Widal, dans sa thèse, apporte un certain nombre de faits de suppurations dans l'érysipèle, dans lesquelles il a trouvé un streptocoque déterminant, chez le lapin, des phénomènes érysipélateux.

Nous avons examiné microbiologiquement un grand nombre de pus provenant d'abcès survenus au déclin de l'érysipèle, complication assez fréquente, d'après nos observations. Toujours, nous y avons trouvé le streptocoque à l'état de pureté, et nous avons expérimenté sa virulence qui, dans certains cas, au contraire, semble diminuée. Il n'y a donc aucun doute, à notre avis, sur le lien qui unit le microbe de l'érysipèle et les suppurations qui accompagnent cette maladie.

Il est probable néanmoins que, comme toutes les lois nosographiques, celle-ci comporte quelques exceptions; l'intervention d'un microorganisme ayant une action pyogène marquée, comme le staphylocoque, ne peut que hâter l'apparition du processus phlegmoneux et même le provoquer. Les faits de Denucé, de Cornil et Babès, mettent hors de doute la possibilité de cette coïncidence. Néanmoins, ces observations appartenant à une époque où la spécificité microbienne était une sorte de dogme bactériologique, sont insuffisantes pour faire regarder comme la règle, ainsi que le veulent encore certains auteurs, ce qui semble être seulement l'exception, de par nos observations et conformément aux idées ayant actuellement cours dans la science.

Quant au mécanisme intime de la suppuration, nous avons fait un certain nombre d'observations qui permettent, croyons-nous, d'y pénétrer plus avant qu'il n'a été fait jusqu'ici.

La diapédèse a fait sortir en grand nombre les leucocytes des vaisseaux sanguins, les cellules conjonctives ont proliféré en donnant naissance à des formes jeunes, analogues aux globules blancs; toutes ces cellules sont retenues dans les tissus par la coagulation de la fibrine, qui leur ferme la voie des lymphatiques. Voilà tout ce qu'il faut pour donner lieu à un abcès.

Il nous reste à étudier comment ces éléments se collectent en une seule cavité, et comment cette collection évolue peu à peu, pour venir s'ouvrir spontanément à l'extérieur si le bistouri ne lui a pas, au préalable, frayé une voie artificielle.

Or, nos recherches nous ont conduit à admettre la présence constante dans ces abcès érysipélateux, d'une diastase douée d'un réel pouvoir digestif, mais non identique à la pepsine, tout en s'en rapprochant beaucoup. La propriété qu'elle possède au plus haut degré et qui permet de la rechercher facilement dans le pus, est le pouvoir de liquéfier la gélatine. Si à 20 centimètres cubes de gélatine à 10 p. 100 faiblement acide, l'on ajoute une ou deux gouttes de pus louable recueilli dans un abcès érysipélateux, et que l'on laisse ce mélange vingt-quatre heures à l'étuve à 36 degrés en l'additionnant d'une goutte d'essence de moutarde pour empêcher le développement des microbes, on constate qu'au bout de ce temps, et souvent même beaucoup plus tôt, la gélatine a perdu, en se refroidissant, la propriété de se solidifier. Elle reste absolument liquide et limpide, alors que sous l'action de la pepsine, elle conserve une certaine viscosité tout en cessant de faire prise.

Elle se rapproche pourtant, par certains points de cette dernière diastase, avec laquelle elle peut être mélangée dans le pus, car elle a comme elle le pouvoir de transformer la fibrine coagulée en peptone. Pour nous en convaincre, nous avons fait l'expérience de la manière suivante : prenant une assez grande quantité de pus frais provenant d'un abcès érysipélateux de la cuisse, nous l'avons alcalinisé avec un peu de lessive de potasse et nous l'avons agité avec un morceau de fibrine bien lavée, provenant d'un caillot cardiaque ; puis, nous avons transporté cette fibrine, qui avait fixé, en sa qualité de corps solide filamenteux, une partie de la diastase du pus, nous l'avons transportée, dis-je, dans un liquide faiblement acidifié par l'acide chlorhydrique. Après quelques jours de séjour à l'étuve, avec addition d'une goutte d'essence de moutarde, la fibrine était désagrégée, et le liquide filtré donnait avec le sulfate de cuivre la réaction du biuret. Il s'était donc formé de la peptone.

Les faits que nous citons démontrent bien que la diastase existe dans le pus et n'est pas le produit des microorganismes qui pourraient se développer, malgré l'essence de moutarde. M. Babès a, en effet, décrit un streptocoque très virulent et liquéfiant la gélatine, dont on pourrait nous objecter l'existence.

L'expérience de contrôle est facile à faire. Nous prenons deux tubes de gélatine, nous les ensemençons en même temps avec le même pus. Seulement, nous inoculons le premier avec un fil de platine, suivant la méthode usuelle, qui apporte seulement une petite quantité de la matière à expérimenter. Nous ensemençons, au contraire, le second en y faisant tomber deux gouttes de pus, et nous plaçons nos deux tubes à l'étuve. Au bout de trente-six heures, le développement est à peu près aussi abondant dans l'un que dans l'autre; mais, si on les refroidit tous les deux, on constate que dans celui qui a été inoculé avec le platine, la gélatine se solidifie, alors qu'elle reste liquide dans l'autre. Dans les deux cas, le repiquage et l'examen microscopique démontrent la présence du seul streptocoque.

Nous avons, du reste, obtenu les mêmes résultats, en nous débarrassant de tous les matériaux solides qui peuvent constituer une cause d'erreur. Après avoir fait digérer pendant trois ou quatre jours le pus avec son volume de glycérine, nous l'avons filtré et avons recueilli un liquide parfaitement limpide, jouissant des mêmes propriétés diastasiques que le pus lui-même.

Nous avons inoculé ce liquide aux animaux, mais nous avons obtenu des résultats très divers. Dans certains cas, il n'y a eu aucun phénomène. Néanmoins, nous avons obtenu une fois une réelle inflammation érysipélateuse, sans que les coupes et les cultures aient pu déceler la présence d'un microorganisme. Dans une autre expérience, nous avons produit un vaste décollement de la peau sans suppuration, qui a guéri ensuite rapidement.

Le principe actif préexiste donc bien dans le pus et ne semble pas être une sécrétion du streptocoque, qui ne léquifie la gélatine en aucun cas. Il est donc probable qu'il faut y voir un ferment soluble sécrété par les cellules de l'organisme et existant peut-être normalement dans le sang et plus spécialement dans les leucocytes qui l'apporteraient dans les tissus.

Nous avons dit qu'une certaine acidité était nécessaire *in vitro* pour que l'action de notre diastase sur la gélatine ou la fibrine se manifestât. Elle nous a semblé, en effet, être nulle en milieu alcalin; mais les diastases sont, sous ce rapport-là, d'une sensibilité plus exquise que n'importe quel réactif chimique, et une acidité très faible suffit à leur action. Or, dans tous les cas que nous avons étudiés, le pus était acide, parfois faiblement, quelquefois d'une manière assez sensible. Il nous a semblé que cette acidité était d'autant plus considérable que l'abcès semblait s'être collecté depuis plus longtemps. Cette réaction du pus avait, du reste, été constatée depuis longtemps par Delore, qui l'avait attribuée à la présence d'un acide spécial auquel il avait donné le nom d'acide pyique.

La sécrétion de cet acide peut être attribuée soit au streptocoque qui, comme nous l'avons établi, acidifie ses milieux de culture, soit aux leucocytes eux-mêmes. Rappelons, en effet, que les cellules organiques plongées dans un plasma alcalin, sont susceptibles d'une sécrétion acide.

Metchnikoff l'a constaté directement, en faisant englober des grains de tournesol par des leucocytes, il a vu plusieurs de ces grains rougir comme en milieu acide. M. Routizki a fait une constatation analogue sur les ostéoclastes des os.

Enfin, quelle que soit l'origine de ces divers principes, nous trouvons, au niveau de la lésion phlegmoneuse, tout ce qu'il faut pour liquéfier les tissus qui retiennent prisonniers les leucocytes et les microbes. Ces obstacles à la collection du pus, en effet, sont constitués principalement par la fibrine coagulée et les faisceaux conjonctifs. Or, la première est facilement digérée, ainsi que nous l'avons vu, et les seconds, constitués principalement par de la gélatine, sont encore plus attaquables par notre ferment. Seules, les fibres élastiques résistent longtemps, aussi les abcès ne se collectent-ils jamais dans l'épaisseur de la couche profonde du derme dans laquelle les faisceaux élastiques sont prépondérants.

Il se produit donc, au niveau de la plaque phlegmoneuse, une véritable digestion des tissus. Diastase et acide constituent ce suc gastrique d'un nouveau genre qui, comme le suc gastrique ordinaire, s'attaque facilement à la fibrine et à la gélatine, mais respecte longtemps les membranes fibreuses et les fibres élastiques. Cela nous explique les migrations du pus, sa collection plus ou moins rapide, sa tendance à venir se faire jour à l'extérieur, après avoir détruit par la liquéfaction les tissus qui le recouvrent.

Dans cette migration à l'extérieur, nous devons tenir compte également du rôle important de la circulation sanguine et de la nutrition des parties envahies par le processus. Dans les anciennes théories de la suppuration, la perméabilité vasculaire jouait le rôle capital, et le pus était considéré, pour ainsi dire, comme une eschare liquide remplissant un rôle purement passif. Quelques auteurs invoquaient ses propriétés destructives, mais beaucoup ne voulaient voir, dans l'amincissement progressif de la peau recouvrant l'abcès, que les résultats de la mauvaise nutrition du tissu sous l'influence de la thrombose vasculaire.

Il y a néanmoins, dans cette opinion, une part de vérité. Il est certain, en effet, que les vaisseaux de petit et moyen calibre sont oblitérés dans les points où ils traversent les tissus envahis par le processus phlegmoneux, cette oblitération se fait par la formation dans leur intérieur d'un réseau fibrineux précurseur d'une thrombose. C'est néanmoins dans les vaisseaux sanguins qu'apparaît, en dernier lieu la coagulation fibrineuse, leur paroi semblant offrir une assez grande résistance au passage du ferment. C'est en effet à l'imbibition des tissus par la diastase coagulatrice, qu'est due cette thrombose vasculaire. Nous avons pu, dans un cas, surprendre le processus sur une coupe. Tous les tissus intéressés par le processus phlegmoneux gardent, en effet, une teinte violâtre par la méthode de Weigert. Nous ne croyons pas trop nous avancer en admettant que cette réaction microchimique est due à un mordant dont sont imbibés les tissus. Cette coloration est plus marquée sur les réseaux fibrineux qui, s'étant formés au milieu même du plasma, doivent contenir une plus grande quantité de ferments, d'après la loi qui régit ces derniers, et veut qu'ils se déposent en abondance sur les précipités produits dans l'intérieur des liquides où ils se trouvent. Il est donc probable, et du reste, nous reviendrons plus loin sur cette question, que diastase et mordant ne font qu'un.

Or, sur une préparation d'érysipèle phlegmoneux, nous avons rencontré sur la limite du processus une artériole dont la moitié de la coupe seulement était comprise dans la zone colorée. La moitié intéressée de la paroi vasculaire, colorée en mauve, était dissociée irrégulièrement au niveau de sa couche élastique ; il n'y avait pourtant pas de prolifération cellulaire à ce niveau. Mais, accolé à la tunique interne de cette seule partie de la circonférence du vaisseau, on voyait apparaître un réseau fibrineux, déjà très net, point de départ d'un thrombus prochain.

L'imperméabilité des vaisseaux amène bien entendu,

dans les tissus situés en aval du point où a lieu l'intersection du courant nutritif, une hypertrophie qui rendra plus facile et plus efficace l'action liquéfatrice du pus. Or, les vaisseaux qui se rendent à la partie de la peau qui recouvre l'abcès, traversent le processus phlegmoneux et sont thrombosés. Le tégument externe est donc, à ce niveau, vascularisé par une circulation collatérale suffisante pour maintenir sa vitalité, mais insuffisante peut-être pour la protéger contre l'envahissement du pus.

De toute manière, cette thrombose vasculaire des petits vaisseaux explique l'absence d'hémorrhagies à la suite des grands décollements phlegmoneux dans lesquels tout le tissu conjonctif vecteur de vaisseaux est intéressé.

En somme, le processus entier de l'érysipèle phlegmoneux peut être compris de la manière suivante : La présence du streptocoque dans les tissus amène la diapédèse des leucocytes et l'exsudation du plasma hors des vaisseaux sanguins. Au lieu de ne faire que traverser les espaces conjonctifs, comme dans l'érysipèle simple, le plasma, grâce à la substance fibrinogène qu'il contient, se coagule dans les mailles interfasciculaires. La thrombose des vaisseaux sanguins achève bientôt d'isoler du reste de l'organisme la partie atteinte.

Alors, sous l'action d'une diastase présente ou développée ultérieurement dans les tissus envahis, les cloisons qui séparaient les unes des autres les cellules embryonnaires et les leucocytes accumulés, disparaissent et toutes les cellules se réunissent dans une cavité unique. Les propriétés digérantes de ce pus ainsi formé assurent ensuite l'extension du processus jusqu'au moment où il vient atteindre l'extérieur et s'y évacuer.

Cette manière d'envisager l'érysipèle phlegmoneux, outre qu'elle donne une éclatante confirmation à la théorie phagocytaire de Metchnikoff, explique un certain nombre de faits cliniques. Telles, la peptonurie au cours des grandes suppurations, la présence dans le pus des grands décollements érysipélateux de la face antérieure de la cuisse, de grosses gouttelettes graisseuses qui viennent surnager à la surface. Ces gouttelettes sont formées par la confluence du contenu de plusieurs vésicules adipeuses dont la paroi a disparu.

Enfin, cette suppression des communications circulatoires de tout genre entre la partie malade et le reste de l'organisme au moment de la collection du pus, explique jusqu'à un certain point l'amendement qui a lieu en ce moment dans les symptômes généraux, amendement qui n'est pas un des phénomènes cliniques les moins curieux dans les suppurations érysipélateuses.

Nous n'insisterons pas sur l'anatomie pathologique de l'érysipèle phlegmoneux à la période de suppuration. On retrouve, en effet, les lésions qui ont été si bien décrites par M. Cornil dans son étude sur l'*histologie pathologique du phlegmon cutané*.

Néanmoins, nous dirons quelques mots des caractères de la zone de progression des abcès. On voit, en effet, entre la cavité de l'abcès à l'intérieur de laquelle on trouve le magma purulent, d'une part, et les tissus envahis déjà par le streptocoque, mais non encore liquéfiés par le processus d'autre part, une zone bien nettement tranchée par sa coloration. Cette zone, qui a fixé le violet par la méthode de Weigert, aussi fortement que les microorganismes voisins, apparaît sous forme d'un réticulum fibrineux très délié, marquant nettement la limite de la partie transformée en pus. C'est à cette bande, dont l'existence est liée à l'extension de l'abcès, que nous donnons le nom de zone de progression, convaincu que nous sommes du rôle qu'elle joue dans la liquéfaction des parties voisines, grâce aux diastases qu'elle fixe. Nous avons du reste déjà signalé une zone analogue à la périphérie des aréoles purulentes d'un abcès du foie qui, malgré le petit nombre de microorganismes qu'elle contenait, avait présenté une marche extensive ayant amené la mort, par suite de sa rupture dans les bronches. L'existence de cette zone est, pour ainsi dire, la démonstration morphologique de la théorie diastasique de la collection du pus dans l'érysipèle.

Tous les faits que nous avons cités se rapportent à des érysipèles phlegmoneux ou à des lymphangites. Nos conclusions ne peuvent donc pas porter sur le processus général de la suppuration, qui n'est certainement pas univoque. Nous avons constaté, en effet, en un cas de pleurésie purulente à streptocoques, l'absence dans le pus du ferment liquéfiant la gélatine. Ceci n'a nullement lieu de nous étonner, la formation du pus, dans ces conditions, n'étant que lointainement comparable à sa collection dans les petits espaces conjonctifs.

Tels est donc le processus général de la suppuration dans l'érysipèle ; mais ses manifestations cliniques ne sont pas toutes identiques, se ressentant de la multiplicité des facteurs qui entrent en jeu pour produire les lésions phlegmoneuses.

Nous pouvons en effet considérer deux formes d'érysipèle phlegmoneux, dont les rapports avec l'érysipèle ordinaire sont au-dessus de toute contestation.

Dans la première, qui a été décrite par les auteurs sous le nom de forme circonscrite, les complications phlegmoneuses surviennent au déclin d'un érysipèle ayant présenté jusque-là une évolution classique. Sur le fond rose de l'érysipèle en voie de résolution, apparaissent des petits nodules en plus ou moins grand nombre, qui présentent une coloration rouge beaucoup plus accusée. Ces taches, de la grandeur d'une pièce de 50 centimes, à celle d'une pièce de 5 francs, sont le siège d'un gonflement circonscrit formant une saillie arrondie. Le toucher révèle que les couches sous-cutanées sont intéressées par le processus.

En somme, chacun de ces noyaux représente un type de phlegmon circonscrit et leur nombre est parfois si grand que la peau prend en quelque sorte l'apparence pommelée.

Notre observation première est un frappant exemple de cette forme.

Ces abcès se collectent rapidement, et, étant donné le siège du pus au-dessus du derme, il est indiqué de lui donner issue par le bistouri. Ils guérissent alors rapidement, ou parfois laissent persister une petite fistule qui peut devenir le point de départ d'autres érysipèles.

Ce qu'il y a de curieux dans l'évolution de ces abcès, c'est l'absence totale de réaction générale et locale à partir du moment de leur collection. Frappés de la détente qui marque leur apparition, certains auteurs ont voulu même y voir une sorte de phénomène critique, c'est du moins l'opinion soutenue par Fredet et Vincent, à propos de l'érysipèle des nouveau-nés. Si l'attention n'a pas été éveillée par l'apparition des petits noyaux que nous avons signalés, on risque fort de les laisser passer inaperçus, et c'est alors longtemps après, un mois environ, qu'ils parviennent à se faire jour spontanément à l'intérieur. « Leur évolution, dit Tillmanns, se fait comme celle des abcès froids, lentement et sans réaction. »

Il ne semble même pas impossible qu'ils ne puissent se résorber. Tillmanns en rapporte deux cas, et, dans l'observation si typique que nous avons recueillie, un certain nombre de nodules phlegmoneux ont disparu, même après que nous y ayons reconnu de la fluctuation.

L'apparition de ces abcès n'aggrave donc pas sensiblement le pronostic. Malgré leur nombre, qui peut dépasser soixante, ils ne sont pas par eux-mêmes un obstacle à la guérison. Ils n'influent en effet nullement sur l'état général du malade.

Dans le fait personnel que nous avons recueilli, la malade ayant succombé au mal de Bright, nous avons pu examiner ces abcès à diverses périodes, et voici ce que nous avons pu constater.

D'abord, pendant la vie, nous avons étudié le pus sur des lamelles et des cultures. Sur les premières, nous avions constaté que tous les microorganismes étaient contenus dans l'intérieur des leucocytes et qu'il n'y avait pas de streptocoques libres. Néanmoins, dans ces cas, nous avons obtenu de nombreuses cultures, ce qui prouve, conformément à la théorie soutenue par M. Metchnikoff, que les leucocytes n'englobent pas que les microorganismes morts.

Sur des coupes de la peau du tissu sous-cutané, nous avons trouvé les lésions suivantes : dans la couche sous-papillaire, quelques lymphatiques contenant encore des streptocoques. Ces lymphatiques avaient une direction parallèle à la surface de la peau. Dans le derme profond, on voyait quelque rares lymphatiques à direction perpendiculaire et obturés également par un bouchon microbien. Enfin, dans le tissu sous-cutané se trouvait l'abcès, contenant des cellules lymphatiques et des streptocoques inclus dans leur intérieur. Enfin, dans les régions voisines de l'abcès, on voyait un très grand nombre de vaisseaux lymphatiques parallèles à la surface de la peau et renfermant des bouchons de streptocoques et de fibrine. Il semble donc que dans ce cas, la suppuration était due à une lymphangite hypodermique, confirmant ainsi l'opinion de Velpeau, Vulpian et Chassaignac, sur la pathogénie de ces abcès multiples.

La suppuration circonscrite qui intéresse les paupières semble avoir une autre cause et être liée, dans ce cas-là, à la laxité du tissu, qui permet un séjour plus long du microbe et du plasma et favorise la coagulation de la fibrine. Ces abcès très fréquents, surtout aux paupières, n'offrent aucune gravité et sont toujours très nettement limités.

Ils semblent servir de transition entre les abcès circonscrits multiples, dont nous avons parlé plus haut, et l'érysipèle phlegmoneux diffus, dont nous avons maintenant à nous occuper. Cette complication s'observe surtout lorsque le processus affecte les membres et surtout la face antérieure de la cuisse. Nous avons recueilli trois observations de cette dernière localisation. Dans ces cas, l'évolution clinique a été absolument la même. Dans deux cas, l'érysipèle de la cuisse était primitif; dans le troisième, il était secondaire à un érysipèle de la face.

Rien, dans le début de la phlegmasie, ne pouvait faire supposer l'évolution phlegmoneuse qui allait survenir rapidement. La peau était uniformément rouge, la limite du processus bien marquée. En raison de la structure spéciale de la peau, il n'y avait pas trop lieu de s'étonner de l'absence de bourrelet saillant et de la consistance un peu pâteuse de la partie envahie. La fièvre était vive, les symptômes généraux ceux d'un érysipèle de moyenne intensité.

L'évolution semble se faire normalement. La température tombe, le quatrième ou cinquième jour la peau reprend sa coloration normale; il ne reste plus qu'un peu de douleur gravative dans le membre, lorsque trois ou quatre jours après la disparition des phénomènes généraux, on découvre la présence d'une fluctuation manifeste au niveau de l'ancien érysipèle, bien que la veille encore, on n'y ait rien constaté d'anormal. L'ouverture de la poche ainsi rapidement formée donne issue à une quantité énorme de pus qui, dans deux cas, dépassait un litre. Nous allons revenir sur ses caractères.

Après cette évacuation, la douleur disparaît tout à fait, la peau décollée adhère bientôt aux parties profondes et la convalescence s'établit rapidement. Dans ces cas heureux, la destruction du tissu sous-cutané n'a pour l'avenir aucune suite fâcheuse. Nous avons revu notre malade un an après sa guérison, la peau est restée souple et n'amène aucune gêne dans la marche.

L'aspect du pus dans ces cas-là est toujours le même. Au lieu d'être franchement lié, comme dans la forme circonscrite, il est très liquide, d'une coloration un peu brunâtre et contient une grande quantité de graisse libre, qui se réunit en grosses gouttelettes à la surface. Les streptocoques s'y trouvent en grand nombre; ils sont en dehors des cellules et forment de longues chaînettes, atteignant jusqu'à seize ou vingt grains. Les cultures, que l'on obtient facilement, sont douées d'une puissance végétative extrême et d'une virulence considérable.

Cette forme d'abcès diffère donc considérablement de la forme circonscrite que nous avons décrite plus haut; elle ne mérite pas, cependant, le nom d'érysipèle phlegmoneux diffus, qui pourrait amener une confusion avec le véritable phlegmon diffus, l'érysipèle bronzé de Velpeau, dont il nous reste maintenant à étudier les rapports avec l'érysipèle ordinaire.

Nous n'insisterons pas sur les différences capitales cliniques qui séparent ces deux affections suppuratives. Dans le phlegmon érysipélateux que nous venons de décrire, les symptômes généraux s'amendent au moment de la suppuration, qui n'apparaît que tardivement, le pus se collecte bien et est franchement phlegmoneux; enfin, le pronostic est relativement bénin. Dans le phlegmon diffus, au contraire, la suppuration est précoce et s'accompagne d'exaspération des phénomènes fébriles; le pus est infiltré dans les mailles du tissu conjonctif, il se collecte mal et amène la mortification des tissus dans les mailles desquels il est diffusé; enfin, le pronostic est des plus graves.

Et, néanmoins, c'est encore le streptocoque qui est dans bien des cas le fauteur de cette inflammation, déjà si éloignée de l'érysipèle. Nous avons déjà effleuré cette question en parlant des piqûres anatomiques. Dans certains cas, le terrain semble souvent jouer un rôle prépondérant. La nature même du microbe et sa virulence spéciale semblent, dans d'autres observations, les seules raisons à invoquer. En effet, il arrive parfois dans l'expérimentation, que le lapin inoculé au lieu de présenter un érysipèle au point inoculé, meurt en quelques jours avec tous les symptômes du phlegmon diffus.

Dans les faits rapportés par M. Reclus, le rôle pathogène

est attribué au staphylocoque doré, qui est longtemps resté le *microbe* du phlegmon diffus. Les observations qui ont été publiées depuis, et principalement celles de la thèse de Janot, tendent au contraire à attribuer au streptocoque le rôle pathogénique exclusif dans cette affection. Les quatre examens de pus de phlegmon diffus cliniquement typiques que nous avons pu pratiquer, tendraient à nous rapprocher de cette opinion. Néanmoins, nous devons rappeler, là encore, que les divisions microbiennes ne sauraient cadrer avec les divisions cliniques, et que, si un microbe peut produire dans l'économie des processus réactionnels différents, inversement, une seule entité pathologique peut reconnaître pour causes des microorganismes distincts.

Aussi, croyons-nous que malgré la nature streptococcique de la maladie, ce serait vouloir forcer les analogies que décrire le phlegmon diffus comme une forme de l'érysipèle phlegmoneux. Sous peine d'apporter en clinique les plus grandes confusions on ne peut, tout en reconnaissant le lien pathologique qui les unit, établir entre le mot *érysipèle* et la notion *affection streptococcique*, une synonymie qui entraînerait trop loin. Phlegmon circonscrit, phlegmon diffus, lymphangite, affection puerpérale, érysipèle, diphtérie streptococcique, etc., ne sauraient former un tout homogène susceptible d'une description et d'une étiquette cliniques d'ensemble.

Ces diverses affections n'en sont pas moins unies par un lien étroit de parenté, l'identité du microbe pathogène, point capital au point de vue de leur philosophie générale et de leur prophylaxie.

CHAPITRE XV

ÉRYSIPÈLE GANGRENEUX

Deux formes, décrites par Gosselin, dont on peut rapprocher la lymphangite gangreneuse de Jalaguier.

Forme primitive. — Affectant les parties où le tissu cellulaire est très lâche. — Cause probablement mécanique. — Examen histologique. — Diagnostic clinique.

Forme secondaire. — Rôle de l'état général du malade. — Apparition le cinquième ou sixième jour. — Description de Gosselin. — Pas de putridité. — Diverses théories. — Sanguine. — Streptocoque et bacille de la gangrène. — Ferment non figuré. — Démonstration histologique d'une substance offrant des réactions microchimiques spéciales, et contenue dans l'intérieur des lymphatiques. — Coagulation secondaire de la fibrine dans les vaisseaux sanguins. — Absence de microbes au niveau de l'escarre. — Formation des phlyctènes. — Autre processus gangreneux au cours de l'érysipèle.

Si la distinction est difficile à propos de l'érysipèle diffus ou de l'érysipèle phlegmoneux entre les faits qui relèvent du processus érysipélateux lui-même et les complications lymphatiques qui en sont inséparables, le même embarras nous arrête au début de l'érysipèle gangreneux. Les deux formes qu'a distinguées Gosselin, se basant sur le terrain clinique, doivent certes être maintenues, en se plaçant au point de vue anatomique ou pathogénique; mais, à côté d'elles, doit figurer l'affection décrite par Jalaguier sous le nom de lymphangite gangreneuse. L'histologie pathologique de cette affection, bien étudiée par Quenu dans tous ses détails, ainsi que ce que nous savons de son étiologie, la rend inséparable de l'histoire de l'érysipèle gangreneux, et la rapproche de la seconde forme que nous allons décrire.

La nature du terrain sur lequel se développe le streptocoque semble, plus que sa virulence, jouer un rôle dans la pathogénie de la gangrène. Aussi, pouvons-nous distinguer deux causes principales, correspondant chacune à une forme spéciale d'érysipèle gangreneux. La première est surtout sous la dépendance de la structure de la partie atteinte, et tient à une prédisposition locale de certaines régions de la surface cutanée, l'autre est liée au mauvais état général du malade atteint d'un érysipèle.

La première, qui correspond à la forme primitive de Gosselin, ne se montre que dans les parties où la peau très mince repose sur un tissu cellulaire très lâche. Elle affecte donc principalement les paupières, le scrotum, le fourreau de la verge ou les grandes lèvres. Dans ces parties, en effet, les vaisseaux qui amènent à la peau sa nutrition, sont obligés de traverser la sorte de bourse séreuse qui double le derme à ce niveau. Or, les mailles de ce tissu lâche sont distendues par la sérosité érysipélateuse, et, en même temps, l'enveloppe cutanée distendue subit une pression de dedans en dehors qui achève, en augmentant la résistance, de l'anémier par l'affaissement des capillaires, et de compromettre sa vitalité. Cette gangrène est donc probablement de cause surtout mécanique, et un peu analogue à la gangrène par pression. Elle débute toujours par la partie la plus saillante et a peu de tendance à s'étendre.

Nous avons pu, dans un cas, faire des coupes d'une paupière ainsi gangrenée. Nous n'y avons point trouvé de microorganismes; les cellules se coloraient mal par les réactifs, mais, en aucun point, nous n'avons trouvé rien d'analogue à la lésion lymphatique et sanguine que nous allons décrire dans la deuxième forme.

Cet accident, lié surtout à une cause locale, n'aggrave point le pronostic général de l'érysipèle; dans certains cas néanmoins, la perte de substance peut être assez considérable pour que la cicatrice amène des déformations durables. Lorsque l'érysipèle est franchement déclaré, le diagnostic est assez facile et l'extrême distension des tissus sous-jacents, ainsi que la localisation spéciale, aideront à la distinguer de la forme suivante. Mais, dans certains cas, elle apparaît d'emblée et l'on peut croire à une gangrène spontanée, soit à un œdème charbonneux. Nous avons eu entre les mains des pièces provenant d'un enfant de quatre ans, chez lequel l'erreur inverse avait été commise. Le diagnostic avait été : *érysipèle de la face avec gangrène des paupières*. Sur des lamelles et sur des coupes, nous trouvâmes en quantité le bacille charbonneux qui occupait tous les espaces conjonctifs et existait également dans les vaisseaux sanguins.

La seconde forme d'érysipèle gangreneux occupe, au contraire, n'importe quel point du corps. L'alcoolisme, le diabète, le brightisme semblent y prédisposer. Dans certains cas, néanmoins, rien, dans l'état général, du malade ne peut être invoqué comme cause de la complication gangreneuse. On invoque alors une augmentation dans la virulence du streptocoque. Cette hypothèse est absolument gratuite, car sait-on quelles dyscrasies sanguines temporaires peuvent provoquer la fatigue, le froid prolongé, les mauvaises digestions, etc., dyscrasies temporaires, qui peuvent se comporter, au point de vue qui nous occupe, comme une des dyscrasies chroniques que nous avons signalées.

Cette forme de gangrène n'est jamais un phénomène du début de l'érysipèle; elle ne survient en général que du cinquième au douzième jour et atteint tantôt des points occupés déjà par le processus, tantôt des parties situées sur les limites et destinées à être envahies les jours suivants. Nous en avons observé un cas dont l'évolution clinique a été absolument conforme à la description qu'en a donné Gosselin, dans son magistral article du *Dictionnaire de*

Jaccoud. « On voit apparaître sur la rougeur déjà formée, et quelquefois même sur sa limite, une ou plusieurs taches noires, humides, insensibles et froides, avec phlyctène sanguinolente, ou avec séparation sans phlyctène préalable de l'épiderme et du derme. Ces taches ne sont pas autre chose que des eschares, c'est-à-dire des modifications, dans une certaine étendue, de la peau déjà érysipélateuse. Je suis incapable d'expliquer le mode de formation de ces eschares, de dire, notamment, si elles dépendent d'une gêne de la circulation par suite de l'intensité de la congestion, ou si elles sont dues à des propriétés plus toxiques qu'à l'ordinaire de la matière toxique engendrant l'érysipèle. »

L'aspect de cette eschare restant fusionnée avec les parties saines pendant quelque temps est assez particulier. Ce qui nous a frappé dans le cas que nous avons observé, c'est l'absence absolue d'odeur fétide au niveau de la partie mortifiée, qui reste comme momifiée sans subir de quelque temps de processus putride. Aussi, est-ce une erreur grave que de dire avec l'auteur du *Dictionnaire de Dechambre*, que l'intoxication aiguë par les produits putrides vient s'ajouter aux symptômes généraux déjà graves de l'érysipèle.

L'anatomie pathologique et la pathogénie de l'érysipèle gangreneux sont du plus haut intérêt. Nous ne connaissons néanmoins, au point de vue histologique, que l'examen pratiqué par Quenu et rapporté dans la thèse de Jalaguier. Les résultats qu'il a obtenus se rapprochent beaucoup des nôtres, ce qui constitue un nouveau point commun entre la lymphangite et l'érysipèle gangreneux.

Parmi les auteurs qui se sont occupés de la question, les uns ont voulu voir, dans cette forme de gangrène, un trouble d'origine vasculaire, lié à une anémie due à la tension trop considérable des tissus distendus par l'œdème. Ceux qui veulent absolument retrouver partout l'intervention morphologique du streptocoque, tout en lui conservant sa spécificité, Denucé, les auteurs de l'article du *Dictionnaire de Dechambre* admettent que la gangrène est due à une symbiose entre le microbe de l'érysipèle et un autre microorganisme, ce dernier produisant plus spécialement la gangrène. Enfin, Tillmanns et Weigert admettent une nécrose de coagulation due à l'action d'un ferment. A cette dernière théorie, que ses auteurs n'appuient, du reste, que sur des arguments d'ordre subjectif, nous nous rangerons, espérant pouvoir l'étayer, sur les faits que nous avons observés.

En effet, contre la théorie vasculaire, nous pouvons opposer l'intégrité parfaite des vaisseaux sanguins de la plus grande partie de la partie mortifiée et surtout de la zone limitante. Sur nos coupes, les quelques traînées fibrineuses que l'on pouvait apercevoir dans les vaisseaux du centre même de l'eschare n'étaient que des altérations évidemment secondaires, et liées à la diffusion de la lésion primitive. A la théorie microbienne, nous pouvons objecter les résultats négatifs de nos recherches. En ensemençant en effet du suc pris au moment de la mort dans la profondeur de l'eschare, nous n'avons obtenu aucune culture, ni de streptocoque, ni d'aucun autre microbe. Nous n'en avons pas non plus retrouvé de traces sur les coupes. La théorie microbienne se trouve donc en désaccord avec les faits d'observation.

Il ne nous reste donc que la troisième hypothèse, celle qui attribue la gangrène à l'action d'une substance toxique, et, plus spécialement, à un ferment. Mais cette affirmation, par exclusion est corroborée par le résultat de notre examen histologique. En effet, on ne peut guère, pour la démonstration dans les tissus d'un ferment non figuré, compter sur autre chose que sur les réactions microchimiques qui peuvent en être la conséquence. Nous avons insisté ailleurs sur le rôle important que nous prêtons à la coloration des tissus par la méthode de Weigert, dans la recherche des corps analogues. Dans le cas qui nous occupe, le résultat que nous avons obtenu impose, croyons-nous, l'interprétation que nous en avons donnée. Les vaisseaux lymphatiques de la couche superficielle du derme gardent la coloration violette, comme s'ils étaient bourrés de microorganismes. L'examen au contraire par un grossissement plus fort démontre que la couleur violette est fixée là sur une substance amorphe, granuleuse, remplissant la cavité des lymphatiques et imbibant la paroi vasculaire.

Autour des gros lymphatiques, dans le tissu conjonctif ambiant, les espaces interfasciculaires sont remplis de fibrine filamenteuse colorée en violet beaucoup plus pâle que la substance amorphe dont nous parlons, et présentant aux points nodaux des réseaux des granulations plus foncées, qui semblent avoir été les points de départ de la coagulation. Dans quelques vaisseaux sanguins, on peut colorer également un réseau fibrineux délicat.

Néanmoins, on peut affirmer que la lésion des vaisseaux lymphatiques est la première en date et la plus importante. En effet, dans le tissu vivant immédiatement en contact avec l'eschare, on ne rencontre pas de microorganisme, mais les vaisseaux lymphatiques présentent déjà la réaction caractéristique. Cette dernière semble néanmoins plus diffuse et les faisceaux élastiques du derme retiennent plus fortement la couleur qu'à l'état normal.

Enfin, au niveau même de l'eschare, les lésions des tissus sont en raison directe de la lésion des lymphatiques. C'est au niveau des points où ces derniers sont plus vivement colorés, qu'apparaissent les phlyctènes par clivage de l'épiderme au niveau de la couche granuleuse. Le processus semble le même que dans les phlyctènes érysipélateuses et ne s'observent point dans les parties où l'on ne voit pas de lymphatiques colorables.

Dans le derme, on ne peut colorer les cellules du tissu conjonctif et les faisceaux élastiques profonds n'ont plus aucune appétence pour les substances colorantes. Les vésicules adipeuses du tissu sous-cutané sont à peu près normales, sauf au voisinage des nombreux canalicules lymphatiques qui traversent cette couche. A ce niveau, les espaces intercellulaires sont augmentés et le protoplasma des cellules granuleux trouble.

La lésion que nous décrivons rappelle beaucoup celle qu'avait décrite M. Quenu. Dans le cas qu'il a examiné, la désorganisation de la peau semblait un peu plus avancée, mais la lésion primordiale restait probablement la même, ainsi que l'on peut s'en rendre compte par le passage suivant de sa description : « Les traînées jaunâtres qui parcourent le derme sont formées par une substance granuleuse que dissout l'acide acétique; cette substance, apparemment fibrineuse, est surtout abondante dans les parties superficielles de la peau, où elle étouffe, pour ainsi dire, les éléments conjonctifs; on ne retrouve plus dans les traînées superficielles de globules blancs intacts; il est probable que les leucocytes prennent une place à la production de cette matière grenue, car, dans certains points de la préparation, on retrouve dans les traînées quelques globules en voie de régression.

« ..... On distingue à peine la coupe de un ou deux vaisseaux lymphatiques ; il nous est permis de croire que ces canaux sont masqués par la substance granuleuse qui infiltre le derme. »

Or, sur des coupes colorées au picrocarmin, comme celles de M. Quenu, l'apparence de la matière granuleuse qui se colore en jaune, se rapporte absolument à la description précédente, et l'on reconnaît vaguement la forme des globules blancs et de l'endothélium vasculaire.

La présence d'une substance spéciale fixant le violet de méthyle, à la manière de certains microbes, nous semble donc démontrée. Cette substance rend colorable le réseau lymphatique au point de le rendre plus évident et plus facile à observer que sur les plus fines injections. Elle semble jouer le rôle primordial dans le processus gangreneux au cours de l'érysipèle.

Quant à son mode de production et aux rapports qui l'unissent à la présence du streptocoque dans les tissus, nous ne pouvons rien affirmer de positif; mais il nous a semblé intéressant de repousser un peu plus loin les limites des choses connues, en faisant justice de la théorie microbienne touchant cette sorte de gangrène, que la clinique nous pousse à considérer comme toujours semblable à elle-même.

D'autres processus gangreneux peuvent être observés dans l'érysipèle, mais ils ne méritent pas le nom d'érysipèle gangreneux. Telle est la nécrose du tissu conjonctif dans le phlegmon diffus et dans laquelle le processus phlegmoneux est prédominant. Telles, également, les nécroses à distance signalées par MM. Jaccoud et Sevestre comme liées à des embolies d'origine cardiaque. Dans ces cas-là, la gangrène n'est qu'indirectement liée au processus érysipélateux.

CHAPITRE XVI

ÉRYSIPÈLE A RÉPÉTITION

M. Verneuil et le parasitisme microbien latent. — Théorie des spores — Faits bactériologiques récents expliquant la théorie clinique de M. Verneuil. — Fréquence de l'érysipèle à répétition. — Erysipèle cataménial ; non explicable par la nécessité d'une contagion répétée. — Auto-inoculation. — Résidence extérieure des microbes. — Opinion de M. Verneuil. — Opinion exclusive des auteurs du *Dictionnaire de Dechambre* étayée sur des faits bactériologiques erronés. — Streptocoque des cavités naturelles, des fistules, des dacryocystites, etc. — La persistance du streptocoque dans les tissus et sa récupération de virulence n'est pas impossible *a priori*. — Faits positifs de persistance du streptocoque dans les lymphatiques après l'érysipèle. — Erysipèle redux.— Examen direct de la peau, du tissu pulmonaire. — Vie latente du streptocoque. — Faits de transition entre les érysipèles à répétition de cause interne et ceux de cause externe. — Faits cliniques en faveur de l'origine interne de certains cas d'érysipèle à répétition. — Causes du retour de l'érysipèle ; menstruation ; colères ; influence psychique indiscutable. — Analogie avec l'ictère émotif. — Anatomie pathologique. — Analogie de la lésion avec celle de l'érysipèle blanc. — Tendance à l'œdème chronique.

Si l'on jette les yeux sur l'index bibliographique de ce chapitre, on voit quelle grande place occupe le professeur Verneuil dans l'histoire de cette intéressante variété d'érysipèle. Mais, si cette question lui est favorite, c'est surtout parce qu'elle touche à un problème plus élevé, dont la donnée a été entièrement posée par lui avec cette séduisante netteté de vues et d'expression qui rend si facile et si agréable la lecture des œuvres du maître. Nous voulons parler du parasitisme microbien latent, qui, bien que né d'hier, entre déjà dans la deuxième phase de son histoire.

Conception complètement originale, la question de la latence des germes fut brillamment défendue à la tribune de l'Académie de médecine par son auteur, le professeur Verneuil, qui apporta à l'appui de son opinion une foule de documents cliniques du plus haut intérêt. Néanmoins, un grand nombre d'objections lui furent faites, se rapportant à trois chefs principaux : 1° l'impossibilité d'une longévité aussi longue chez des organismes inférieurs; 2° la difficulté d'expliquer comment les microbes peuvent persister dans l'économie sans apporter aucun trouble à la santé; et 3° comment ils pouvaient récupérer, à un moment donné, leurs propriétés pathogènes.

En 1886, en effet, les notions sur la biologie générale des microorganismes n'étaient pas encore bien établies : on commençait à peine à parler des variations de virulence d'un même agent pathogène, variations qui réduisaient à néant les deux dernières objections. La longévité énorme de certaines bactéries n'était connue que de quelques spécialistes. Le fait est que le microbisme latent chancela un peu dans l'opinion sous ces arguments techniques et montra le défaut de sa cuirasse, en se réfugiant dans la théorie des spores. Ce pas en arrière le compromit en l'associant, jusqu'à un certain point, aux *microzymas* de M. Béchamp, et les bactériologistes l'ensevelirent dans un silence qui touchait presque à l'oubli. Du reste, à leurs yeux, la richesse de la théorie de M. Verneuil en documents cliniques, ne lui faisait pas pardonner sa pauvreté en faits, dans lesquels l'examen direct ou les cultures aient fait constater la persistance de l'agent pathogène. L'esprit positif de la microbiologie moderne, parfois trop méprisant des conceptions *à priori*, s'autorisa de quelques prémisses reconnues plus tard erronées, pour rejeter parmi les théories subjectives, les conclusions auxquelles était arrivé M. le professeur Verneuil. Mais le courant d'idées n'était pas moins dirigé de ce côté.

La présence de microbes pathogènes dans les cavités

naturelles était néanmoins démontrée depuis longtemps. Pasteur, Rapin, Vignal et Netter, principalement, pour ne citer que les Français, avaient apporté un grand nombre de documents certains. Mais, pour admettre le principe fondamental du microbisme latent organique, il fallait démontrer, dans l'intimité même des tissus, la présence, ou mieux, la persistance d'un agent pathogène longtemps après une infection aiguë. C'est récemment seulement que des faits positifs ayant trait à cet ordre d'idées ont été publiés, se rapportant presque tous au bacille de la fièvre typhoïde. Orloff publia un cas de persistance après six mois ; Chantemesse attira l'attention sur un fait analogue. Avec mon ami Ernest Dupré, nous avons étudié un cas d'infection biliaire par le bacille d'Eberth huit mois après une fièvre typhoïde. Nous nous bornons à ces exemples, et espérons démontrer qu'il en est de même du streptocoque.

L'érysipèle à répétition est une maladie fréquente, et, parmi les érysipèles de la face, nous avons pu observer que près de la moitié présentaient dans leurs antécédents un ou plusieurs érysipèles. Parmi ces faits, il faut faire plusieurs catégories. Il est certain que l'on ne peut faire rentrer parmi les véritables érysipèles à répétition, les cas où deux affections nettement différentes se sont produites chez le même individu à plusieurs années de distance. Si, dans ce cas comme dans les autres, nous voulons prendre un type bien défini, nous pouvons choisir l'érysipèle périodique menstruel. Là, en effet, le retour de la maladie est commandé par un fait physiologique, toujours le même, dont l'affinité avec l'agent infectieux n'apparaît pas au premier abord. C'est donc sur des cas de cette sorte que nous raisonnerons.

La première chose était de savoir si ces érysipèles répétés reconnaissaient bien toujours le même agent que l'érysipèle ordinaire. Or, dans cinq cas, nous pûmes faire l'examen bactériologique par scarification tout à fait au début de la maladie; nous trouvâmes le streptocoque en abondance; et, dans deux autres observations, nous pûmes le rencontrer dans des abcès consécutifs. Il existait donc bien dans la peau. Comment y était-il entré?

Nous ne reprendrons pas la discussion *ab ovo*, M. Verneuil ayant dès longtemps démontré que l'on ne pouvait point admettre une nouvelle contagion pour chaque cas. Il est donc certain que les érysipèles à répétition sont toujours le résultat d'une auto-infection, et que le malade portera avec lui le germe qui doit l'envahir. Le tout est de savoir en quelle partie de son organisme il le porte.

M. le professeur Verneuil admet que c'est exclusivement sur la peau et dans l'intérieur des cavités naturelles, et qu'il est nécessaire d'une solution de continuité pour déterminer la pénétration du microbe dans l'organisme et provoquer l'érysipèle. Pour lui, les germes sont nasicoles ou pharyngicoles, et c'est là que se trouve la réserve microbienne où l'organisme puise ses infections. Quant à la persistance du microbe dans la lymphe ou les espaces conjonctifs, « opinion qui, dit-il, ferait triompher les partisans de la spontanéité apparente ou réelle de l'érysipèle, » il la regarde comme non démontrée par les faits, sans la rejeter complètement. Cette restriction se comprend de la part de l'homme qui, après avoir lutté longtemps pour la nature contagieuse de l'érysipèle, veut défendre l'intégrité de son œuvre. Mais, beaucoup trop absolue nous trouvons la conclusion des auteurs du *Dictionnaire de Dechambre*, qui admettent comme *constante* l'extériorité des *spores* du streptocoque, en raison de sa nature *aérobie*. Or, nous l'avons vu, le streptocoque vit plus à l'aise et plus longtemps à l'abri de l'air qu'au contact de l'oxygène; d'autre part, il ne donne pas de spores. Du reste, pour eux, l'hypothèse de la persistance du streptocoque dans les tissus est inadmissible *à priori*. « On ne supposera pas que la bactérie pathogène peut rester dans les tissus à l'état latent pendant un temps plus ou moins long, quand on saura qu'elle est aérobie et ne peut vivre au delà de quatre ou cinq jours dans la peau. Cette vitalité si précaire exigerait une prolifération continue, un renouvellement successif des micrococci, pour que l'on pût songer à leur présence cachée dans l'intimité des tissus. Cette hypothèse ne supporte pas l'examen ; on sait, en effet, qu'après une inoculation efficace de quelques microbes pathogènes, une réaction générale et locale se produit avec un appareil fébrile imposant, et on a maintes fois constaté que ces mêmes microbes se développent seulement sur un terrain propice de moindre résistance, constituant un milieu favorable. »

Nous citons ce passage pour montrer ce qu'on doit penser d'affirmations aussi gratuites et à quelles étranges déductions sont fatalement entraînés les auteurs qui raisonnent sur les données microbiologiques, sans études spéciales d'une science où les faits sont si difficiles à observer, et encore plus difficiles à interpréter.

Ceci dit, cherchons à déterminer de la manière la plus large et la plus rigoureuse quel est le séjour du streptocoque pendant les intervalles de santé qui séparent les uns des autres les érysipèles.

Ce que nous avons dit de la distribution du streptocoque à la surface du corps chez la plupart des habitants des grandes villes, nous rend très compréhensible et très plausible l'hypothèse de M. le professeur Verneuil. Il est certain que dans bien des cas, on peut invoquer l'origine nasale ou pharyngienne des érysipèles à répétition. Il est déjà plus rare de le voir commencer constamment par l'oreille, bien que les observations soient relativement fréquentes. Le début le plus habituel se fait par l'angle interne de l'œil. Nous pouvons invoquer, pour expliquer ce fait, la présence fréquente du streptocoque à la surface de la conjonctive. Gayet a démontré que cette muqueuse était presque toujours le réceptacle d'un grand nombre de microbes pathogènes et nous y avons trouvé deux fois le corps du délit, par le procédé indiqué plus haut.

Mais les cas les plus flagrants, nous pourrions dire même les plus intéressants, sont ceux dans lesquels l'érysipèle a constamment pour point de départ une fistule purulente. Là, en effet, la filiation est plus nette entre les deux faits pathologiques que dans les faits précédents, où nous sommes obligé d'invoquer la présence dans les cavités naturelles, fréquente en dehors de l'érysipèle à répétition, d'un streptocoque le plus souvent dénué de propriétés pathogènes.

Le streptocoque que l'on rencontre fréquemment dans les fistules est, nous nous en sommes assuré plusieurs fois, doué de ses propriétés pyogènes chez les animaux. On le rencontre facilement sur lamelles, en faisant des préparations de la plupart des pus fistuleux. Nous ne l'avons point rencontré dans un certain nombre de fistules à l'anus chez des sujets tuberculeux ou non. Néanmoins, M. le professeur Verneuil cite un grand nombre d'observations d'érysipèle à répétition survenant autour de fistules osseuses ; nous n'avons pu en recueillir de personnelles. Le streptocoque nous a semblé surtout fréquent dans les suppurations chroniques ayant pour origine une plaie par arme à feu, et dans les dacryocystites chroniques.

Dans cette dernière maladie, en effet, nous avons presque toujours obtenu des cultures pures d'un streptocoque faiblement virulent ; or, on sait combien sont fréquents les érysipèles qui compliquent cette affection chronique, et quelquefois même la guérissent.

Nous voyons donc que, de toutes manières, l'origine externe du germe dans la pathogénie de certains érysipèles à répétition, entraînant nécessairement la présence d'une porte d'entrée effractive, a encore la part belle, bien que nous soyons persuadé qu'elle ne peut expliquer tous les cas. M. le professeur Verneuil lui-même, en cite un, et, nous verrons au cours de notre argumentation, que bien des faits cliniques seraient inexplicables si l'on n'admettait point la persistance dans l'intimité des tissus du germe pathogène, entré la première fois à la suite d'une véritable effraction.

Et d'abord, délivrons-nous de cette accusation d'impossibilité *à priori* que les auteurs de l'article du *Dictionnaire de Dechambre* cherchent à appuyer sur des preuves d'ordre microbiologique. Ainsi que nous l'avons dit, les bactéries n'ont pas évolution vitale analogue à celle des animaux supérieurs. Elles ne meurent pas ; elles se tuent ou on les tue. Si les causes de destruction manquent, ainsi que les causes de prolifération, elles peuvent vivre pendant très longtemps à l'état adulte en dehors de tout spore, ainsi que M. Duclaux l'a admirablement démontré pour les levures. Elles n'ont alors besoin, pour reprendre toutes leurs propriétés, que d'un rajeunissement dans un milieu propice, et, après ce long hivernage, qui peut durer plus de quinze ans, elles se montrent ferments aussi actifs que des cultures récentes. Telles se passent les choses *in vitro;* peut-il en être de même dans l'économie? Les causes de mort pour le streptocoque sont de deux ordres : la rétention de ses produits de sécrétion et surtout la réaction de l'organisme. Or, la dialyse animale, en entraînant et en détruisant les produits microbiens, le met à l'abri du premier danger, danger grave, puisque c'est à lui seul qu'il faut attribuer la mort des cultures. Quant à la réaction organique, les faits que nous rapportons plus loin prouveront, mieux que toute théorie, qu'elle n'est pas aussi fatale que l'on a bien voulu le dire. Le streptocoque peut donc, lorsque rien ne surexcite sa vitalité et sa puissance proliférattrice, vivre à l'état latent dans l'organisme, cette idée n'est contraire à aucune des lois fondamentales de la biologie générale.

Nous n'irons pourtant pas aussi loin que M. Leroy (de Lille), qui a cru pouvoir expliquer les érysipèles à répétition par l'évolution vitale elle-même du streptocoque. Nous avons dit, plus haut, ce que nous pensions de cette prétendue reviviscence.

Mais, il est d'abord un fait clinique du plus haut intérêt, qui démontre que la destruction du streptocoque érysipélateux n'est pas aussi rapide que l'on a prétendu. Nous voulons parler de l'érysipèle redux, dont nous avons observé plusieurs cas, l'un quinze jours après la fin du premier érysipèle. Dans les faits que nous avons observés, il n'y avait aucune écorchure, aucun traumatisme qui puisse faire supposer une seconde auto-inoculation; l'érysipèle s'était réveillé à l'intérieur même de la peau; son germe y avait donc persisté, et sa virulence, un instant atténuée, s'était à nouveau réveillée pour donner lieu à une seconde atteinte, plus bénigne que la première dans la plupart des cas.

Nous avons, du reste, reproduit expérimentalement quelque chose d'analogue à l'érysipèle redux. A un lapin guéri depuis quatorze jours d'un érysipèle grave de l'oreille droite, nous avons injecté dans l'oreille gauche 1 centimètre cube de bouillon de culture du bacille anaérobie dont nous avons déjà parlé, et nous avons le lendemain vu apparaître dans l'oreille qui avait été le siège du premier érysipèle, une rougeur diffuse accompagnée de chaleur et de tuméfaction, qui n'alla pas jusqu'à l'érysipèle confirmé et disparut en quelques jours. Nous avons répété cette expérience, que nous croyons concluante, et nous pensons pouvoir affirmer que l'érysipèle redux est dû à la récupération de virulence d'un streptocoque ayant persisté dans l'intérieur des tissus.

Ce que nous connaissons de l'anatomie pathologique de l'érysipèle, nous autorise à supposer que c'est dans les lymphatiques, dernier séjour des streptocoques dans le derme, que ces derniers persistent, sauf à envahir à nouveau les tissus, si une cause nouvelle vient à les réveiller. Nous pouvons très bien concevoir, *à priori*, que dans ce système vasculaire, il puisse se produire un acclimatement du streptocoque, une sorte d'état de choses dont le retour de l'érysipèle serait l'indice de la rupture d'équilibre.

Nous avons, du reste, constaté *de visu* cette présence du streptocoque en masse dans les vaisseaux lymphatiques, longtemps après tout accident inflammatoire. Dans un point qui était le point de départ d'érysipèles répétés, dont le dernier remontait à deux mois, nous avons trouvé chez la femme de l'observation première, les vaisseaux lymphatiques de toute l'épaisseur du derme complètement obturés par des bouchons de streptocoques, sans que l'on puisse constater la présence d'un seul leucocyte, ni dans le lymphatique lui-même, ni autour de lui. L'aspect était absolument celui que nous avons décrit à propos de l'érysipèle blanc. Bien plus, dans son tissu pulmonaire, alors que les accidents de ce côté remontaient à deux mois et demi, tous les lymphatiques étaient très finement injectés par des colonies streptococciennes, sans que tout autour d'eux on ne rencontre d'autre réaction qu'un peu de sclérose. Nous reviendrons sur ce fait d'une importance capitale, à notre avis, à propos de l'érysipèle pleuro-pulmonaire.

Ce fait positif réduit à néant les objections *à priori* que l'on faisait à la persistance possible du streptocoque à l'intérieur des tissus. Il nous semble acquis que le streptocoque peut vivre d'une vie latente à l'intérieur des tissus sans provoquer autour de lui de réaction leucocytaire. On comprend donc facilement que de ce quartier général il puisse envahir l'organisme, et par sa prolifération donner lieu aux phénomènes réactionnels qui constituent cliniquement l'inflammation, toutes les fois que l'organisme qu'il habite sera en situation de lui offrir un bon milieu de culture.

Du reste, une barrière infranchissable ne sépare pas les érysipèles de cause externe des érysipèles de cause interne, et nous avons pu observer un fait qui peut servir de trait d'union entre ces deux espèces. Il s'agissait d'un vieux capitaine, blessé à l'épaule d'un coup de feu pendant la guerre de 1870. Depuis, il avait eu onze érysipèles, ayant toujours eu pour point de départ un petit trajet fistuleux ayant persisté après la guérison de la blessure. Lorsque nous le vîmes, pour la première fois, chez M. Audhoui, il entrait pour se faire soigner de sa douzième atteinte. Nous trouvâmes du streptocoque dans son derme et dans le pus de sa fistule. Il avait la même virulence et provoquait l'érysipèle chez le lapin. Cherchant à atteindre le mal dans sa cause, nous injectâmes pendant une quinzaine de jours une solution de chlorure de zinc dans sa fistule qui, au bout d'un mois, était complètement cicatrisée. Nous retrouvâmes cette année le même malade chez M. Jaccoud. Il était atteint de son treizième érysipèle ; néanmoins, sa cicatrice n'était nullement rompue et son tégument externe ne dénotait pas la moindre porte d'entrée. Nous sommes donc autorisé à croire que le streptocoque avait été enfermé au-dessous de la cicatrice et que d'externe, l'origine de son érysipèle était devenue interne.

Thomas cite également une observation d'érysipèles à répétition ayant pour point de départ une cicatrice.

Nous pouvons également invoquer, en faveur de notre thèse, certains nombres de faits cliniques qui ne peuvent s'expliquer par l'hypothèse d'une contagion externe. Ce sont d'abord les cas où il est impossible de découvrir la plus petite érosion, qui puisse être invoquée comme porte d'entrée. Dans cet ordre d'idées, les faits négatifs sont rarement livrés à la publicité, les investigateurs craignant toujours d'être taxés de négligence ou de manque de perspicacité. A la face, on peut toujours arguer d'une éraillure muqueuse, invisible d'un début par les conduits lacrymaux, le nez, le pharynx, l'oreille, etc. Aussi, les observations qui portent sur cette partie du corps sont-elles un peu sujettes à caution. Mais celles qui portent sur les membres, comme nous en rapportons des exemples après Forget, Costallat, Danlos, Béhier, Obé, etc., nous semblent démonstratives. Dans les cas d'éléphantiasis, également, les auteurs notent expressément dans les érysipèles, si fréquents à ce niveau, l'absence absolue de toute solution de continuité.

La marche clinique de l'érysipèle à répétition s'explique bien mieux également par la dissémination du microbe pathogène dans le tissu que par sa pénétration en un point limité. Au lieu de progresser peu à peu, comme l'érysipèle ordinaire, l'érysipèle à répétition envahit d'un seul coup tout le tissu qu'il a coutume d'intéresser, et c'est seulement lorsqu'il dépasse ces limites habituelles qu'il progresse à nouveau, comme l'érysipèle ordinaire. Il est certain que l'on peut invoquer, pour expliquer cette marche, la moindre résistance que présente le tissu envahi déjà plusieurs fois par le processus érysipélateux. Nous reconnaissons parfaitement ce fait sur lequel notre maître, le professeur Jaccoud, a d'une manière toute spéciale attiré l'attention, en opposant dans l'érysipèle à répétition l'immunité générale à la prédisposition locale. Mais nous ne pensons pas qu'il suffise à expliquer tous les faits, principalement ceux où un membre entier est en quelques heures complètement envahi par l'érysipèle. Cette marche de l'érysipèle à répétition, qui atteint d'emblée son maximum et décroît aussitôt, est admirablement reflété par l'élévation thermique, ainsi que l'on peut s'en convaincre par l'étude des courbes que nous avons pu recueillir.

Ce faisceau de preuves cliniques, anatomiques et expérimentales, nous permet donc, croyons-nous, de formuler l'aphorisme suivant : la cause prédisposante de l'érysipèle à répétition réside dans la persistance du streptocoque, soit dans l'intimité des tissus, soit à la surface de la peau et des muqueuses.

Quant à la cause occasionnelle de chaque atteinte, nous retombons dans cette étude si ardue des variations de virulence et de vitalité du microorganisme. Aussi, n'avons-nous pas l'espérance de trouver et de démontrer la filiation étroite entre l'effet et les causes que nous fournit la clinique.

Comme nous allons le voir, elles sont d'un ordre qui échappe totalement à l'expérimentation.

En premier lieu, vient la menstruation. Cliniquement, chez la femme, c'est elle qui engendre la presque totalité des érysipèles à répétition. Le professeur Verneuil invoque à ce propos les éruptions d'herpès qui surviennent fréquemment à cette époque, et voit là une porte d'entrée périodique permettant une nouvelle infection. A cette théorie, on peut objecter d'abord que, dans certains cas, on ne peut invoquer cette cause, l'investigation la plus minutieuse ne pouvant faire découvrir la moindre vésicule, et, d'autre part, que toute solution de continuité aussi légère n'est pas, même chez les prédisposées, le point de départ d'un érysipèle. Il y a plus dans la menstruation. Cet état répond à un éréthisme particulier, accompagné d'un état psychique et organique spécial, qui forme par lui-même la cause de la pullulation du streptocoque. Le fait fut des plus nets dans un cas que nous avons observé dans le service de M. Troisier. Il s'agissait pourtant d'un érysipèle redux, de ceux que M. Verneuil lui-même met sur le compte de la persistance du streptocoque dans les tissus. Cette femme était guérie depuis dix jours de son premier érysipèle de la femme lorsque, sans traumatisme, sans herpès, sans raison apparente, la veille de son époque, elle fut reprise d'un frisson avec 40 degrés et d'un érysipèle qui envahit aussitôt tout l'espace intéressé par le premier et disparut en quelques jours. Cet exemple, qui s'est développé sous nos yeux, emprunte surtout son intérêt à ce qu'il s'agit ici d'un érysipèle redux, dû à l'influence de la menstruation.

Les faits d'érysipèle vrai sont nombreux, et nous en avons observé un certain nombre qui nous ont convaincu de l'influence directe sur le streptocoque, de l'état spécial qui accompagne l'apparition de chaque époque. La philosophie de cet acte physiologique nous étant totalement inconnue, nous ne pouvons guère raisonner sur ses effets pathologiques, et nous devons simplement invoquer, comme M. Danlos, le lien inconnu qui unit la fonction menstruelle et les affections cutanées.

Du reste, en dehors de la menstruation, les causes occasionnelles de l'érysipèle à répétition sont encore plus obscures. Celles que les malades invoquent presque toujours avec une spontanéité et un ensemble qui nous ont persuadé, sont les émotions morales, les chagrins, et surtout les colères. Une de nos observations les plus typiques d'érysipèle répété développé sous nos yeux, eut la colère pour cause certaine. Certes, nous voilà loin des conceptions actuellement régnantes sur l'étiologie des maladies infectieuses. Les faits cliniques sont pourtant là, parlant plus haut que la théorie. Nous n'avons pas la prétention de chercher comment s'exerce cette influence, incontestable pour nous, des effets psychiques sur la vitalité du streptocoque. L'humorisme moderne fait à peine ses premiers pas, et l'étude des variations de virulence est encore dans l'enfance.

Peut-être, faut-il invoquer le rôle du système nerveux, dont Roger a démontré l'influence sur l'infection streptococcique. Néanmoins, si le raisonnement est impuissant à convaincre de la vérité de cette assertion, nous pouvons trouver dans la pathologie des cas analogues.

Wright a démontré, par d'intéressantes observations, le rôle des émotions dans l'infection puerpérale. De tout temps, les chirurgiens militaires ont noté la plus grande résistance des soldats victorieux à l'érysipèle et à la pyohémie. Enfin et surtout nous pouvons invoquer l'analogie avec l'ictère émotif, que les pathologistes actuels classent parmi les ictères catarrhaux d'origine microbienne. Ceci nous démontre une fois de plus que les anciennes données médicales demandent plutôt à être expliquées que remplacées.

En dehors de ces étiologies embarrassantes, nous avons relevé deux cas dans lesquels l'érysipèle était survenu deux ou trois jours après un état gastrique, avec diarrhée, qui nous semble plutôt avoir été cause qu'effet.

En somme, nous pouvons dire que si nous connaissons bien maintenant les causes nécessaires, premières pour ainsi dire, de l'érysipèle à répétition, nous sommes encore ignorants de la pathogénie intime de ses manifestations, et, dans cet ordre d'idées, l'expérimentation ne peut nous être que d'un faible secours.

Nous ne dirons qu'un mot de l'anatomie pathologique de l'érysipèle à répétition. Pendant les poussées aiguës, rien ne nous autorise à dire et même à penser que les lésions anatomiques ne soient pas absolument identiques à celles de l'érysipèle ordinaire; la chose est probable, mais nous n'avons pas de documents histologiques pour l'affirmer. L'anatomie pathologique des périodes intermédiaires se réduit à la présence, que nous avons signalée plus haut, de bouchons streptococciques remplissant la cavité des vaisseaux lymphatiques. La lésion est donc celle que nous avons décrite à propos de l'érysipèle blanc. Or, on se rappelle que ce dernier se manifeste par un œdème aigu de la peau, sans modification dans la chaleur, ni dans la couleur. Cet œdème douloureux est, avons-nous dit, le résultat de la gêne circulatoire de la lymphe, qui ne peut plus être ramenée par les vaisseaux obturés. On comprendra donc que dans les cas où l'obstruction lymphatique sera assez étendue pour que la circulation collatérale ne puisse plus y suppléer malgré sa puissance, un œdème chronique apparaîtra dans la partie habituellement intéressée. L'obstacle peut, du reste, être soit la masse microbienne elle-même, soit la sclérose qui bientôt entourera le vaisseau. Il est probable que, suivant les cas, c'est l'une ou l'autre hypothèse qu'il faut invoquer. De toutes manières, la stase lymphatique dont ces parties seront l'objet, sera le siège de cette hypertrophie spéciale, que l'on a décrite sous le nom d'*éléphantiasis*, et qui, comme nous le verrons, relève le plus souvent de l'érysipèle, surtout dans nos climats. Cette discussion fera l'objet du chapitre suivant.

CHAPITRE XVII

ÉRYSIPÈLE CHRONIQUE. RAPPORTS DE L'ÉRYSIPÈLE AVEC CERTAINES FORMES DE L'ÉLÉPHANTIASIS

Non-homogénéité du groupe nosologique éléphantiasis. — Renaut signale le premier l'œdème chronique, suite d'érysipèle. — Caractères cliniques de l'œdème lymphatique; siège; évolution; lésions anatomiques. — Influence de la prolifération des cellules fixes. — Pathogénie. — Théorie erronée des auteurs de l'article du *Dictionnaire de Dechambre*. — Causes mécaniques de l'œdème. — Obturation des vaisseaux lymphatiques ou sclérose ganglionnaire. — Transformation progressive ou sous l'influence de poussées aiguës en dermite chronique aboutissant à l'éléphantiasis. — Influence de la persistance du microorganisme. — Erysipèle chronique d'emblée. — Constatation du streptocoque.

L'épithète de chronique, accolée au terme d'érysipèle, semble en contradiction flagrante avec l'idée même que les notions anciennes ont pu donner de la maladie. L'érysipèle est, en effet, considéré à juste titre comme une maladie aiguë, à cycle défini, comparable en tous points aux fièvres éruptives et ayant peu de tendance à passer à l'état chronique. Mais, quelle autre dénomination peut-on donner aux cas où, non seulement l'agent pathogène persiste dans les tissus atteints, ainsi que nous espérons l'avoir démontré à propos de l'érysipèle à répétition, mais encore dans lesquels la lésion réactionnelle ne se résolvant pas, une dermite chronique succède à une dermite aiguë.

Les cas ne sont pourtant point rares, puisque nous avons pu sans peine en recueillir plus de sept observations, les malades ayant été amenés par le hasard des entrées dans les services de médecine générale, où nous étions interne. Aussi, devons-nous nous étonner de ne pas voir cette particularité plus longuement traitée dans les livres classiques.

Cette omission relative est due, croyons-nous, à la sorte d'homogénéité que l'on a pendant longtemps prêtée au genre d'affections décrites sous le nom d'*éléphantiasis*. Sous ce nom, on a réuni toutes les augmentations considérables de volume engendrées par l'œdème inflammatoire chronique. Il en est résulté, de tout temps, la plus grande confusion dans ce groupe nosologique. Après avoir été obligé de distinguer l'éléphantiasis des Grecs et l'éléphantiasis des Arabes, on a cru pouvoir donner à ce dernier une pathogénie univoque et en faire une espèce morbide bien définie. La découverte des rapports de la filariose avec l'éléphantiasis amena, bien entendu, la création d'une théorie exclusive, qui fut généralisée à tous les œdèmes inflammatoires chroniques. Le groupe des éléphantiasis dits *nostras*, ne laissait point néanmoins d'embarrasser un peu les pathologistes ; on fut bientôt obligé d'en faire une classe à part et d'y distinguer tour à tour des éléphantiasis veineux, des éléphantiasis lymphatiques et des éléphantiasis lymphatico-veineux. C'est certainement à M. Besnier, au point de vue clinique, et à M. Renaut (de Lyon) au point de vue anatomique, que l'on doit rapporter l'honneur d'avoir apporté la lumière dans cette question si obscure de l'éléphantiasis nostras.

Bien que la coexistence des poussées érysipélateuses et de l'œdème chronique dur ait depuis longtemps frappé les pathologistes, la relation causale entre les deux faits semblait mal établie et nombre d'auteurs regardaient l'érysipèle comme consécutif à l'éléphantiasis, en raison du terrain plus favorable que les tissus œdématiés offraient à son développement. C'est Renaut qui, le premier, plaça la question sur son véritable terrain, et, en créant l'œdème lymphatique, montra le rôle que pouvait remplir l'érysipèle dans la pathogénie de cette lésion. Parmi les auteurs qui ont écrit depuis sur la question qui nous occupe, nous signalerons surtout l'intéressante thèse de Jeanselme, qui a bien fait voir quel rôle important il fallait faire jouer à l'érysipèle et à la lymphangite dans la pathogénie de la dermite hypertrophique qui accompagne les ulcères et l'eczéma des membres variqueux.

Avant d'aboutir au véritable éléphantiasis, les organes qui doivent en être le siège présentent pendant longtemps l'aspect décrit par Renaut, comme lié à l'œdème lymphatique. Cet œdème intéresse la peau et le tissu cellulaire sous-cutané. A la vue, il présente à peu près les mêmes caractères que l'œdème veineux, bien que la coloration de la peau se rapproche davantage que dans ce dernier de la coloration normale. Mais, au toucher, l'impression est absolument différente. Au lieu de la sensation pâteuse et de la dépressibilité de l'œdème veineux ou de l'œdème dyscrasique, le doigt ressent une impression d'élasticité et de résistance à peu près semblable à celle de la peau normale doublée d'une couche graisseuse un peu considérable.

Cette élasticité est assez grande pour effacer immédiatement le godet produit par la pression du doigt. La sensibilité est normale à ce niveau, la tuméfaction est indolore ; dans certains cas, néanmoins, en dehors de la gêne apportée par son volume, les malades ressentent dans la partie malade une certaine tension douloureuse, qui l'augmente par la marche si l'œdème occupe les membres inférieurs.

La déclivité n'exerce aucune action sur la production et le volume de ces œdèmes. Ils peuvent occuper toutes les parties du corps, mais prédominent, bien entendu, dans les points qui sont le siège de prédilection de l'érysipèle.

Parmi nos sept observatiens, les membres inférieurs étaient intéressés dans trois cas, la face dans quatre cas.

Aux membres inférieurs, deux fois la tuméfaction était diffuse, une fois elle n'occupait qu'une partie très circonscrite et très saillante et exclusivement intéressée par les érysipèles. A la face, le nez seul était pris dans un cas; dans un autre, toute la face était le siège d'une tuméfaction peu marquée. Dans les deux derniers, la lésion était diffuse, mais intéressait principalement les paupières, dont elle gênait le fonctionnement. Lavraud (de Lille) a rapporté un cas analogue, et l'on peut rapprocher de ces observations celle de Goyrand (d'Aix), publiée sous le nom d'éléphantiasis des Arabes, occupant le pavillon de l'oreille et les régions temporales et parotidiennes. L'évolution de la maladie est essentiellement lente. Rarement bien marqué après un premier érysipèle, l'œdème augmente après chaque poussée, régresse rarement et aboutit peu à peu à l'éléphantiasis, par suite de la dermite chronique qui se surajoute à l'œdème.

Anatomiquement, c'est la distension des espaces lymphatiques qui débute. Renaut a insisté sur la présence d'un grand nombre de globules blancs dans la sérosité qui infiltre les espaces dilatés. Plus tard, sous l'influence de cette stase lymphatique, les cellules fixes du tissu conjonctif prolifèrent également et amènent par leur évolution la formation d'un tissu fibreux épais qui transforme l'œdème mou en œdème dur. D'après Vanlair, c'est surtout dans la couche papilligère du derme que l'on observe ces diverses modifications. Nous n'insisterons pas sur cette anatomie pathologique, sur laquelle Renaut n'a rien laissé à dire, car nous n'avons pu que vérifier la précision de ses descriptions.

La pathogénie de cet œdème est très intéressante et très délicate. Nous nous arrêterons peu à la théorie des auteurs de l'article du *Dictionnaire de Dechambre :* « Au point de vue histologique, disent-ils, il est aisé d'expliquer la pathogénie de cet œdème. J'ai dit que la lésion principale dans l'érysipèle était la dermite, et j'ai insisté sur l'envahissement du pannicule sous-cutané par l'inflammation. Si cette dernière est vive, de longue durée, il en résulte une transformation en éléments embryonnaires en même temps que les gouttelettes de graisse se résorbent. Le tissu adipeux et la peau se confondent en une seule masse de tissu jaune, où la disposition aréolaire disparaît. »

Le processus ainsi décrit est celui de la terminaison de l'inflammation par induration ; or, nous avons vu que dans tous les cas d'éléphantiasis, suite d'érysipèle, l'œdème mou précédait la phase d'œdème dur. L'œdème lymphatique ouvre encore la marche, la dermite fibreuse lui est consécutive. C'est donc du côté des causes de l'œdème lymphatique que nous devons chercher la lésion initiale.

Ainsi que l'a démontré Renaut, les causes de l'œdème lymphatique sont, en général, purement mécaniques, et la stase de la lymphe est due à la difficulté de la circulation en retour, par suite d'une lésion des vaisseaux afférents ou un obstacle sur leur trajet. La lésion qui engendre l'œdème est donc tantôt un nœud de lymphangite oblitérante, tantôt une sclérose des ganglions lymphatiques qui, par leur imperméabilité, suspendent la circulation dans les vaisseaux lymphatiques situés en amont.

Or, ainsi que nous l'avons déjà vu, les lymphatiques sont toujours intéressés dans l'érysipèle, puisqu'ils servent au transport de l'agent infectieux. Souvent, même, ils sont plus profondément lésés et le streptocoque peut, sous une cause quelconque, s'arrêter dans le vaisseau, y coaguler la lymphe et donner lieu à une lymphangite, qui se traduit en clinique par des symptômes plus ou moins bruyants. Nous reviendrons également sur les lésions ganglionnaires qui peuvent présenter tous les degrés de l'inflammation, depuis la congestion simple jusqu'à la suppuration, ainsi que nous en rapportons des exemples.

Il est donc facile de concevoir comment, à la suite de

l'érysipèle, des lésions oblitérantes pourront intéresser un point ou l'autre du trajet lymphatique, et provoquer dans les parties desservies par ce vaisseau une stase lymphatique durable.

Dans les cas que nous avons examinés, nous avons observé une tuméfaction considérable des ganglions inguinaux et poplités, chez les deux malades dont le membre inférieur était en entier intéressé par le processus. Chez celui dont une partie circonscrite seule était œdématiée, on sentait à la partie postérieure de la jambe, plusieurs cordons indurés et noueux, qui étaient certainement liés à une lymphangite chronique. A la face, les lésions lymphatiques sont moins faciles à rechercher, aussi n'avons-nous réussi à trouver qu'un peu de tuméfaction des ganglions sous-maxillaires.

L'examen histologique démontre du reste péremptoirement l'origine lymphatique de la lésion, et nous avons pu, dans un cas, apercevoir très facilement, sur des coupes, la lésion caractéristique décrite par Renaut. « La lymphe coagulée dans les espaces interorganiques du tissu conjonctif, sous forme de caillots roses, après l'action du carmin, transparents et granuleux, se poursuit dans les espaces interfasciculaires et pénètre, sous forme de traînées, dans les canaux lymphatiques revêtus d'un endothélium continu. »

La transformation en œdème dur, en dermite chronique, se fait soit insensiblement par la persistance de l'œdème lymphatique (Renaut), soit par poussées à la suite des lymphangites ou des érysipèles dont la partie lésée est fréquemment le siège. Le tissu œdématié semble, en effet, prédisposé d'une manière toute spéciale à ces inflammations, et c'est à cette prédisposition seule que l'on a attribué la fréquence de l'érysipèle dans les tissus éléphantiasiques. Nous ne reviendrons pas sur la discussion que nous avons soutenue dans le précédent chapitre, sur la persistance des microbes à l'intérieur de ces tissus pathologiques. Tous nos malades ont insisté sur l'absence absolue de la porte d'entrée dans la plupart de leurs érysipèles et les ont toujours attribués à des causes d'ordre subjectif. Dans un cas nous en avons été témoin. Le fait suivant nous a été raconté par une personne d'une grande instruction, qui avait eu dans sa jeunesse un nombre considérable d'érysipèles, lui ayant laissé une tuméfaction marquée de la face. La plupart de ces érysipèles avaient été produits volontairement par lui, pour échapper quelques jours au collège, en se suspendant, de cinq à dix minutes, la tête en bas à la barre d'un trapèze. L'érysipèle apparaissait environ une heure ou deux après cet exercice, s'accompagnant d'un cortège fébrile très marqué et durait cinq ou six jours.

On comprend, néanmoins, qu'en dehors des poussées aiguës, les microbes ne soient pas en quantité telle que l'on puisse facilement les mettre en évidence en ensemençant un goutte de lymphe. Nous avons vu en effet que dans l'érysipèle aigu, les résultats de cet examen sont quelquefois négatifs. On ne peut donc pas repousser totalement notre hypothèse, en raison du résultat négatif de nos recherches dans deux cas d'éléphantiasis. Les faits positifs que nous avons rapportés à propos de l'érysipèle à répétition trouvent également ici leur place.

Enfin, nous rapportons ici un fait qui, en raison de sa singularité, mérite une place à part et justifie mieux que tout autre la dénomination d'érysipèle chronique, que nous avons écrite en tête de ce chapitre. C'est l'histoire d'une femme qui n'ayant jamais présenté d'érysipèle ni d'autres accidents aigus, portait à la partie postérieure du mollet gauche une plaque dure, peu douloureuse, large comme deux fois la paume de la main, qui intéressait toute l'épaisseur de la peau, et probablement, un peu le tissu sous-cutané. La coloration et l'aspect extérieur restaient normaux. De cette plaque diffuse partaient des cordons durs et noueux, que l'on reconnaissait facilement pour des lymphatiques chroniquement inflammés. En même temps, les ganglions inguinaux et iliaques profonds étaient le siège d'une tuméfaction considérable, qui amenait par compression une douleur vive dans la sphère du nerf crural. Le sang présentait un réseau fibrineux considérable et les autres caractères du sang phlegmasique.

Par la scarification de la plaque, nous obtînmes, à deux reprises, des cultures de streptocoques qui se montrèrent assez virulentes, et, en outre, il se forme dans la profondeur de la fesse un abcès circonscrit, dans le pus duquel nous retrouvâmes le même microbe à l'état de pureté.

Cette observation nous semble intéressante, en ce qu'elle démontre que le streptocoque est susceptible de produire une dermite chronique d'emblée, à laquelle on ne peut refuser le nom d'érysipèle chronique.

CHAPITRE XVIII

ALTÉRATIONS DES VAISSEAUX ET DES GANGLIONS LYMPHATIQUES DANS L'ÉRYSIPÈLE

Englobement des streptocoques par les leucocytes dans les vaisseaux lymphatiques. — Leur absence dans les ganglions engorgés principalement par effet mécanique. — Endo et péri-lymphangite pouvant se terminer par résolution ou par suppuration. — Identité bactériologique de la lymphangite suppurée et de l'érysipèle. — Oblitération des lymphatiques. — Œdème chronique. — Adénite suppurée. — Variétés suivant les épidémies d'érysipèle et l'état antérieur des ganglions. — Action de l'éryspièle sur les ganglions malades. — Action curative, due à l'apport des leucocytes et non au streptocoque lui-même.

En décrivant le processus érysipélateux, nous avons vu les streptocoques et les leucocytes qui infiltrent les espaces du derme, être entraînés par le courant plasmatique et se presser dans les vaisseaux lymphatiques distendus. Sur une coupe de la base d'une oreille de lapin sectionnée au cours d'un érysipèle et fixée aussitôt par l'alcool absolu, on voit distinctement les vaisseaux lymphatiques remplis par ces éléments, alors même que le processus infectieux n'intéresse que la partie supérieure du pavillon auriculaire. Il est à noter que, à ce niveau-là, on ne rencontre presque plus de streptocoques libres et que la plupart sont enfermés dans le protoplasma des leucocytes. C'est donc dans l'intérieur des vaisseaux lymphatiques que se décide la victoire des cellules de l'économie sur le parasite. Le plus souvent, cette lutte est très courte, puisque sur des coupes de ganglions auriculaires du lapin, engorgés par l'apport inaccoutumé de leucocytes, nous n'avons pas pu arriver à colorer des microbes dans l'intérieur même des cellules embryonnaires qui encombraient en foule le réseau interfolliculaire. On peut donc dire que dans l'érysipèle simple, la pénétration du streptocoque dans les voies lymphatiques, n'est pas très profonde, et que, dans l'engorgement ganglionnaire, il faut autant voir un trouble mécanique qu'une réaction véritablement inflammatoire.

Néanmoins, le processus pathologique n'est pas toujours réduit à ce maximum de simplicité. Il arrive en effet fréquemment que sous l'influence soit d'un englobement moins rapide du microbe, soit encore sous l'action de ses produits de sécrétion absorbés avec le plasma, les lymphatiques environnants sont le siège d'une endo et périlymphangite qui se traduit par la disparition de leur endothélium de revêtement et l'infiltration embryonnaire de sa paroi. Tout autour du vaisseau enflammé, le réseau vasculaire sanguin se dilate; et alors apparaissent les traînées de lymphangite qui s'observent parfois autour des érysipèles ou qui peuvent à elles seules constituer l'unique lésion due au streptoccoque.

La fermentation streptococcique continue alors dans l'intérieur même du vaisseau, et c'est quelquefois seulement après avoir franchi une ligne ganglionnaire que le microbe devient enfin la proie des leucocytes, si la victoire doit rester à l'organisme.

Le processus peut quelquefois dépasser ce stade, la présence du streptocoque amener la coagulation de la fibrine de la lymphe, et au lieu de se terminer par résolution, l'inflammation angioleucitique devient le siège de l'ensemble des phénomènes que nous avons décrits à propos de l'érysipèle phlegmoneux et qui aboutissent à la formation d'un abcès. C'est sur cette forme de suppuration dans l'érysipèle que Cadiat, Lordereau, puis Renaut ont surtout attiré l'attention. Ce n'est, en somme, dans ces cas-là, qu'une simple lymphangite suppurée, dont la pathogénie, le processus anatomique et le microorganisme pathogène sont identiques avec ceux de la lymphangite ordinaire, ainsi qu'il résulte des recherches de MM. Verneuil et Clado.

Nous ne reviendrons pas sur les altérations spéciales des vaisseaux lymphatiques dans l'érysipèle gangreneux, car ces lésions sont beaucoup moins marquées sur les troncs que sur les ramifications intradermiques.

Les altérations ganglionnaires peuvent, elles aussi, dépasser l'encombrement mécanique qu'amène l'apport insolite des leucocytes diapédésés et des cellules embryonnaires conjonctives. Dans certains cas, le streptocoque peut y être apporté encore virulent, ainsi que nous l'avons vu plus haut. Dans les cas très graves, il les traverse simplement sans y provoquer aucune réaction, et va infecter le sang sans que le moindre obstacle lui ait été suscité dans le système lymphatique. Mais ces faits n'appartiennent pas à l'érysipèle, et lorsque le microbe provenant d'une lésion périphérique y est apporté par les lymphatiques afférents, le ganglion réagit le plus souvent en devenant le siège d'une inflammation plus ou moins vive, pouvant se terminer par résolution, mais pouvant également aboutir à la suppuration ainsi que nous en rapportons deux exemples très nets. Ces suppurations ganglionnaires semblent plus ou moins fréquentes, suivant les épidémies d'érysipèle. Elle dépendent aussi de l'intégrité plus ou moins complète du ganglion, plus fréquentes sur les ganglions strumeux ; dont l'érysipèle peut amener la suppuration sans forte réaction inflammatoire locale.

Nous devons dire ici un mot de l'action de l'érysipèle sur les ganglions malades et chercher à élucider par quel processus il agit dans la résolution des adénosarcomes, ou même dans certains cas opposés à ceux que nous venons de citer, des ganglions tuberculeux. On a voulu voir là le résultat d'une action directe du streptocoque qui, s'introduisant dans ces cellules de nouvelle formation, en amènerait la mort et ultérieurement la résorption. Nous avons été témoin d'un fait que nous relatons *in extenso* plus loin, et qui nous permet de contredire jusqu'à un certain point cette opinion. Il s'agit d'un jeune homme porteur de nombreux adénosarcomes ganglionnaires du cou qui, à la suite de l'injection hypodermique de la liqueur de Fowler, présenta dans l'intérieur de l'une des tumeurs un abcès à streptocoques. Le microbe se propagea de là aux ganglions voisins, et le malade ayant succombé à la suite d'un perforation stomacale due à un ulcère rond, nous pûmes constater sur des coupes une quantité de petits foyers purulents dans les ganglions du médiastin. La culture et les lamelles indiquèrent la présence du streptocoque pur. Et, sur des préparations microscopiques, nous pûmes constater que les cellules sarcomateuses semblaient inertes vis-à-vis du microbe, mais que ce dernier formait des petits foyers de ramollissement purulent, sans altérer en bien la vitalité des parties non directement intéressées. Le processus, tel qu'il se découvrait, semblait bien plutôt nuisible qu'utile.

Du reste, ainsi que nous l'avons dit, c'est à peine si, dans une érysipèle ordinaire, le microbe franchit le premier ganglion qui se trouve sur le trajet des lymphatiques venant de la plaque érysipélateuse. C'est donc, non au streptocoque, mais aux leucocytes appelés par lui qu'il faut rapporter l'honneur de ces cures merveilleuses.

CHAPITRE XIX

MANIFESTATIONS INTERNES DE L'ÉRYSIPÈLE

Historique succinct de la question. — Érysipèle muqueux par continuité et propagation directe. — Dégénérescences parenchymateuses liées à l'adultération ou à l'infection sanguine.

Ainsi que nous l'avons vu par la description du processus intime de l'érysipèle cutané, la lésion qu'il engendre emprunte plutôt sa spécificité au microorganisme qui la cause, qu'à la nature du tissu envahi. Il est donc facile de concevoir qu'en d'autres points de l'économie, le même microorganisme puisse, en provoquant une réaction analogue, déterminer un processus morbide, qui méritera également le nom d'érysipèle. Telle est, dans l'état actuel de la science, la conception autrefois discutée de l'érysipèle interne. Sa notion remonte à Hippocrate et tous les nombreux partisans de la métastase trouvaient, dans les manifestations internes de l'érysipèle, un de leurs meilleurs arguments. On le trouve signalé dans les écrits de Larige, Ambroise Paré, Senert, Fabrice de Hilden, Baillou, Sylvius de Le Boë, Boerhaave, Van Svieten, Borsieri.Fabrice d'Acquapendente s'exprime même fort nettement à son sujet : « L'érysipèle, dit-il, descend parfois vers la trachée, tombe dans les poumons et peut produire une péripneumonie. » — Sydenham, Morton, Hoffmann, ne sont pas moins explicites. Tous néan-

13

moins, uniquement cliniciens, admettent sans la discuter la théorie de la métastase. C'est à Cullen que revient l'honneur d'avoir substitué au nom de métastase le fait de la propagation de l'érysipèle, par continuité de la peau aux muqueuses digestives, se refusant à croire à sa propagation aux voies aériennes, qu'il supposait dépourvues d'épithélium.

Néanmoins, dès cette époque, l'érysipèle interne, s'il avait ses défenseurs, avait aussi ses détracteurs. Richter le traitait de « chimère », et, dès l'avènement de Broussais et de l'organicisme, l'érysipèle, maladie de la peau, disparut du cadre des maladies internes. Bouillaud, Rayer, Léveillé, Pidoux, Copland, apportèrent néanmoins quelques observations de propagation de l'érysipèle aux muqueuses, mais on peut dire que c'est Gübler qui restaura l'érysipèle interne et lui donna la place importante qu'il occupe maintenant dans la nosographie. Dans un mémoire pour le prix des hôpitaux, dans la thèse de Laillier, son élève, il produisit avec sa verve et sa ténacité ordinaires, des observations et des documents décisifs. Dans une communication à la Société de Biologie, il dépassa même plus tard le but, en admettant un érysipèle de l'intestin grêle, mais l'érysipèle était de nouveau admis en principe, et, malgré les protestations de Béhier et Hardy, Gintrac, Després, qui ne voulaient y voir que des complications et des coïncidences, l'histoire de l'érysipèle des muqueuses s'enrichit de nombreuses observations (Goupil, Aubrée, Calbo, Fenestre, Dechambre, Pihan, Ciure, Dion).

Maintenant, le fait de l'existence de manifestations érysipélateuses sur certains organes internes est universellement reconnu ; bien plus, les connaissances anatomiques et bactériologiques de ces dernières années nous en donne une explication satisfaisante. Nous concevons facilement que, puisque l'érysipèle est une maladie dermique, occupant surtout les espaces et les vaisseaux lymphatiques, peu lui importe le revêtement épithélial, et le streptocoque vivra aussi bien dans le derme d'une muqueuse à épithélium cylindrique que dans celui de la peau. D'un autre côté, les réseaux lymphatiques, si riches au pourtour des orifices naturels, seront des voies de communication rapides et faciles pour le transport du parasite.

L'érysipèle par continuité sera donc le mode pathogénique ordinaire de l'érysipèle des muqueuses, et nous pourrons généraliser la proposition anatomique de Cullen. Néanmoins, toutes les manifestations internes de l'érysipèle ne sont pas justiciables de cette théorie, et nous devons compter aussi avec les lésions organiques qui provoquent les altérations du sang, morphologiques ou chimiques, relevant du processus érysipélateux. Ces altérations, sur lesquelles M. Samuel Pozzi a le premier attiré l'attention, sont le fait d'une réelle intoxication ou infection secondaire, et doivent être nettement séparées du groupe précédent. Nous aurons donc à étudier : des manifestations muqueuses ou séreuses dues à la propagation du microbe de l'érysipèle, et des manifestations parenchymateuses par intoxication ou infection sanguine.

CHAPITRE XX

ÉRYSIPÈLE DES VOIES DIGESTIVES

Érysipèle expérimental de la bouche et du pharynx. — Insuccès des inoculations à la surface de l'estomac et de l'intestin.
Stomatite érysipélateuse, aspect spécial des phlyctènes.
Pharyngite et amygdalite érysipélateuses; présence fréquente du streptocoque à la surface des tonsilles; ses variations de virulence dans les différentes sortes d'angines. — Affections locales diverses; infection générale. — Angine de Ludwig. — Érysipèle du pharynx; primitif, isolé ou lié à un érysipèle de la face; grangreneux; à répétition.
Œsophagite érysipélateuse.
Gastrite et entérite érysipélateuses. — Cas de Rendu, Guibout, Janovsky. — Ulcérations intestinales; examen histologique d'un cas. — Modifications de virulence des microbes normaux de l'intestin, et spécialement du *bacterium coli commune.*

La présence du streptocoque dans toute la longueur du tube digestif devrait faire supposer, *à priori*, que l'érysipèle primitif doive y être extrêmement fréquent, d'autant plus que les produits qui pourraient l'aider à remonter à sa virulence, s'y trouvent en grande quantité. Mais, là encore, nous pouvons constater l'abîme qui sépare les faits cliniques des déductions que l'on peut faire, *à priori*, d'expériences dans lesquelles toutes les précautions ne sont pas prises pour se rapprocher le plus possible de la réalité. En effet, si la muqueuse de la partie supérieure du tube digestif se rapproche, par sa structure, de l'enveloppe cutanée, si elle a les mêmes réactions inflammatoires, le même système de protection, elle n'est nullement comparable à la muqueuse de l'estomac, et surtout, de l'intestin. On ne peut que formuler des hypothèses sur les raisons anatomiques de cette différence. La seule chose positive qui se dégage de nos observations et de nos expériences, c'est la facilité avec laquelle la bouche et le pharynx peuvent être intéressés par l'érysipèle, et la difficulté qu'éprouve au contraire cette maladie à s'implanter dans le derme de la muqueuse de l'estomac et de l'intestin.

Chez le lapin, en effet, on réussit assez bien à produire par inoculation l'érysipèle de la bouche et du pharynx; nous avons, au contraire, échoué en faisant ingérer plusieurs centimètres cubes de cultures pures de microbe très virulent, même après avoir pris la précaution de neutraliser l'acidité gastrique. Deux fois sur trois, nous avons observé à la suite de cette ingestion une diarrhée abondante, qui disparut complètement dans un cas. L'autre animal fut sacrifié, et nous ne trouvâmes qu'un peu d'injection de la face interne de l'intestin. L'examen microbiologique sur des coupes fut négatif.

§ 1. — Stomatite érysipélateuse.

Il est relativement rare que la stomatite érysipélateuse soit primitive, le plus souvent, elle est consécutive à un érysipèle de la face ou du pharynx, établissant entre ces deux surfaces un trait d'union, une voie par laquelle l'affection peut entrer ou sortir, suivant l'expression classique. Néanmoins, même lorsque l'infection primitive a porté sur le pharynx, la maladie se propage au nez et à la face, plutôt par le derme muqueux des fosses nasales et du conduit lacrymal, que par celui de la cavité buccale. Aussi, bien que les auteurs soient d'accord pour prêter une certaine fréquence à cette localisation du processus érysipélateux, il ne nous a pas été donné d'en recueillir d'observations personnelles. On admet, du reste, que les symptômes cliniques sont les mêmes que ceux de l'érysipèle cutané; seules, en raison de la structure de l'épithélium et du milieu humide et septique dans lequel elles sont plongées, les phlyctènes offrent un aspect un peu particulier, bien décrit par M. Fernet. L'épithélium se détachant rapidement, elles apparaissent sous forme de plaques blanchâtres, molles et recouvertes d'une sorte de pseudo-membrane.

Autant que nous puissions généraliser à la muqueuse buccale humaine les constatations anatomiques que nous avons faites sur l'érysipèle de la langue du lapin, nous pouvons conclure que les lésions produites par le streptocoque sont les mêmes, qu'il s'agisse du derme cutané ou du derme muqueux, même exsudation séreuse, même diapédèse leucocytique, se terminant par l'entraînement et la destruction des microbes dans les vaisseaux lymphatiques et les ganglions.

§ 2. — Pharyngite et amygdalite érysipélateuses.

La pharyngite et surtout l'angine érysipélateuse présentent un intérêt tout spécial. Ainsi que nous l'avons dit, en parlant de la distribution topographique du streptocoque, le pharynx et les cryptes tonsillaires sont, pour ainsi dire, le quartier général du streptocoque dans l'organisme. On l'y trouve habituellement peu virulent; néanmoins, nous avons réussi à l'amener de cet état d'atténuation dans lequel on le rencontre, à un degré d'exaltation suffisant pour produire l'érysipèle chez le lapin. Il se montre plus actif dans les cas d'angines que nous avons pu examiner. Il peut subir, nous ignorons encore sous quelles influences, toutes les transformations dont nous l'avons vu capable. Il existait en abondance dans douze cas d'angine pultacée *a frigore*, dont nous avons pratiqué l'examen bactériologique ; il était le seul agent pathogène dans les quatre cas d'angine phlegmoneuse que nous avons pu étudier.

Barbier l'a rencontré dans presque tous les cas d'angine diphtéritique dont il a isolé les agents pathogènes, tantôt bénin, tantôt ayant atteint le *summum* de virulence dont il est capable. C'est lui qui donne lieu à la plupart des angines scarlatineuses, et, spécialement, à cette curieuse forme pseudo-membraneuse précoce, à laquelle Wurtz et Bourges ont consacré un intéressant mémoire. Enfin, dans certains cas, ne donnant lieu qu'à un faible accident local, il infecte rapidement l'organisme, produisant une véritable septicémie et donnant souvent lieu à des collections purulentes lointaines, dont il est reconnu le seul agent pathogène.

M. Hanot en a recueilli de belles observations, et nous en rapportons un cas topique, dans lequel un malade atteint d'angine légère, présenta bientôt des signes d'infection générale : fièvre intense, frissons, albuminurie considérable. Bientôt, une arthrite purulente du genou apparut, et le malade succomba, malgré l'amputation du membre atteint. Dans la bouche, l'urine, le pus, nous retrouvâmes des streptocoques à l'état de pureté. Voilà un bel exemple de septicémie streptococcique d'origine pharyngée.

Si nous ajoutons à cette liste déjà longue le phlegmon infectieux du pharynx et du larynx, sur lequel nous reviendrons à propos de ce dernier organe, et l'angine de Ludwig, que M. Cornil, se basant sur un examen bactériologique de MM. Chantemesse et Widal, range parmi les infections à streptocoque, nous aurons esquissé l'ensemble des espèces nosographiques qui peuvent résulter du conflit entre un streptocoque devenu plus ou moins virulent et un pharynx lui offrant un milieu plus ou moins favorable.

Parmi ces manifestations si variées, l'angine et la pharyngite érysipélateuses doivent tenir une place honorable. Signalées depuis longtemps, elles n'ont été bien étudiées que pendant ces trente dernières années, M. Laborde, en 1861, en rapporta un cas mortel. Mais à M. Cornil revient l'honneur d'en avoir donné pour la première fois une description nosologique, que les observations publiées ultérieurement n'ont fait que confirmer. Il est probable que bien des faits de cette nature passent inaperçus, car, pour se prononcer, la clinique attend, en général, que la nature érysipélateuse de la lésion vienne se caractériser et imposer le diagnostic par son épanouissement à la face. Dans certains cas que nous avons observés, d'angines blanches à streptocoque, la muqueuse du pharynx et du voile du palais était rouge et œdématiée, les ganglions tuméfiés et douloureux au point de se demander si l'on était pas en présence d'une véritable lésion érysipélateuse restant localisée. Nous n'avons point d'examen histologique qui, seul, pourrait trancher la question.

Au point de vue clinique, l'érysipèle du pharynx peut présenter tous les degrés, depuis la simple rougeur jusqu'à la gangrène, en passant par la forme moyenne avec formation de phlyctènes. Dans les cas bien caractérisés avec extension à la face, les complications phlegmoneuses sont rares, bien que Zuelzer en ait rapporté un cas. Les cas de gangrène sont, au contraire, assez fréquents. Enfin, on a signalé des cas d'érysipèle à répétition à point de départ pharyngé, confirmant ainsi les vues de M. Verneuil, sur lesquelles nous nous sommes longuement étendu.

Comment le streptocoque acquiert-il sa virulence dans le pharynx, réalisant au maximum ce que M. Jaccoud a si bien décrit sous le nom d'*infection intrinsèque?* Comment donne-t-il lieu plutôt à telle forme d'infection qu'à telle autre? Nous avouons l'ignorer. Ce sont là questions de terrain et de symbioses bactériennes que l'on précisera sans doute plus tard, mais dont l'étude reste entière à faire.

§ 3. — Œsophagite érysipélateuse.

Nous serons bref sur cette propagation de l'érysipèle, que l'on admet plutôt par analogie que d'après des documents certains. Nous n'en avons aucun nouveau à apporter. Il est très raisonnable d'y croire, surtout si l'on admet la propagation possible du pharynx à l'estomac et à l'intestin grêle. Erichsen paraît en avoir observé un cas. Dans tous les cas, c'est toujours un phénomène accessoire et sans intérêt spécial.

§ 4. — Gastrite et entérite érysipélateuses.

Il est certain que tout érysipèle est accompagné d'un état saburral plus ou moins prononcé, suivant son intensité. Mais on ne voit là habituellement qu'une manifestation de l'état général créé par toute maladie fébrile aiguë. Dans certains cas, néanmoins, les phénomènes sont tellement intenses, que l'on est obligé d'invoquer une autre pathogénie, et lorsque l'érysipèle, comme dans l'observation publiée par M. Rendu, semble s'être propagé de la face à la cavité buccale, et de là au pharynx, pour réapparaître à l'anus après quelques jours d'accidents gastro-intestinaux graves, on est en droit de conclure, comme le fait cet éminent clinicien, à l'envahissement du tube intestinal par l'érysipèle. Mais les observations aussi nettes sont malheureusement rares, et nous n'en connaissons aucune autre dans la bibliographie médicale. M. Guibout, néanmoins, en a rapporté un fait analogue, dans lequel l'estomac seul aurait été intéressé, et Ivanousky a décrit un cas de propagation de l'érysipèle à la muqueuse du gros intestin, suivi d'autopsie. Tel est le bilan des faits que l'on peut invoquer en faveur de cette propagation. Les autres observations sont susceptibles d'une autre interprétation. Celle de Gubler, par exemple, est critiquée par nombre d'auteurs, qui veulent y voir la description anatomique d'une fièvre typhoïde suivie d'érysipèle.

Du reste, les accidents gastro-intestinaux de l'érysipèle peuvent se manifester sous d'autres modes pathogéniques.

Larcher, et après lui Malherbe et Juéry ont décrit des ulcérations intestinales siégeant sur le duodénum, plus rarement sur l'iléon, le jéjunum ou le gros intestin, trouvées à l'autopsie de malades morts d'érysipèle. Après avoir rapproché ces ulcérations de celles qui se produisent dans les vastes brûlures cutanées, on a invoqué, pour expliquer leur production, la formation d'embolies streptococciques dans les capillaires intestinaux. Cette opinion nous semble très admissible et peut jusqu'à un certain point se rapprocher de celle de M. Letulle, qui semble avoir solidement établi l'origine microbienne d'ulcérations analogues de l'estomac et du duodénum, à la suite de maladies infectieuses diverses.

Nous avons même trouvé, à l'autopsie d'une femme morte, non pas d'érysipèle, mais d'une autre affection à streptocoques, d'une péritonite purulente ayant compliqué une salpingite suppurée ancienne, une lésion intestinale siégeant sur l'iléon, et que l'on peut rapprocher des ulcérations qui nous occupent. En effet, dans les deux cas, il s'agit d'un accident au cours d'une septicémie streptococcique. La lésion consistait en une décoloration de la muqueuse dans une étendue plus grande qu'une pièce de cinq francs. A ce niveau, la saillie des villosités avait disparu, la paroi intestinale était épaissie et comme œdématiée. Cette plaque était nettement circonscrite et rappelait l'aspect d'une plaie récemment cautérisée au crayon de nitrate d'argent.

Le microscope éclaira la pathogénie de cette lésion. Tous les vaisseaux sanguins des villosités étaient bourrés de streptocoques, ainsi que deux ou trois gros troncs siégeant dans la sous-muqueuse. Le reste du tissu était infiltré de fibrine coagulée, gardant la coloration de Weigert. La superficie était déjà envahie par les microbes intestinaux. Il est bien probable que si la lésion avait évolué, toute la partie infiltrée se serait nécrosée et éliminée, laissant après elle une ulcération analogue à celle que les auteurs nommés plus haut ont décrit dans l'érysipèle.

En dehors de ces cas, nous pensons qu'il faut parfois invoquer un autre mécanisme, qui n'a été jusqu'ici qu'effleuré par les auteurs qui se sont occupés de la question. Nous voulons parler des modifications de virulence que subissent les microorganismes de l'intestin pendant certaines maladies infectieuses. Seraphini, qui a fait de très importantes recherches sur la virulence des matières fécales pendant les maladies infectieuses, a surtout visé la pénétration dans l'intestin, du microbe avec lequel il avait produit la maladie causale. Dans la diarrhée qui accompagne parfois l'érysipèle grave ou les accidents streptococciques mortels, deux ordres de faits doivent être invoqués. D'abord la présence du streptocoque, qui ne semble pas être constante, d'après nos recherches, mais qui peut provoquer une entérite, ainsi que nous l'avons reproduit expérimentalement sur le lapin. En second lieu, nous devons signaler l'exaltation d'un microbe constant dans l'intestin, et dont les variations de virulence ont déjà donné et donneront probablement encore lieu à bien des controverses : nous voulons parler du *bacillus coli communis*. Dans tous les cas que nous avons pu étudier de mort par streptocoque, ce bacille, isolé du contenu intestinal de l'homme ou du lapin, s'est montré très virulent et a tué la souris en vingt-quatre heures. Nous pensons qu'il y a là une voie intéressante pour des recherches nouvelles.

Avant de terminer ce chapitre, nous attirerons l'attention sur la fréquence de l'érysipèle à la suite des solutions de continuité voisines de l'anus. Cette fréquence a déjà été signalée par M. Verneuil et nous semble être un bon argument clinique en faveur de notre thèse, à savoir : l'action des substances putrides sur la virulence du streptocoque et leur rôle dans la pathogénie de l'érysipèle.

CHAPITRE XXI

ÉRYSIPÈLE
DES VOIES RESPIRATOIRES SUPÉRIEURES

Généralités sur l'érysipèle de la muqueuse des voies respiratoires. — *Coryza érysipélateux* accompagné ou non d'érysipèle de la face ; phénomènes locaux; importance des phénomènes généraux. — *Laryngite érysipélateuse* accompagnée d'un érysipèle externe; *érysipèle primitif du larynx* de Massei, constatation du streptocoque ; phlegmon infectieux du pharynx et du larynx. — *Trachéite et bronchite érysipélateuses.*

Nous passerons rapidement sur l'érysipèle des parties supérieures du tube aérien. Nous n'avons pas, en effet, beaucoup de documents nouveaux à apporter à leur histoire; dans nos essais de production expérimentale, nous n'avons, en effet, jamais réussi à provoquer chez le lapin un érysipèle typique, et la propagation ne se fait jamais spontanément aux muqueuses chez ces animaux, ou, du moins, nous ne l'avons jamais observée.

Néanmoins, chez l'homme, comme celle du tube digestif, la muqueuse des fosses nasales, du larynx, de la trachée et des bronches, peut être envahie par le processus érysipélateux.

La physionomie clinique se modifie beaucoup sous l'influence de ces nouvelles localisations du streptocoque. Mais il est probable, comme on peut en juger par les quelques faits suivis de vérification nécroptique, que la lésion élémentaire reste la même, qu'il s'agisse d'un derme muqueux ou du derme cutané. Le parasite étant le même, le milieu analogue, on y trouve les mêmes modes réactionnels. Seulement, l'épithélium de la muqueuse aérienne, étant beaucoup plus fragile, desquame au début même de la maladie, et, par un processus que l'on peut comparer à la purulence des phlyctènes cutanées, il se produit à la surface de la muqueuse une sécrétion muco-purulente plus ou moins abondante, pouvant ne relever du streptocoque que d'une manière indirecte.

§ 1. — Érysipèle des fosses nasales.

A l'inverse de l'érysipèle des autres muqueuses, le coryza érysipélateux est plus souvent primitif que secondaire. Les excoriations dont la muqueuse nasale est souvent le siège, la stagnation à ce niveau des sécrétions normales, le voisinage du pharynx, centre d'action du streptocoque, sont autant de causes qui en expliquent la fréquence. Il est rare que le processus se borne aux fosses nasales et ne vienne point se juger à l'extérieur par l'apparition d'un érysipèle externe. Dans le cas contraire, le diagnostic est difficile et reste le plus souvent en suspens. Nous croyons avoir observé un cas de ce genre chez M. Jaccoud. Nous n'oserions, du reste, l'affirmer, car la vérification microbiologique est, dans ces cas-là, bien difficile, étant donné le grand nombre de commensaux habituels des fosses nasales. Néanmoins, l'évolution clinique était absolument semblable à celle des coryzas qui viennent ensuite affirmer leur nature par la production d'un érysipèle facial secondaire ; la propagation se fait alors, soit par les narines, soit par l'intermédiaire des points lacrymaux.

Les symptômes locaux sont ceux d'un coryza intense. On voit apparaître fréquemment au début quelques épistaxis, puis la douleur survient, très vive, sous forme de sensation de brûlure et de sécheresse, s'irradiant fréquemment dans les sinus frontaux. L'enchifrènement est absolu, dû au gonflement du derme muqueux et à la sécrétion muco-purulente, qui achève l'obstruction du canal aérien.

Cette sécrétion muco-purulente, qui souvent donne lieu, par sa dessiccation, à des croûtes volumineuses et fort gênantes, ne s'établit qu'au bout de deux ou trois jours. On y trouve des globules du pus et un nombre considérable de microbes variés. Les premiers jours, au contraire, la sécrétion est presque séreuse et contient un grand nombre de cellules à cils vibratifs plus ou moins déformées.

Mais, ce qui caractérise surtout l'érysipèle des fosses nasales, c'est l'intensité des symptômes généraux, qui sont beaucoup plus marqués qu'en cas de coryza simple. Il n'est pas rare de voir un frisson en marquer le début. La fièvre est vive et atteint 39°,5 ou 40 degrés. Dans le cas que nous rapportons, nous avons même trouvé une certaine quantité d'albumine dans l'urine. Mais tous ces symptômes ne sont que des signes de probabilité, et la certitude n'est habituellement acquise que lorsque survient l'érysipèle facial.

§ 2. — **Érysipèle du larynx.**

La laryngite érysipélateuse secondaire à l'érysipèle de la face ou du pharynx est connue de vieille date. C'est à elle que se rapportent les observations anciennes de Rylandt, Labbé, J. Simon, Laborde, Gauché, Vernon, Lasègue, etc., que nous avons citées à propos de l'érysipèle des muqueuses. Dans tous ces cas-là, la nature érysipélateuse de la lésion avait été affirmée par l'apparition ultérieure d'un érysipèle externe. Les symptômes avaient été ceux de la sténose glottique.

Les lésions macroscopiques étaient également très faciles à constater. La muqueuse était d'un rouge écarlate uniforme, sèche, brillante et comme vernissée, les replis aryténo-épiglottiques tuméfiés, épaissis et durs. Çà et là quelques ecchymoses et quelques exulcérations.

Mais, en 1884, parut un Mémoire de Masséï, qui élargissait considérablement le cadre de l'érysipèle laryngé primitif, auquel le laryngologiste napolitain attribue la production de la plupart des œdèmes primitifs de la glotte. Cette opinion est basée sur des examens laryngoscopiques nombreux et sur l'évolution même de la maladie. La laxité du derme muqueux des replis aryténo-épiglottiques doit, en effet, favoriser singulièrement leur distension par l'exsudat séreux appelé par le streptocoque érysipélateux. L'examen histologique a démontré l'infiltration du chorion muqueux par de nombreuses cellules embryonnaires. Il ne manquait donc que les recherches bactériologiques et la constatation du streptocoque, pour pouvoir affirmer la nature érysipélateuse de cette affection.

Cette lacune a été comblée par Fasano qui, dans un cas d'érysipèle primitif du larynx, a pu cultiver le streptocoque de l'érysipèle. L'opinion de Masséï a été également corroborée par les observations de Bergmann (de Riga) et de Brown-Bedfort. Masséï lui-même en a rapporté de nouvelles observations et distingue, dans l'érysipèle du larynx, deux formes cliniques, l'une locale, l'autre s'accompagnant de phénomènes infectieux généraux.

Cette dernière forme nous servira, pour ainsi dire, de transition entre l'érysipèle du larynx et la maladie décrite par Senator et bien étudiée récemment par M. Merklen, sous le nom de phlegmon infectieux du pharynx et du larynx. Ce que nous avons dit de l'érysipèle phlegmoneux et des différentes manières par lesquelles l'érysipèle peut amener la suppuration, nous dispensera d'entrer ici dans de nouveaux détails.

La laxité du tissu conjonctif des replis aryténo-épiglottiques et de la face postérieure du larynx explique jusqu'à un certain point cette transformation possible du processus érysipélateux, il se peut, du reste, que tous les cas ne soient pas semblables, au point de vue pathogénique ; car, dans la discussion qui a eu lieu à la Société médicale des hôpitaux, après la communication de M. Merklen, différentes observations ont été rapportées qui n'avaient pas présenté la même évolution clinique.

Dans certains cas typiques néanmoins, on a trouvé le streptocoque comme agent pathogène, ce qui autorise le rapprochement que nous venons de faire. Israël l'a rencontré dans un cas, et c'était lui qui était le seul agent pathogène, dans la très intéressante observation présentée par notre collègue Sauvineau à la Société anatomique.

§ 3. — Érysipèle de la trachée et des bronches.

La trachéo-bronchite érysipélateuse présente plutôt un intérêt pathogénique qu'un intérêt clinique. Elle existe rarement seule, mais elle établit une voie de propagation entre l'érysipèle de la face et du pharynx et la pleuro-pneumonie érysipélateuse, et, lorsqu'elle persiste, elle indique la marche suivie par le processus. L'observation la plus typique est celle de M. Strauss, et nous n'avons rien à ajouter à la description si nette et si détaillée qu'il a donnée de cette rare complication.

CHAPITRE XXII

ÉRYSIPÈLE DU POUMON ET DE LA PLÈVRE

Manifestations le plus souvent associées sous forme de pleuro-pneumonies. — Importance du streptocoque dans la pathogénie des broncho-pneumonies et des pleurésies. — Historique résumé de la pleuro-pneumonie érysipélateuse. — Période clinique. — Période histologique. — Période bactériologique. — Peut exister seule. — Précède ou suit l'érysipèle cutané. — Pleuro-pneumonie aiguë; absence de fibrine coagulée, sauf le cas d'infection secondaire par le pneumocoque ou une modification étrangère du processus; mobilité de la lésion; dans les cas suraigus, localisation à la cavité de l'alvéole; dans les cas simplement aigus, envahissement des lymphatiques. — Pleuro-pneumonie chronique; observation personnelle; aspect macroscopique; lésions histologiques de la plèvre et du poumon; persistance du streptocoque en abondance dans les lymphatiques; autres cas de lymphangites pleuro-pulmonaires érysipélateuses; rôle important de ces lésions dans la pathogénie de la sclérose pulmonaire pleurogène; analogie avec la dermite chronique; difficultés de l'expérimentation. — Autres modes d'infection du poumon et de la plèvre. — Érysipèle thoracique; origine vasculaire de quelques cas.

Nous réunissons dans un même chapitre les localisations du streptocoque sur le poumon et sur la plèvre, parce qu'elles sont le plus souvent solidaires l'une de l'autre dans leur pathogénie et leur anatomie pathologique. Dans les quelques rares autopsies qui ont été publiées, le plus souvent la plèvre était touchée en même temps que le poumon, et ce n'est que la prédominance de l'une ou l'autre lésion ou la direction des recherches de l'auteur, qui décidait de la dénomination de pleurésie ou de pneumonie érysipélateuse. Quoique les observations ne soient pas absolument concordantes, on peut admettre que le streptocoque érysipélateux donne lieu dans le poumon à une broncho-pneumonie à exsudat séreux, dans la plèvre à une pleurésie séro-fibrineuse.

Bien que nous ayons affirmé par ailleurs notre conviction au sujet de l'identité du streptocoque de l'érysipèle et des autres streptocoques pathogènes, que certains auteurs ont décrits comme différents, nous ne parlerons ici que des seules complications pleuro-pulmonaires relevant directement de l'érysipèle. Vouloir, en effet, embrasser dans cette description toutes les affections des organes respiratoires reconnaissant le streptocoque comme agent pathogène, nous entraînerait certainement bien loin hors du cadre que nous avons assigné à ce travail. Néanmoins, nous ne pouvons passer sous silence leur fréquence, en même temps que la parfaite similitude de leur anatomie pathologique, avec celle des lésions que nous allons décrire. Au streptocoque, en effet, sous l'influence de ces symbioses bactériennes que nous avons vu jouer un rôle capital dans les variations de virulence de notre microorganisme, sont dues la plupart des complications pulmonaires qui surviennent au cours des maladies infectieuses, principalement chez les enfants. MM. Cornil et Babès, puis Guarnieri et Morel l'ont signalé comme l'agent pathogène de la broncho-pneumonie morbilleuse. Loffler, Prudden et Northrup l'ont rencontré dans la broncho-pneumonie diphtérique. Dans des cas analogues, Darier l'a retrouvé sur des coupes. Il en est de même des complications pulmonaires de la scarlatine (Babès, Cornil et Babès), et, dans certains cas, de la fièvre typhoïde, et peut-être même de la grippe. Nous l'avons rencontré nous-même à l'état de pureté dans le poumon d'un enfant mort de broncho-pneumonie à la suite d'une coqueluche. Dans une récente thèse, notre excellent ami Mosny a groupé tous ces faits en ajoutant un grand nombre de personnels, et a attribué au streptocoque l'importante place qu'il doit occuper dans la pathogénie de la broncho-pneumonie à forme lobulaire.

D'un autre côté, l'étude des pleurésies à streptocoques faisait l'objet de recherches très complètes de notre collègue et ami Vignalou, qui en fit l'objet de sa thèse inaugurale.

On voit donc que depuis l'extension des études bactériologiques et l'apparition dans la science des données nouvelles et positives qu'elles apportent, la pleuro-pneumonie érysipélateuse a un peu perdu de son autonomie et doit venir se ranger auprès des autres affections pulmonaires à streptocoque, dont elle forme une des classes les plus intéressantes, par les variétés qu'elle présente.

Son histoire est des plus anciennes, et liée étroitement à celle des manifestations internes de l'érysipèle. Sans vouloir remonter à Hippocrate, qui, suivant les auteurs, semble y avoir fait allusion dans la phrase suivante : « Or, il (l'érysipèle) se trouve en dedans lorsque la rougeur a disparu, la poitrine est chargée d'un poids et la dyspnée plus grande. » Nous pouvons citer les noms de Gubler, Lailler, Labbé, Jules Simon, qui ont rapporté les premières observations bien nettes d'érysipèle pulmonaire, et qui ont assigné à cette propagation la place qui lui revient dans le cadre nosologique de cette affection. Schlumberger, dans une thèse écrite sous l'inspiration de M. Cornil, en relate, en 1872, une nouvelle observation. Mais on peut dire que jusqu'au remarquable mémoire que fit paraître M. Strauss dans la *Revue de médecine*, en 1879, l'anatomie pathologique de la lésion était un peu restée au second plan. Dans la très complète observation que relate cet auteur, l'histologie pathologique occupe une large part, et les principaux traits anatomiques de la lésion pulmonaire érysipélateuse y sont tracés de main de maître ; M. Strauss insiste spécialement sur l'absence de fibrine dans l'exsudat et la presque continuité de la lésion avec l'érysipèle facial qui avait précédé la localisation pulmonaire.

L'attention ayant été attirée sur ce point, les observations deviennent ultérieurement plus nombreuses, mais les autopsies et les examens anatomiques sont rares. Potain et Cuffer rapportent un cas des plus intéressants, en raison de l'inversion dans l'ordre habituel des phénomènes, la pneumonie ayant précédé et non suivi l'érysipèle facial. Luc publie un cas dans lequel on peut bien suivre l'envahissement progressif des voies respiratoires supérieures, puis des bronches et des poumons.

Aussi, Stackler, dans une excellente thèse de 1881, sur les broncho-pneumonies érysipélateuses, pût-il, en apportant un certain nombre d'observations nouvelles, fonder ses conclusions sur un ensemble de dix-sept cas bien démonstratifs. Deux fois sur six, cet auteur vit apparaître une pleurésie qui, dans un cas, fut assez intense pour nécessiter une ponction.

La constatation du streptocoque dans l'exsudat pneumonique fut signalée pour la première fois par M. le professeur Cornil qui, dans un cas rapporté en détail dans la thèse de M. O. Petitjean, le rencontra associé au pneumo-bacille que Friedländer venait alors de décrire. Nous nous rappelons avoir, l'année suivante, assisté dans le service de M. Cornil, à l'autopsie d'une femme qui, au cours d'un érysipèle intense de la face et du tronc, mourut en présentant des signes de pneumonie lombaire. On trouva nécroptiquement une pneumonie du lobe inférieur du poumon gauche. Les deux feuillets de la plèvre étaient recouverts de fausses membranes. Le péricarde était le siège d'un exsudat analogue, présentant l'aspect classique de deux tartines de beurre décollées. On trouva du streptocoque en abondance sur des frottis de lamelles faits avec ces divers exsudats, mais il ne fut pas fait de cultures. — En 1885, Dreschfeld rapporta un cas de pneumonie serpigineuse dans laquelle il trouva, comme M. Cornil, du streptocoque et du pneumo-bacille de Friedländer.

Si nous passons rapidement sur les vingt et un cas de

pneumonie dans lesquels Weichselbaum a rencontré un streptocoque, qu'il a désigné sous le nom de *streptococcus pneumoniæ*, c'est principalement parce que les rapports de ces faits avec l'érysipèle ne sont pas signalés par cet auteur.

En revanche, la pathogénie érysipélateuse de la pneumonie a été bien mise en lumière dans les quatre belles observations que Cerné a communiquées à l'Académie de médecine, ainsi que dans le cas publié par Duléry.

Enfin, l'an dernier, notre ami, le Dr E. Mosny, observa un cas intéressant de pneumonie survenue par contagion d'un érysipèle, et dans laquelle le streptocoque trouvé à l'état de pureté, reproduisit sur les animaux un érysipèle typique. C'est d'après ses coupes, qu'il nous a obligeamment communiquées, que nous décrirons les lésions de la forme suraiguë de la broncho-pneumonie érysipélateuse.

Les rapports étiologiques qui unissent la pneumonie à l'érysipèle, peuvent être groupés sous les trois chefs suivants :

1° La pneumonie existe seule et sa nature érysipélateuse est déduite d'une contagion évidente (cas de Mosny) ;

2° L'érysipèle du poumon précède l'érysipèle cutané (cas de Potain et Cuffer) ;

3° L'érysipèle du poumon suit l'érysipèle cutané (les autres observations).

Au point de vue anatomo-pathologique, nous sommes moins riches en documents. Néanmoins, les cas de Strauss, Mosny, dans lesquels l'évolution a été bien différente de celle d'un érysipèle pleuro-pulmonaire que nous avons observé et dont nous avons pu faire la vérification anatomique, nous permettent d'établir une grande division, à la fois clinique et histologique, en érysipèle pleuro-pulmonaire aigu et en érysipèle pleuro-pulmonaire chronique.

Ce qui caractérise la forme aiguë et qui nous donne la note anatomique de la nature érysipélateuse de la lésion, c'est l'absence de fibrine coagulée dans l'exsudat pulmonaire. Nous retrouvons en effet, avec cette seule différence que l'exsudation a lieu dans les alvéoles, au lieu de siéger dans les interstices conjonctifs, le mode réactionnel de l'organisme dans l'érysipèle franc. Leucocytes et sérosité sanguines viennent affluer au niveau du point où les appelle la présence du streptocoque virulent. Mais, ainsi que nous l'avons dit longuement à propos des rapports entre l'érysipèle et le phlegmon, l'exsudat, bien que contenant de la fibrine coagulable, reste séreux, et il semble nécessaire, pour amener la coagulation de la fibrine, soit d'une modification dans la virulence du microbe, soit de l'intervention d'un autre microorganisme, le pneumocoque, par exemple (cas de Dreschfeld, de Cornil).

Là, encore, les causes qui ajournent la coagulation de la fibrine semblent bien peu puissantes, puisque, lors même que la fibrine ne se coagule pas à l'intérieur des alvéoles, elle se coagule à la surface de la plèvre, formant une coque plus ou moins épaisse à la partie enflammée.

Cette particularité de l'exsudat dans la pneumonie érysipélateuse a une certaine importance clinique et nous explique avec quelle facilité il peut être résorbé.

On a noté depuis longtemps, en effet, la mobilité des manifestations érysipélateuses du poumon, et, dans les cas heureux, l'état local se modifie avec une énorme rapidité ; en quelques jours, en quelques heures même parfois, on peut considérer comme complète la *restitutio ad integrum* de parties qui semblaient profondément touchées par le processus. Dans la pneumonie à pneumocoques, au contraire, où la coagulation de la fibrine est précoce et complète, la liquéfaction de l'exsudat est beaucoup plus lente, et, ainsi que le fait remarquer M. Jaccoud, l'on retrouve encore des signes locaux longtemps après que l'amélioration de l'état général pouvait faire regarder la maladie comme terminée.

Du reste, la topographie des lésions varie un peu, suivant le mode d'introduction des microorganismes dans l'intimité du parenchyme pulmonaire. Dans le cas de Mosny, que l'on peut considérer comme une observation d'érysipèle suraigu du poumon, l'apport microbien avait été probablement fait par l'air. Il s'agissait d'une servante qui avait été brusquement atteinte d'une pneumonie à streptocoque, en soignant son maître atteint d'érysipèle.

Aussi, sur les préparations microscopiques, peut-on reconnaître que l'altération porte uniquement sur la cavité alvéolaire comblée par un exsudat, dans lequel on trouve en abondance leucocytes et streptocoques, ceux-ci en chaînettes de cinq à huit grains sphériques. On n'y trouve pas de cellules épithéliales en place ou desquamées. La paroi alvéolaire est infiltrée de leucocytes, épaissie, et l'on peut voir quelques streptocoques disséminés. Les microbes ont en effet franchi la barrière si mince au niveau de la muqueuse pulmonaire, qui sépare le milieu extérieur du milieu intérieur, témoin le léger exsudat fibrineux qui recouvrait la partie enflammée et dans laquelle on retrouvait facilement le streptocoque à l'état de pureté. Mais, fait que nous croyons important, les cloisons interalvéolaires et surtout interlobulaires étaient saines, comme dans les cas de pneumonie franche aiguë, en un mot, on ne trouvait pas encore de réaction lymphangitique. Les ganglions bronchiques n'étaient, du reste, pas augmentés de volume.

Cet engorgement des lymphatiques était au contraire bien net dans le cas publié par M. Strauss. Le streptocoque semble avoir suivi cette voie pour se rendre de la face au poumon. M. Strauss le note expressément : « Les strabécules même des alvéoles et les septa-interlobulaires (lymphatiques (?) sont aussi fortement infiltrés de globules de pus. » Si nous rapprochons ce fait de notre observation dans laquelle les streptocoques siégeaient principalement dans les vaisseaux lymphatiques, nous pensons qu'il faut supprimer ce point d'interrogation qui, du reste, posé par un observateur aussi distingué et aussi consciencieux, vaut mieux que l'affirmation de bien d'autres.

Au demeurant, même abondance d'exsudat séreux et de leucocytes à l'intérieur des alvéoles, même absence de lésions épithéliales que dans le cas de Mosny. L'envahissement pleural a été mis en relief, car s'il est dit que le poumon, siège de la pneumonie, était adhérent dans toute son étendue à la paroi thoracique, l'origine récente ou ancienne de ces adhérences n'est pas notée. En face de ces lésions si nettes, la lacune microbiologique disparaît, et nous pouvons considérer ce fait comme le type de l'érysipèle aigu par propagation. La terminaison fatale a suivi de cinq jours le début de la pneumonie, alors que dans le cas de Mosny, la malade n'a survécu que deux jours à son frisson initial.

Dans le cas que nous avons pu observer, le début de l'affection remontait, au contraire, à plusieurs mois. Il s'agissait d'une femme qui, après avoir présenté plusieurs attaques subintrantes d'érysipèle de la face, présenta brusquement des symptômes d'abord du côté de la gorge et du larynx, puis du poumon et de la plèvre. On trouvait, à la base gauche, un peu de matité à la percussion et des bouffées de râles crépitants à l'auscultation. Quelques jours plus tard, une ponction avec la seringue de Pravaz pouvait extraire quelques gouttes de liquide citrin. Ces symptômes avaient à peu près disparu, lorsque la malade mourut des suites d'un mal de Bright, deux mois et demi plus tard. Nous trouvâmes le streptocoque encore vivant dans la plèvre et y entretenant les altérations suivantes, qui sont, aux lésions de cas précédents, ce que l'érysipèle chronique de la peau est à l'infiltration diffuse qui caractérise l'érysipèle aigu.

Macroscopiquement, la partie inférieure du poumon était recouverte d'une couche fibrineuse blanche et résistante d'un demi-centimètre environ. Le feuillet pariétal était sain, et il n'existait pas d'adhérences entre le poumon et la paroi. Au-dessous de cette coque, le tissu offrait une coloration normale; néanmoins, on pouvait apprécier à l'œil nu une condensation sensible du parenchyme. Les parois alvéolaires semblaient un peu épaissies, ainsi que les espaces interlobulaires qui se présentaient à la coupe sous forme de traînées grisâtres. Par expression, on faisait sourdre une certaine quantité de liquide séreux. Cette altération de texture occupait tout le lobe inférieur du poumon droit.

Sur des coupes microscopiques on peut constater, après coloration au picrocarmin ou à l'hématoxyline, que la fausse membrane pleurale est vascularisée, et que sa circulation intime est assurée par des canaux sanguins peu nombreux, de structure très primitive et remplis de globules rouges, ainsi que par des vaisseaux lymphatiques bien nettement délimités et contenant des globules blancs. Le fond est formé par une substance fibrillaire très délicate et légèrement colorée en rose par le carmin, formant comme plusieurs lamelles superposées, dans l'interstice desquelles on voit un nombre plus ou moins considérables de cellules embryonnaires disposées en séries linéaires; en un seul point de la coupe, l'infiltration cellulaire semble diffuse.

Par la méthode de Weigert, tous les canaux que nous avons signalés comme contenant des globules blancs sont bourrés de streptocoques, au point d'apparaître, à un faible grossissement, sous forme de cylindres bleus tranchant sur le fond incolore. Fait intéressant, en effet, cette fausse membrane, franchement fibrineuse macroscopiquement, ne garde pas la coloration de Weigert; il semble que pour fixer le violet, il lui manque le mordant nécessaire. En dehors de ces microorganismes intra-lymphatiques, il en existe quelques-uns épars entre les lamelles de la fausse membrane. Enfin, au point où nous avons observé par le picrocarmin, l'accumulation d'une grande quantité de leucocytes, on voit un nombre très considérable de streptocoques en chaînettes assez longues, dissociant la pseudomembrane à ce niveau. Au voisinage de ce foyer, les vaisseaux sont obturés par un bouchon de fibrine récemment coagulée en longs filaments et dont la teinte violet-mauve ressort sur le reste de la fausse membrane.

Dans le tissu pulmonaire, les lésions sont de deux ordres : lymphatiques et alvéolaires. Les premières sont de beaucoup les plus importantes, car elles permettent de suivre, mieux que n'importe quelle injection artificielle, le trajet des vaisseaux lymphatiques intra-pulmonaires. On voit des fins canaux remplis de microorganismes occupant les espaces conjonctifs interlobulaires, interinfundibulaires, interalvéolaires. Ces derniers représentent des lymphatiques de moyen calibre, reconnaissables à l'auréole de charbon qui entoure leur cavité. Tous ces espaces sont épaissis et présentent une tendance marquée à la sclérose. Autour des artères de petit calibre, se trouve un cercle mal limité de microorganismes, qui démontre péremptoirement la présence d'une gaine lymphatique autour d'elles. En aucun point, on ne voit de microorganismes, soit dans les vaisseaux sanguins, soit isolés dans les mailles conjonctives. Ces altérations lymphatiques intéressent tout le lobe inférieur droit. Quant aux lésions alvéolaires, elles sont très clairsemées et n'intéressent que quelques alvéoles, les plus voisines de la plèvre. Elles consistent dans la production à leur intérieur d'un exsudat légèrement fibrineux, dans lequel on retrouve en abondance leucocytes et streptocoques. Là, encore, on ne trouve de trace de l'épithélium pulmonaire, ce qui différencie essentiellement les pneumonies érysipélateuses des autres broncho-pneumonies, le plus souvent catarrhales.

En résumé, les lésions de cette pleuro-pneumonie chronique consistent principalement en une lymphangite pleurale, sous-pleurale et intra-pulmonaire, avec quelques points clairsemés de pneumonie vraie. Ce fait n'est pas du tout isolé, et l'on trouve dans la littérature médicale des cas où la lésion lymphatique était assez marquée pour être reconnue à l'œil nu. Cadiat, en 1874, en a rapporté une observation à la Société anatomique. Il s'agissait d'une lymphangite sous-pleurale, macroscopiquement constatable, compliquant un érysipèle qui s'était terminé par une péritonite mortelle. Notre maître, M. Troisier, a également rapporté, dans sa Thèse inaugurale, un cas de lymphangite pulmonaire reconnue macroscopiquement à l'autopsie d'un nouveau-né mort d'érysipèle.

Les points intéressants dans l'histoire de cette malade nous semblent être les suivants : 1° la preuve *de visu* de la longue persistance du streptocoque dans les lymphatiques pulmonaires, analogue à celle que nous avons signalée dans les lymphatiques cutanés dans l'intervalle qui sépare certains érysipèles à répétition; 2° la production de lésions chroniques à la suite de cette lymphangite chronique.

Ce fait nous semble jeter une lueur toute nouvelle sur la pathogénie d'un certain nombre de scléroses pulmonaires, décrites sous le nom de *scléroses pleurogènes*. Suivons, en effet, par la pensée ce qui serait fatalement arrivé si notre malade n'avait pas été prématurément emportée par sa néphrite. Sous des influences favorables encore inconnues, le streptocoque se serait réveillé, aurait, comme il le fait dans l'érysipèle à répétition, envahi les parties voisines, c'est-à-dire les alvéoles. L'organisme aurait probablement facilement triomphé. Mais ces inflammations successives auraient accéléré la marche de la sclérose, que nous voyons déjà nettement accusée après deux mois, et, peu à peu, sous l'influence de cette épine permanente, la rétraction cicatricielle se serait produite, entraînant avec elle la dilatation bronchique et les autres signes qui caractérisent la sclérose pulmonaire confirmée.

Notre hypothèse nous semble des plus plausibles, si l'on veut comparer à ce qui se passe dans le poumon, le processus qui, dans le derme, conduit, comme nous l'avons vu, à la dermite chronique hypertrophique.

L'envahissement des lymphatiques n'est du reste pas exclusivement propre aux broncho-pneumonies érysipélateuses. Si ces vaisseaux sont primitivement envahis dans les cas d'inflammation par propagation, ils le seront secondairement dans les autres broncho-pneumonies streptococciques, ainsi que Mosny le note expressément dans sa Thèse et que nous avons pu le constater nous-même. Nous voulons simplement attirer l'attention sur cette relation entre la sclérose pulmonaire et la persistance du streptocoque dans les lymphatiques, espérant que des faits nouveaux viendront la confirmer plus tard et élargir encore le cadre des affections reconnaissant le streptocoque comme agent pathogène immédiat ou éloigné.

Outre qu'il peut y être propagé par les voies lymphatiques, le microorganisme pathogène peut être inoculé directement à la surface pulmonaire, ainsi que l'expérience le reproduit facilement. Il suffit, en effet, d'injecter quelques gouttes de culture très virulente dans la trachée d'un lapin pour que celui-ci succombe en peu de temps, présentant à l'autopsie une exsudation diffuse non coagulée, ayant envahi les deux poumons dans leur totalité et amené la mort par asphyxie. Les cultures peu ou moyennement virulentes restent sans effet.

Propagation par le larynx et les bronches ou inoculation directe, telles sont les conditions pathogéniques les plus habituelles des complications pleuro-pulmonaires de l'érysipèle. Néanmoins, nous pensons que la séreuse pleurale peut être atteinte d'une autre manière. Les microbes peuvent en effet, pénétrer à travers la paroi thoracique, envahissant par la voie lymphatique le feuillet pariétal de la plèvre, comme nous l'avons vu se propager du poumon au feuillet viscéral. Les observations de Fehleisen, auxquelles nous faisions allusion plus haut, se rapportent probablement à ce mode pathogénique.. Il en est de même des autres cas, où une pleurésie est venue compliquer un érysipèle limité à la paroi thoracique.

Nous ne dirons qu'un mot de la pleurésie purulente, dont les rapports avec l'érysipèle sont mal déterminés. Dans les cas de Pirogoff, cet auteur considère l'érysipèle non comme la cause, mais comme une complication de la pleurésie purulente. En dehors des faits dans lesquels l'érysipèle s'est terminé comme une pyohémie, nous n'en connaissons pas d'autres observations.

Enfin, lorsque la septicémie sanguine est effectuée, les streptocoques peuvent atteindre le poumon par la voie sanguine. Les lésions que nous avons pu observer dans des cas analogues, consistent principalement en une distension considérable des capillaires sanguins, dans lesquels on peut colorer les streptocoques comme dans tous les autres vaisseaux de l'économie. Nous n'avons point noté de modification notable du parenchyme pulmonaire. Néanmoins, ce mode d'infection a été invoqué à plusieurs reprises, et si Lukomsky en a rapporté une observation peu probante, l'origine vasculaire des lésions, dans le fait de Petitjean, semble bien avoir été établie par Denucé.

CHAPITRE XXIII

ÉRYSIPÈLE DE LA MUQUEUSE GÉNITO-URINAIRE

Extrêmement rare et peu important chez l'homme, malgré la fréquence des infections streptococciques dans les maladies des voies urinaires. — Chez la femme; érysipèle urinaire. — Cas de Gross, érysipèle génital en dehors de l'état puerpéral. — Des modifications morphologiques signalée par les auteurs.

ÉRYSIPÈLE PUERPÉRAL. — Identité avec un certain nombre de formes de l'infection puerpérale. — Infection puerpérale accompagnée d'érysipèle externe. — Transformation intra-utérine de la virulence du streptocoque. — Érysipèle puerpéral consécutif à un érysipèle externe; rareté de cette complication. — Étude biologique. — Lésions cutanées. — Voies de propagation de l'action pathogène au péritoine.

TRANSMISSION DE L'ÉRYSIPÈLE DE LA MÈRE AU FOETUS. — Aucun cas positif bien établi. — Insuffisance des preuves apportées par Runge et Kaltenbach. — Invraisemblance *à priori* de l'infection sanguine comme cause de l'érysipèle du fœtus. — Théorie lymphatique de Lebedeff, ne pouvant expliquer qu'un certain nombre de cas. — Observations personnelles négatives se rapportant à l'érysipèle. — Absence de lésions fœtales et de lésions placentaires. — Cas positifs de transmissions d'autres affections streptococciques.

Chez l'homme, l'érysipèle de la muqueuse génito-urinaire semble extrêmement rare. En effet, l'envahissement de l'urètre et de la vessie à la suite d'un érysipèle externe n'ont jamais été observés, à notre connaissance. Quant aux cas d'inoculation directe à la surface d'un de ces organes, elle doit être exceptionnelle, et notre conviction n'est nullement forcée par les faits de Tillmans, d'Ivanowsky et de Goodhart. Ce dernier auteur décrit, en effet, sous le nom d'érysipèle du rein et des voies urinaires, plusieurs observations de néphrites ascendantes, identiques aux cas rapportés dans la thèse d'Albarran, et qui ne rentrent pas dans le cas de l'érysipèle, quelque large qu'on veuillent le faire. Ce n'est pas à dire pour cela que le streptocoque respecte la muqueuse urinaire, loin de là. Albarran a démontré, au contraire, le rôle important qu'il jouait à côté de la bactérie septique; mais le processus auquel il donne lieu est tantôt une affection locale catarrhale, tantôt des abcès miliaires rénaux, mais en aucun cas, il n'a été signalé comme ayant provoqué dans le derme muqueux la réaction qui caractérise l'érysipèle.

Du reste, il n'intervient là, en général, que comme agent d'infection secondaire, après que d'autres bactéries ont préparé le terrain, en provoquant une fermentation ammoniacale de l'urine, ou dans le cas où le rein sécrète une urine anormale, d'une acidité faible et contenant de l'albumine. Nous avons, en effet, constaté que le streptocoque ne se développait pas sur l'urine normale, même alcalinisée avec la lessive de soude. Expérimentalement aussi, nous avons obtenu des résultats négatifs, en injectant avec une sonde filiforme 1 centimètre cube de culture virulente dans la vessie d'un lapin.

Chez la femme, l'érysipèle génital est surtout intéressant dans ses rapports avec la puerpéralité. En dehors de cet état, dans lequel les portes d'entrée sont si largement ouvertes au microbe, les érysipèles sont rares. Néanmoins, M. Gross semble avoir rapporté un cas assez probant d'érysipèle de l'urètre, survenu à la suite d'un cathétérisme, et qui se propagea ensuite à la vulve et aux cuisses. La propagation au vagin d'un érysipèle externe peut également s'observer, et, en général, l'évolution de la maladie ne présente rien de particulier.

Nous avons observé toutefois un cas assez intéressant, au point de vue des symbioses dont est capable le streptocoque. Il s'agissait d'une malade chez laquelle, à la suite d'un érysipèle de la cuisse, la grande lèvre gauche et une partie du vagin furent envahis. L'érysipèle disparut, mais huit jours après, survint une bartholinite typique du même côté, et nous trouvâmes dans le pus de cet abcès un streptocoque assez virulent, uni à un des microorganismes décrits par Bumm, comme commensaux du vagin, le *micrococcus subflavus.* La malade ne présentait pas de blennorrhagie. L'érysipèle semble donc avoir été pour beaucoup dans la pathogénie de cette affection.

§ 1. — Érysipèle puerpéral.

Ce que nous avons dit de l'identité des streptocoques, et surtout de l'influence des putréfactions intra-utérines sur la virulence de ce microbe, nous permettra d'être bref sur les liens intimes qui unissent l'érysipèle aux formes les plus communes de l'infection puerpérale. Depuis Maurice Reynaud, Siredey et surtout Bernutz, la question a été définitivement jugée en clinique, et les recherches bactériologiques de Doléris, Winckel, Doyen et Widal, ont confirmé ce jugement. Comme nous ne voulons pas ici faire l'anatomie pathologique de toutes les affections streptococciques, nous n'insisterons que sur les cas dans lesquels la nature de la lésion a été jugée érysipélateuse, par suite de sa coexistence avec un érysipèle externe antérieur ou consécutif.

Qu'il nous soit néanmoins permis de dire ici que nos observations personnelles sont absolument d'accord avec celles des auteurs qui considèrent le streptocoque comme l'agent le plus fréquent et le plus actif de l'infection puerpérale. Six fois, sur sept cas dans lesquels nous avons fait l'examen bactériologique, nous avons rencontré le streptocoque à l'état de pureté dans le sang et le péritoine. Dans le septième cas, dû au staphylocoque doré, il s'agissait d'une phlébite utéro-ovarienne ayant amené la formation d'un caillot suppuré de la veine rénale. Cette maladie ne présentait ni le tableau clinique, ni la lésion habituelle de l'infection puerpérale ordinaire.

Sur ces sept cas, un seul s'est compliqué d'érysipèle des parties génitales. Mais, dans cette observation, on pouvait suivre admirablement le processus, qui avait été, aussi nettement que possible, celui que nous avons indiqué comme donnant lieu à l'exagération de la virulence du streptocoque. Rétention de débris placentaires, putréfaction avec fétidité des lochies, puis fièvre et accidents septiques, érysipèle sortant de la vulve et venant envahir les deux cuisses.

Il est impossible, en face des observations nombreuses, identiques à celles que nous rapportons, de vouloir voir une simple coïncidence entre ces deux accidents, que l'anatomie pathologique et la bactériologie s'accordent à rapprocher. C'est pourtant l'opinion que défendent Gusserow, et, plus récemment, Fehling, dans un traité très complet de la fièvre puerpérale. Certainement, grâce à l'antisepsie, au curetage précoce dans les cas d'infection avérée, l'infection puerpérale est devenue plus rare et a modifié un peu son allure. Toutefois, les cas de l'ordre de celui que nous rapportons doivent se rencontrer assez fréquemment, pour que l'on puisse admettre dans toute leur rigueur les observations et les conclusions des anciens auteurs. Il est donc incontestable que le même streptocoque qui donne lieu à l'infection utérine, péritonéale et sanguine, vient, par voie de continuité à travers le derme muqueux du vagin, ou par inoculation à la surface d'une plaie du vagin ou de la vulve, envahir la peau et le tissu sous-cutané de la cuisse et y déterminer un véritable processus érysipélateux. Quant au degré de virulence qui lui est nécessaire pour donner lieu à cette complication, le microbe peut le posséder au moment où il est apporté au contact de la plaie utérine, ou encore l'acquérir par son séjour dans la cavité génitale, sous les influences que nous avons indiquées plus haut. Dans le premier cas, la clinique démontre surabondamment que le tableau symptomatique reste le même, que le germe contagieux provienne d'un érysipèle ou d'une autre infection puerpérale.

Si l'érysipèle qui a pris naissance au niveau de la cavité utérine peut, par envahissement progressif, venir se faire jour à l'extérieur, la marche inverse semble relativement rare. M. Cornil cite pourtant, dans les leçons de 1889, un cas dans lequel un érysipèle de la cuisse fut suivi d'infection puerpérale. Pour nous, nous avons été témoin de deux cas, dans lesquels un érysipèle du membre inférieur provoqua un avortement. Dans les deux cas, le processus, bien qu'étendu à la face interne de la cuisse, n'envahit pas le vagin ni l'utérus, et l'involution utérine put se faire sans accident. Cette infection par continuité, par propagation d'un érysipèle externe, est donc possible, mais est loin d'être fatale.

Quant aux érysipèles des parties trop éloignées pour pouvoir admettre la propagation par continuité, nous ne connaissons pas d'observations dans lesquelles on puisse invoquer la voie sanguine comme lien entre un érysipèle et une infection puerpérale. Il est probable que, dans le cas de coïncidence de ces deux affections, la filiation doit s'expliquer par une auto-contagion due au transport du microbe par les mains ou les linges de la malade, ou même par une double inoculation.

Les lésions histologiques que nous avons rencontrées dans le cas d'érysipèle puerpéral que nous citions plus haut, étaient identiques aux altérations habituelles en ce qui concerne la peau de la cuisse. Quant au processus utérin, il était absolument conforme aux descriptions et aux figures qu'en a données Widal. A la surface de la muqueuse, on pouvait colorer des streptocoques et des bacilles. Dans la profondeur, on ne trouvait au contraire que des streptocoques seuls. Les lymphatiques étaient remplis par des masses micrococciques, et on pouvait les suivre, injectés ainsi, jusqu'au voisinage de la séreuse péritonéale. Nulle part, du moins dans ces cas-là, les vaisseaux sanguins ne présentaient d'envahissement microbien, sauf dans leur gaine lymphatique.

Ici se pose une question intéressante. La complication la plus terrible et la plus fréquente de l'érysipèle utérin est, sans contredit, la péritonite puerpérale. L'envahissement de cette séreuse peut, en effet, se comprendre de deux manières, et le chemin qui s'ouvre au microorganisme est double : la voie muqueuse et la voie lymphatique.

La continuité de la muqueuse utérine et de la muqueuse tubaire pourrait, en effet, faire supposer que le processus érysipélateux se propageant à la trompe, envahit de là la séreuse péritonéale par simple continuité. Mais il semble que ce soit là, néanmoins, la route la plus rarement suivie. Nous ne connaissons en effet aucun examen microscopique permettant d'affirmer l'existence d'un érysipèle tubaire. Les caractères de la salpingite puerpérale sont plutôt ceux d'une inflammation muco-purulente, et celle-ci se présente le plus souvent sous la forme d'une poche dont les communications péritonéales sont interrompues. C'est du reste, le plus souvent, une complication puerpérale à longue échéance et qui ne fait pas partie intégrante de l'infection puerpérale aiguë, dont elle constitue une forme atténuée. Elle est pourtant, mais par un autre mécanisme que le processus érysipélateux, souvent due à l'action du streptocoque qui peut longtemps y vivre de sa vie latente. Dans deux cas, nous avons été témoin du réveil de cette virulence du streptocoque vivant dans ces conditions et ayant pu, longtemps après le début de l'affection, sous des influences inconnues, traverser la paroi du kyste purulent et amener une péritonite à streptocoques sans rupture de la poche tubaire.

Dans l'infection puerpérale aiguë due à un streptocoque très virulent, les choses ne semblent pas se passer ainsi, et beaucoup d'auteurs (Siredey, Lucas-Championnière), considèrent la voie lymphatique comme la seule voie de propagation suivie dans ces cas-là par le microbe, entre la cavité utérine et la cavité péritonéale.

Bumm se range à cette opinion. Dans deux cas qu'il a particulièrement étudiés, il a vu, sur des coupes, des streptocoques à l'intérieur des lymphatiques utérins, alors que des cultures et des examens microscopiques ne lui révélèrent la présence d'aucun microbe dans l'intérieur des trompes.

Il admet alors que, lorsqu'il existe une salpingite associée à une péritonite puerpérale, elle est le résultat et non la cause de la péritonite.

Dans le cas auquel nous faisions allusion plus haut, et dans lequel la nature érysipélateuse de la lésion était indéniable, le péritoine contenait une grande quantité de pus, et la trompe gauche était le siège d'une inflammation intense. Mais, sur des coupes, le processus était limité à la couche superficielle de la muqueuse et n'intéressait point son derme. En outre, les lésions inflammatoires étaient uniquement localisées à l'ampoule de Heule, l'isthme de Barkow restant absolument sain. Ce cas se rapportait donc bien à la pathogénie indiquée par Bumm, et la salpingite était bien probablement secondaire.

On ne pouvait néanmoins pas tirer de ces trois faits positifs des conclusions générales, d'autant que malgré l'absence de critérium histologique, Widal semble bien avoir rapporté, dans sa Thèse, deux observations de péritonite puerpérale, dans lesquelles les trompes semblaient avoir été primitivement intéressées.

§ 2. — Transmission de l'érysipèle de la mère au fœtus.

Quant au passage du streptocoque au travers du placenta et à l'érysipèle du fœtus qui en serait la conséquence, tous les documents que nous avons recherchés nous ont semblé insuffisants pour l'établir en cas d'érysipèle simple de la mère.

L'examen attentif et complet que nous avons fait de trois fœtus (sang, viscères, cultures, coupes), et de leurs annexes, provenant d'avortements dus à l'érysipèle, ont été absolument négatifs. La lecture de la Thèse de Duchein, des observations de Runge et de Kaltenbach ne sont pas non plus faites pour nous imposer l'opinion contraire. Les arguments microbiologiques en faveur de ce passage font complètement défaut, ainsi que les constatations histologiques. Le seul phénomène invoqué par Runge et Kaltenbach en faveur de leur thèse est une desquamation générale de la peau du fœtus, preuve qui est bien insuffisante pour affirmer l'existence d'un érysipèle intra-utérin.

Tout, au contraire, semble plaider contre la possibilité de cette transmission, au moins sous la forme d'érysipèle fœtal. En effet, nous verrons plus loin que le passage du streptocoque dans la circulation sanguine, nécessaire pour amener cette complication, n'est pas une conséquence constante de l'érysipèle, et que, du reste, si le microbe existait dans le sang au moment de l'avortement, son déversement dans la cavité utérine pourrait amener des conséquences très graves et donner lieu à une véritable infection puerpérale. Or, cliniquement, l'avortement au cours de l'érysipèle n'aggrave pas sensiblement la gravité du pronostic, sauf en ajoutant quelques chances d'infection.

De plus, ainsi que l'a démontré Malvoz, il est nécessaire que le placenta présente des altérations anatomiques, pour que des corps figurés puissent passer de la mère au fœtus. Or, dans les observations publiées, ces lésions n'étaient point signalées et n'existaient point certainement dans les nôtres.

Enfin, l'apport du streptocoque par la voie sanguine aurait pour conséquence une septicémie sanguine du fœtus et non un érysipèle, qui nécessite l'introduction du germe dans les voies lymphatiques. Seule, l'opinion de Lebedeff, qui n'est rien moins que prouvée, pourrait expliquer la production d'un érysipèle fœtal, l'agent de transport de ce microorganisme étant, d'après cet auteur, les vaisseaux lymphatiques du cordon. En tout cas, cette hypothèse, peu vraisemblable, ne pourrait expliquer que les cas où la cavité utérine est elle-même envahie par les microorganismes.

Mais ici encore ce que nous disons pour l'érysipèle simple ne peut se généraliser à toutes les affections streptococciques, et, dans certains cas, ce microbe peut très bien traverser le placenta et aller provoquer, non pas un érysipèle, mais une septicémie mortelle du fœtus. Sirmone a rapporté un fait de ce genre, à la suite d'une pyohémie. MM. Hanot et Luzet ont rapporté un cas très intéressant de purpura à streptocoques, dans lequel le microbe a été retrouvé dans le corps de l'enfant. Mais, dans ce fait, on trouvait les deux conditions nécessaires à ce passage : septicémie sanguine, lésion placentaire hémorragique. On comprend donc, *a priori*, que dans les cas rares d'érysipèle infectieux hémorragique, qui n'est après tout qu'un purpura à streptocoques secondaire à un érysipèle, le microbe puisse se transmettre au fœtus et le tuer par une véritable septicémie.

CHAPITRE XXIV

ALTÉRATIONS DU SANG DANS L'ÉRYSIPÈLE

Modification des éléments figurés. — Variations du nombre des globules rouges. — Peu d'importance des modifications morphologiques signalées par les auteurs. — Augmentation du nombre des granulations protoplasmiques. — Variation du nombre des globules blancs. — Recherches de MM. Troisier et Vulpian. — Numérations de Malassez.

Modifications du sérum. — D'après les anciens, augmentation de la fibrine coagulable. — Présence de la bile dans le sang. — Présence probable de diastases dans le sang des érysipélateux. — Aspect spécial du sang infectieux. — Propriétés mordicantes. — Modifications des propriétés physiologiques. — Expériences de Roger sur la virulence du streptocoque cultivé sur le sérum d'animaux vaccinés.

Présence ou absence du streptocoque dans le sang. — Opinions opposées des bactériologistes. — Faits en faveur de la localisation exclusive dans le système lymphatique. — Examens directs. — Faits exceptionnels en faveur du passage accidentel du microbe dans le sang au cours des érysipèles de moyenne intensité.

Voies de pénétration du streptocoque dans le sang non au niveau de la plaque, mais par l'intermédiaire du système lymphatique et du canal thoracique. — Destruction des streptocoques dans le sang probablement au niveau des capillaires de la grande circulation. — Rôle de l'endothélium vasculaire, de la rate. — Importance des vieilles lésions vasculaires dans la localisation du streptocoque. — Manifestations cutanées liées à l'adultération sanguine. — Rash. — Purpura.

Il ne se produit pas, en un point de l'économie, une fermentation aussi accusée que celle provoquée dans les tissus par la pullulation du streptocoque, sans qu'il en résulte une modification plus ou moins considérable du milieu sanguin. Maintenant que les découvertes récentes sur les microorganismes et leurs produits solubles tendent à édifier une théorie humoriste nouvelle, sur des bases se rapprochant de plus en plus de la certitude scientifique, c'est dans ces altérations du sang à la suite des maladies infectieuses, qu'il convient de chercher, dans bien des cas, le lien sympathique qui, dans les théories anciennes, unissait les différents organes et constituait leur solidarité devant la maladie. Aussi étudierons-nous les altérations du sang dans l'érysipèle avant de passer à l'étude des lésions des parenchymes qui ne sont pas envahis par simple propagation du processus érysipélateux.

Bien que nous considérions comme absolument exceptionnel le passage des streptocoques dans la circulation sanguine au niveau de la lésion locale, il n'en est pas moins vrai que le sang est modifié au moins chimiquement par son passage au niveau de la plaque érysipélateuse et que cette modification à ce niveau amène par le brassage continuel de la masse sanguine une adultération du milieu interne tout entier. Les parenchymes subissent le contrecoup de ce changement mésologique, qui se traduit par un trouble physiologique ou même anatomique de leurs cellules.

La lésion sanguine porte sur les éléments figurés et sur le sérum.

Nous serons bref sur les variations de nombre des globules rouges dans l'érysipèle qui sont surtout bien connus depuis les recherches de Malassez, communiquées à la Société anatomique en 1873. Ainsi que put plus tard le constater Denucé, le nombre des hématies diminue dans l'érysipèle, comme dans la plupart des maladies fébriles. Nos numérations nous ont conduit au même résultat. Cette diminution, qui n'est du reste jamais très considérable dans les érysipèles ordinaires (500,000 à 1 million au plus) est compensée au moment de la guérison par une crise hématoblastique, ainsi que l'a établi M. Hayem. Cette diminution de nombre est la seule particularité intéressante en ce qui concerne les globules rouges. En dehors de leur tendance, comme dans toutes les phlegmasies un peu accentuées, à se mettre en pile en circonscrivant des espaces fermés, nous n'avons pu constater aucune altération morphologique, ni rencontrer dans de nombreux examens, soit les déformations globulaires décrites par Hueter et Tillmanns, soit les modifications dans leur diamètre qui avaient été indiquées par Hiller et Northon Withney.

Les granulations sanguines amorphes présentent quelques variations intéressantes. M. Troisier avait depuis longtemps signalé l'augmentation du nombre des granulations du plasma sanguin. Dans nos examens, il nous a semblé que cette augmentation portait principalement sur les granulations qu'Ehrlich décrit sous le nom de basophiles, en raison de leurs affinités microchimiques. Nous avons toujours également rencontré un grand nombre de corps granuleux, que M. Hayem décrit sous le nom de plaques phlegmasiques, sur la nature desquelles on est bien loin d'être encore fixé.

Mais, c'est surtout les modifications des globules blancs qui sont intéressantes. M. Malassez, dans de patientes recherches, a obtenu les résultats suivants : Il considère, dans la numération des leucocytes, un chiffre absolu se rapportant au nombre total des globules blancs dans un millimètre cube de sang et un chiffre relatif ayant trait à la proportion qui existe entre le nombre des globules rouges et celui des globules blancs d'une même quantité de sang. Or, dans l'érysipèle, on trouve dans le sang de la circulation générale, une diminution du chiffre absolu avec une augmentation du chiffre relatif, augmentation qui avait égaré MM. Troisier et Vulpian, les méthodes de numérations rigoureuses étant alors peu employées en clinique. Dans le sang pris au niveau de la plaque érysipélateuse, la diminution est à la fois absolue et relative, et le chiffre des globules rouges se rapproche de la normale, en raison de la concentration que fait subir au sang la concentration du plasma. M. Malassez, qui, après les objections de Walter Moxon et Goodhart, a vérifié à nouveau ses résultats, veut voir dans ce fait une preuve mathématique de la diapédèse des leucocytes au niveau de la lésion érysipélateuse.

Quant à la morphologie de ces leucocytes, Hiller prétend qu'ils sont plus granuleux qu'à l'état normal. Ce que nous savons maintenant des différences de structure et d'origine des différents éléments blancs du sang, nous font considérer cette observation comme de peu de valeur.

Les lésions du sérum, d'ordre purement chimique, sont malheureusement peu connues, malgré leur intérêt, devenu chaque jour plus prépondérant. Les anciens humoristes, Schönlein, entre autres, y avaient trouvé des pigments biliaires pour les besoins de leur théorie. Leur manière de diagnostiquer la présence de la bile par le goût plus ou moins amer était, du reste, peu scientifique.

Nous ne sommes, maintenant, guère plus avancés et ne connaissons guère que les variations de la quantité de la fibrine signalée pour la première fois par Andral et Gavarret. Cette augmentation considérable de la fibrine est sensible microscopiquement, par la formation sur la lame d'un réseau fibrineux se rapprochant du type n° 2 de M. Hayem, réseau que nous avons pu constater dans tous les cas d'érysipèle de moyenne intensité.

Le dosage en poids constate également une quantité supérieure au double et au triple de la quantité normale, ainsi qu'il résulte des analyses de Popp, Zimmermann, Heller, Scherer, etc. Ce dernier signale également l'augmentation des matières extractives ; nous savons quel aveu d'ignorance cache cette dénomination. L'albumine, d'après Becquerel, est diminuée en proportion inverse de l'augmentation de fibrine. Ce balancement s'explique facilement avec les données actuelles sur la coagulation sanguine.

Si l'on va du reste, plus avant dans la question, on trouve que ces variations sont elles-mêmes liées à la présence d'une plus grande quantité de ce ferment de la fibrine, qui semble appartenir à la classe encore bien peu étudiée des diastases. Cette présence des diastases dans le sang érysipélateux, quelles que soient leurs origines microbiennes ou organiques, est du reste corroborée par le fait suivant : dans les érysipèles infectieux (et, du reste, cette proposition peut se généraliser à d'autres affections) dans lesquels se trouve pendant la vie une augmentation de fibrine, le cœur est, à l'autopsie, rempli d'un sang noir, épais, poisseux et incoagulable. Ce changement d'état de la fibrine, en dehors du processus de la putréfaction et en présence du seul streptocoque existant dans le sang dans ces cas-là, ne peut être rapporté qu'à une diastase soit sécrétée par ce microbe, soit préexistante dans le sang.

Du reste, si les propriétés chimiques sont difficiles à analyser, nous avons pu constater, avec notre ami Dauriac, qui nous aidait dans une autopsie d'érysipèle infectieux, que le sang était doué de propriétés mordicantes d'ordre purement chimique, car le simple contact d'une goutte sur la peau produisait presque aussitôt de la rubéfaction et de la démangeaison.

A côté de ces modifications chimiques, un peu hypothétiques, nous l'avouons, et peut-être par leur intermédiaire se placent les modifications physiologiques du sérum. Nous ne parlerons pas ici de son action sur les cellules des tissus, mais de ses propriétés physiologiques comme bouillon de culture. Roger, en effet, a fait à ce point de vue une observation intéressante sur le sérum du sang des animaux ayant supporté, sans y succomber, une infection érysipélateuse. Y ayant cultivé du streptocoque, ce dernier s'y est développé en abondance; mais, alors que ses propriétés végétatives étaient intactes, il sembla, au contraire, totalement dépouiller ses facultés virulentes et se montra inoffensif dans les inoculations. Nous regrettons de n'avoir pu nous placer dans des conditions identiques aux siennes, et les expériences négatives que nous avons faites, ne nous semblent pas suffisantes pour être opposées à ces intéressants résultats, dont on peut tirer de curieuses déductions sur le mécanisme de l'immunité.

Mais, la question la plus importante parmi celles que soulèvent les altérations du sang dans l'érysipèle, est certainement celle de la présence ou de l'absence des microorganismes pathogènes dans le milieu sanguin. Le problème n'est pas aussi simple à résoudre qu'il le paraît tout d'abord ; la preuve en est dans la divergence totale des deux opinions qui se partagent la science.

Les uns, se basant sur leurs examens histologiques, et les ensemencements du sang pendant l'érysipèle, affirment que le streptocoque n'existe que dans l'intérieur des espaces et des vaisseaux lymphatiques et ne pénètre jamais dans les vaisseaux sanguins. Fehleisen, en posant les bases de la bactériologie de l'érysipèle, a formulé ce principe.

Les autres, au contraire, et, parmi eux, Lukomsky, Denucé, Neumann et les auteurs de l'article du *Dictionnaire de Dechambre*, prétendent que dans l'érysipèle l'infection sanguine est constante. Ils appuient cette opinion sur l'existence fréquente de complications internes, inexplicables, d'après eux, sans l'intervention directe du microbe.

Nous croyons que là, comme dans beaucoup d'autres discussions médicales, la vérité n'est dans aucune de ces opinions absolues, et que la distinction clinique en local et infectieux, correspond à un caractère objectif, la présence ou l'absence du streptocoque dans le sang. Dans bien des cas d'érysipèle franc, mais d'intensité moyenne (dix-huit observations), nous avons ensemencé 1 centimètre à 2 centimètres cubes de culture du sang du doigt dans le bouillon de bœuf gélanisé en assez grande quantité pour diluer abondamment le liquide sanguin. Nos résultats ont toujours été négatifs, bien que dans onze cas l'urine contienne un peu d'albumine. Nous avons également insisté sur la distribution des microbes sur les coupes et leur absence absolue dans l'intérieur des capillaires sanguins. Les assertions de Fehleisen nous semblent donc vérifiées, en tant que faits d'observation ou d'expérience.

D'un autre côté, au contraire, dans trois cas mortels d'érysipèle, nous avons obtenu, avec le sang du cœur, des cultures abondantes de streptocoque. Deux fois, nous avons constaté sa présence dans les urines. Nous ne pouvons, non plus, élever de doutes sur l'interprétation des constatations nécroptiques de Denucé, Neumann, Escherich et Fischl, qui ont isolé le streptocoque du sang de divers organes. Dans les érysipèles mortels, il semble donc que le streptocoque infecte le sang en abondance. Mais, à quel moment cette affection a-t-elle lieu? Nous savons, en effet, que dans les affections microbiennes les plus localisées, le microbe peut passer dans le sang au moment de l'agonie, sans qu'il soit possible d'affirmer pour cela son existence dans le milieu sanguin pendant la vie (Talamon). Il est probable que cette conception, que nous avons pu vérifier dans plusieurs cas, peut s'appliquer à un certain nombre de faits dans lesquels le streptocoque a été retrouvé dans le cœur des érysipélateux. Mais, il est certains faits dans lesquels le passage et la pullulation du microbe dans le sang pendant la vie, ne sauraient être mis en doute. Par exemple, en dehors des nombreuses observations, d'érysipèles terminés par pyohémie, nous pouvons citer deux cas d'endocardite infectieuse survenue dans le cours d'un érysipèle. Dans cette occurrence, le passage pendant la vie est incontestable. Nous n'insisterons donc pas sur cette possibilité d'infection sanguine dans les érysipèles mortels.

Lorsque la vérification nécroptique fait défaut, il est plus difficile de se prononcer. Les ensemencements restent stériles ; c'est une probabilité et non une certitude d'absence du microbe dans la totalité de la masse sanguine. D'autre part, certaines observations cliniques tendent à démontrer la possibilité du passage dans le sang. M. Reclus a signalé au Congrès de Chirurgie une observation très intéressante à ce point de vue. Il s'agissait d'une femme, porteur d'un hématome de la paroi abdominale qui, prise d'un érysipèle de la face, infecta cet hématome et le transforma en un abcès dans lequel on trouva le streptocoque à l'état de pureté. D'autres observations de ce genre ont été publiées. Nous en rapprocherons celles dans lesquelles le streptocoque a été retrouvé dans l'urine, ce qui n'a pas lieu, du reste, dans tous les cas d'albuminurie au cours de l'érysipèle.

Il est donc probable que jamais la question ne sera tranchée d'un côté ou d'un autre, car les faits sont complexes et ne peuvent être réduits à une formule générale. Ce que l'on peut affirmer, c'est que l'infection sanguine est possible, qu'elle existe dans un certain nombre de cas dont on ne peut préciser la fréquence, mais qu'elle est une complication et non un élément nécessaire. En un mot, comme M. G. Sée l'a dit dit de la pneumonie, l'érysipèle est une infection locale pouvant, secondairement, devenir une infection générale.

Le streptocoque de l'érysipèle peut donc pénétrer dans le sang. Mais, par où et comment cette pénétration peut-elle s'effectuer? Au premier abord, il semble tout naturel d'admettre que c'est au niveau de la plaque érysipélateuse, et, que des espaces conjonctifs, le microbe passe facilement dans les vaisseaux sanguins. Mais, là encore, la question n'est pas aussi simple que le pensent les auteurs de l'article du *Dictionnaire de Dechambre*, qui soutiennent cette opinion, incontestable à leur avis : « Pourquoi le milieu sanguin, disent-ils, serait-il interdit à un micrococcus qui pullule dans les espaces lymphatiques, dont les relations avec la circulation sanguine sont des plus directes? » Nous ignorons comme eux la nature intime des relations qui unissent les deux circulations et la barrière qui les sépare; mais, il suffit de regarder une coupe d'érysipèle pour se convaincre que cette barrière est suffisante pour protéger le milieu sanguin. Même au niveau d'une suffusion hémorragique légère, nous n'avons jamais constaté *de visu* au niveau de la plaque ce passage du streptocoque dans le sang, ni même rien observé des conditions qui pourraient le rendre possible. Les capillaires sanguins ne sont en effet, modifiés que dans les cas d'érysipèle phlegmoneux, et nous avons vu plus haut que la plupart du temps, l'apparition de la suppuration coïncide avec une détente des phénomènes généraux.

Notre conviction absolue est, au contraire, que l'infection sanguine se fait par le mélange physiologique de la lymphe et du sang au niveau de l'embouchure du canal thoracique ou de la grande veine lymphatique dans les veines sous-clavières. Cette opinion nous semble seule expliquer tous les faits. Nous avons vu, en effet, les streptocoques entraînés avec les leucocytes dans les canaux lymphatiques, et là, être détruits par digestion intra-cellulaire. Cette destruction se fait assez vite à l'état normal, pour que, dans nos érysipèles expérimentaux, nous n'ayons pas pu en constater l'achèvement dans les ganglions. Mais que pour une raison ou une autre, cette réaction ne se produise pas, soit que les leucocytes ne jouissent pas de leurs propriétés protectrices chez un organisme affaibli, soit qu'un streptocoque plus virulent vienne, par ses sécrétions, s'opposer à leur activité, qu'adviendra-t-il? Entraînés quand même par le courant plasmatique, ils traversent plus ou moins rapidement lymphatiques et ganglions et iront, par les voies physiologiques, inonder le sang et produire une septicémie sanguine.

C'est donc le plus ou moin grand nombre d'obstacles que rencontre le streptocoque. entre la porte d'entrée par laquelle il pénètre et le canal thoracique dont on oublie trop le rôle capital, qui décide de l'infection générale ou de la localisation de la lésion. Nous ne reviendrons pas sur ce que nous avons dit à propos de la virulence du streptocoque. Le maximum de virulence se rencontre lorsque la lésion locale est réduite à son minimum, et que la septicémie sanguine est rapide et intense. Dans l'abcès local, au contraire, le microbe ne dépasse pas les premières voies lymphatiques. Entre ces extrêmes, on voit toutes les transitions. Lymphangites des réseaux, des troncs; adénite des ganglions voisins, lointains : septicémie légère et curable, pyohémie, septicémie rapidement mortelle. Telles sont les étapes plus ou moins rapidement parcourues.

Dans certaines piqûres anatomiques, l'on peut suivre presque de minute en minute le chemin parcouru par le streptocoque, à la traînée de lymphangite qui part de la plaie, traverse le ganglion épitrochléen, les ganglions axillaires, puis plonge dans la profondeur, précédant de quelques heures l'explosion des accidents généraux.

Il est donc facile de comprendre que la protection exercée par le système lymphatique est la clef de toutes les modalités de réaction de l'organisme vis-à-vis le streptocoque. Cette protection sera d'autant plus efficace que le trajet à suivre sera plus long et les obstacles ganglionnaires plus nombreux, ce qui explique avec quelle facilité l'infection sanguine se réalise lorsque le péritoine est envahi par les microorganismes.

Une fois versés dans le sang, que deviennent les streptocoques ? A cette question encore il est difficile de répondre. Dans certains cas, les microbes s'emparent du milieu sanguin, y pullulent et amènent rapidement la mort, sans que l'organisme se soit, au contraire, départi de son rôle passif. Mais ces cas sont exceptionnels. La plupart du temps, l'organisme se défend et souvent même reste vainqueur. Nous ne développerons pas ici toutes les théories qui ont été émises sur la destruction des microorganismes introduits dans l'économie. Ceci nous entraînerait trop loin hors de notre sujet et touche à des questions générales au-dessus de notre compétence. Nous serons donc aussi bref que possible.

Les faits que nous avons pu constater sont les suivants : dans la plupart des cas, les microbes en circulation dans la voie sanguine sont englobés dans les leucocytes. Exceptionnellement, et seulement dans les cas infectieux (dans l'observation II, par exemple), on les trouve en amas libre dans la circulation sanguine. Ces leucocytes remplis de microorganismes sont très communs sur la coupe des artères ; ils sont rares, au contraire, dans celles des veines, sauf peut-être celles du foie. Cette différence est surtout sensible sur des coupes du tissu rénal, alors même qu'il y a peu de lésions parenchymateuses.

Il semble donc que les microorganismes et les leucocytes qui les contiennent soient éliminés ou plutôt détruits à leur passage dans les capillaires, et cela est bien en rapport avec le rôle phagocytaire de l'endothélium vasculaire, soutenu et démontré par Metchnikoff. Ce fait est surtout évident, en ce qui concerne les cellules étoilées qui représentent l'endothélium vasculaire à la surface des travées hépatiques, et nous les avons vues bourrées de microbes, alors que les cellules hépatiques voisines n'en contenaient aucun et semblaient normales. La rate semble également jouer un grand rôle dans la destruction des microbes ; mais les coupes de cet organe ne nous ont rien montré qui semble particulier au streptocoque. Il est bien probable, du reste, que le rôle destructeur, bien que prédominant dans la rate, appartient au système vasculaire tout entier, et l'on comprend facilement comment les anciennes lésions peuvent créer des points vulnérables qui permettent au microorganisme de s'implanter et de vivre. Nous rappellerons, à ce propos, que dans un cas d'endocardite végétante dont nous avons été témoin au cours d'un érysipèle, le malade était un ancien cardiaque.

Mais il est difficile d'aller plus loin dans cette voie, sans entrer dans le domaine de pure hypothèse ; le fait reste néanmoins acquis de la destruction des microbes dans la circulation sanguine ; quelles que soient la part de l'action chimique du sérum et celle de l'action physiologique des cellules.

§ 1. — Manifestations cutanées de l'érysipèle secondaires à l'infection générale.

En dehors des affections cutanées locales que le streptocoque est susceptible de produire à son point d'inoculation, il semble qu'il soit capable d'agir par lui-même ou ses produits sur la circulation cutanée, au point d'amener, dans certains cas, la production d'une éruption généralisée. Nous n'insisterons pas sur les manifestations cutanées de la septicémie, de la pyohémie, sur lesquelles M. Verneuil a attiré l'attention, et auxquelles Tremblay a consacré une longue étude. L'étude bactériologique de cas analogues fait encore défaut ; mais il sera certainement intéressant de voir quel rôle peut jouer le streptocoque dans leur pathogénie, ainsi que dans les affections encore mal définies, que l'on a désignées sous le nom de scarlatine chirurgicale et scarlatine puerpérale, qui n'appartiennent certainement pas nosographiquement à la scarlatine vraie.

Dans l'érysipèle, les éruptions érythémateuses sont peu fréquentes, et il semble qu'il faille une susceptibilité particulière de la peau pour que cette action puisse se faire sentir.

Nous rapporterons l'observation d'une malade qui, depuis plusieurs mois guérie d'un exanthème scarlatiniforme, récidivant, présenta sous nos yeux une nouvelle et dernière poussée, à l'occasion d'un érysipèle de la face. Bourgeois cite quelques observations d'érythème et d'herpès survenus au déclin d'un érysipèle.

Mais la manifestation cutanée la plus intéressante de l'érysipèle est certainement l'érysipèle hémorragique, affection rare, et dont M. Verneuil a rapporté une observation très complète et du plus haut intérêt. Cette forme grave, ne survenant que chez les individus déjà affaiblis, est en tout comparable aux formes hémorragiques des fièvres éruptives. Bien que les examens directs fassent encore défaut, on peut, sans crainte, émettre l'hypothèse qu'il s'agit encore là d'une action streptococcique spéciale, d'une modification dans son mode d'infection, amenant la production d'un purpura par sa généralisation, après avoir donné lieu à un érysipèle au niveau de sa porte d'entrée. Des travaux récents ont, en effet, démontré que le purpura hémorragique pouvait être dû à l'action de plusieurs microorganismes, parmi lesquels le streptocoque tient certainement le premier rang, au point de vue de la fréquence. Nous avons observé un cas formel de purpura, dans lequel nous avons trouvé le streptocoque en abondance dans le sang pendant la vie.

De ces observations, nous pouvons rapprocher les faits cliniques très intéressants rapportés par Hall et Œxler, à la suite d'une épidémie ayant sévi dans le nord du Vermont et dans le New-Hampshire, en 1842-1843. Il s'agissait en effet, d'une fièvre intense, brusque dans son début, semblant nettement contagieuse, s'accompagnant d'éruptions cutanées et d'érysipèle. Cette dernière manifestation était constante, et les engageait à donner à cette maladie le nom de *fièvre érysipélateuse*. Ce qui achèverait de faire supposer la nature streptococcique de cette affection, est le fait constaté par les auteurs cités plus haut, d'une épidémie de fièvre puerpérale à forme rapidement mortelle, qui commença et cessa en même temps que l'épidémie de fièvre érysipélateuse.

CHAPITRE XXV

ALTÉRATIONS DU CŒUR DANS L'ÉRYSIPÈLE

Péricardite érysipélateuse. — Péricardite sèche. — Observation personnelle d'un début de péricardite érysipélateuse au niveau d'une ancienne plaque laiteuse. — Péricardite avec épanchement. — Modes d'infection du péricarde. — Voie lymphatique — Voie sanguine.
Endocardite érysipélateuse. — Forme légère et curable. — Examen négatif du sang. — Forme végétante et infectieuse. — Observations personnelles dans lesquelles la vérification microbiologique a pu être faite.
Myocardite érysipélateuse. — Lésions parenchymateuses. — Cœur feuille-morte. — Lymphangite du cœur sans lésion du muscle. — Dégénérescence pigmentaire par action toxique.

Lorsque l'érysipèle frappe l'organe central de la circulation, ce qui, d'après les observations de MM. Jaccoud et Sevestre, constitue un fait assez fréquent, il peut envahir son enveloppe séreuse, son revêtement interne ou son parenchyme musculaire. En un mot, on peut décrire une péricardite, une endocardite et une myocardite érysipélateuse. Ces trois lésions sont loin d'offrir une pathogénie univoque et leur anatomie pathologique est encore bien mal établie.

§ 1. — Péricardite érysipélateuse.

Elle peut être sèche ou accompagnée d'épanchement. Les observations de péricardite sèche suivie d'autopsie sont rares. M. Sevestre note bien, dans un cas, un léger épaississement de la séreuse, sans rougeur ni exsudat, et M. Durozier a bien rencontré dans une nécropsie d'érysipèle thoracique, le péricarde rouge et épaissi par place. Néanmoins, ces observations ne rappellent que de loin l'aspect de la péricardite sèche classique. Dans une autopsie, dont on trouvera les détails à la fin de l'observation II, nous avons pu constater la présence d'un début de péricardite, dont la pathogénie, facile à constater sur des coupes, nous a semblé des plus intéressantes.

C'était au niveau d'une plaque laiteuse située sur la face antérieure du cœur. Malgré l'aspect déjà ancien de la lésion, elle semblait être le siège d'un processus inflammatoire récent. En effet, elle était infiltrée par une sorte d'œdème séreux qui lui donnait une apparence turgescente. En même temps, sa surface était recouverte d'une légère couche de fibrine coagulée, que l'on pouvait facilement enlever avec le doigt. Le reste de la séreuse était complètement sain.

Sur une coupe, nous pûmes reconnaître que le tissu fibreux déjà ancien et organisé de la plaque laiteuse contenait un grand nombre de capillaires sanguins dilatés, dont un certain nombre contenaient une grande quantité de streptocoques. On voyait également quelques microbes épars hors des vaisseaux. Il n'y avait pas grande migration leucocytaire, néanmoins la présence des microorganismes expliquait bien le processus récent dont le péricarde était le siège, et démontrait l'apport des germes pathogènes par la circulation sanguine. Ce cas semble d'autant plus intéressant que la plaque laiteuse semblait former là un *locus minoris resistentiæ*, puisque tout le reste du péricarde ne présentait aucune altération. Ce rôle d'une inflammation ancienne dans la localisation microbienne, nous semble important à mettre en relief.

La péricardite avec épanchement est plus commune que la péricardite sèche. Dans ce cas, la cavité séreuse contient un liquide louche dans lequel nagent des flocons fibrineux. Les feuillets sont recouverts d'une épaisse fausse membrane. . . . .

A l'examen microscopique, on trouve dans les mailles de la fibrine, des leucocytes, ainsi que de nombreuses chaînettes de streptocoques, incluses ou non dans l'intérieur des cellules.

Dans la plupart des cas publiés, le péricarde semble s'être infecté par suite de ses nombreuses connexions lymphatiques. Dans plusieurs observations (deux de Denucé, une personnelle), la péricardite était secondaire à une pleurésie due à l'érysipèle. Dans celle de Gobé, l'épanchement péricardique était lié à la présence d'un érysipèle de la paroi thoracique. L'infection sanguine doit néanmoins être capable de la produire. Il serait difficile d'expliquer autrement les cas de péricardite purulente à streptocoques primitive, comme celui qu'a présenté Duflocq à la Société anatomique. Chez le cobaye, du reste, la septicémie sanguine s'accompagne fréquemment d'un épanchement fibrineux péricardique, dans lequel on retrouve le streptocoque à l'état de pureté.

Quant aux péricardites sèches, étudiées cliniquement par MM. Jaccoud, Sevestre, et plus tard par Hesse et Zuelzer, elles accompagnent souvent l'endocardite et guérissent avec elle. Nous sommes donc réduit aux hypothèses, en ce qui concerne leur anatomie pathologique et leur pathogénie.

§ 2. — **Endocardite érysipélateuse.**

L'histoire de l'endocardite érysipélateuse est plus riche en documents cliniques qu'en constatations anatomiques. On peut, néanmoins, en décrire deux formes bien distinctes : l'une, qui guérit presque toujours et qui est presque complètement superposable par ses complications immédiates et parfois même éloignées à l'endocardite rhumatismale ; l'autre, au contraire, qui tue, présentant l'évolution et les lésions de l'endocardite infectieuse.

La première s'accompagne fréquemment de péricardite sèche ; M. Jaccoud, qui a attiré l'attention sur elle, dès 1873, ne l'a jamais vue siéger qu'aux orifices auriculo-ventriculaires; elle donne lieu, le plus souvent, aux signes physiques d'une insuffisance mitrale aiguë ; mais sa pathogénie et les lésions qui la caractérisent restent encore un peu énigmatiques. Bien que les partisans de l'infection sanguine constante considèrent cette endocardite que l'on voit apparaître, même au cours des érysipèles de moyenne intensité, comme une preuve péremptoire en faveur de leur théorie, il faudrait néanmoins pouvoir appuyer cette affirmation sur des données positives.

Pour notre part, dans deux cas très nets d'endocardite mitrale, que nous avons observés, les malades atteints d'un érysipèle assez grave ne présentaient aucun antécédent cardiaque. Nous ne pûmes constater de frottements péricardiques, mais, pendant quatre ou cinq jours, les modifications du premier bruit, qui, d'abord voilé, devint dur et presque soufflant, nous indiquèrent que l'endocarde était touché ; la localisation à la pointe du cœur imposait l'orifice auriculo-ventriculaire gauche comme siège de la lésion. Or, chaque fois, les ensemencements que nous avons faits avec le sang de ces malades sont restés stériles bien que nous ayons répété nos investigations, en opérant avec une quantité considérable de sang (un centimètre cube environ). Nous ne pouvons donc rien conclure de ces expériences, restées négatives.

Les mêmes doutes n'existent pas, au point de vue de l'action directe du streptocoque dans la pathogénie de l'endocardite infectieuse qui peut, dans certains cas rares, compliquer l'érysipèle. De pareils faits ont été publiés par Tutschek, Gendron, Dalché et Lenté. L'évolution et la lésion sont semblables, ainsi que le fait remarquer G. Lion, à celles de l'endocardite qui accompagne la pyohémie ou la septicémie puerpérale. Elle revêt, le plus souvent, la forme végétante avec embolies multiples, rarement la forme ulcéreuse. Mais Lion se trompe, en disant que Denucé a, dans un cas d'érysipèle, trouvé le streptocoque à la surface de la végétation valvulaire. Le fait auquel il fait allusion et qui est consigné en note dans la Thèse de Denucé, a trait à une endocardite infectieuse, suite de fièvre puerpérale. La nature streptococcique de l'endocardite infectieuse, suite d'érysipèle, bien que très possible *a priori*, n'avait donc pas jusqu'ici, à notre connaissance, reçu de sanction positive. Nous avons pu, dans un cas absolument typique, faire cette vérification et démontrer, par les lamelles et les cultures, la présence du streptocoque dans la végétation de l'endocarde. Il s'agissait d'un ancien cardiaque, alcoolique, qui au cours d'une rechute d'érysipèle de la face, mourut en présentant des phénomènes infectieux très violents. A l'autopsie, que l'on trouvera détaillée à l'observation II, nous constatâmes l'existence d'une endocardite végétante occupant la valvule mitrale en entier, ainsi que la valvule tricuspidienne. Deux petites végétations siégeaient également sur une des sigmoïdes aortiques, près du bord libre de sa face intérieure. Ces végétations, plus grosses sur la valvule mitrale, dont elles occupaient le bord libre, variaient du volume d'un grain de mil à celui d'un pois. Histologiquement, elles étaient constituées par un réticulum fibrineux dense, contenant un grand nombre de leucocytes et surtout de microorganismes en chaînettes, que les cultures identifièrent avec le streptocoque érysipélateux. Les microbes se trouvaient en abondance dans le sang et les autres organes.

Nous avons eu le bonheur de voir, peu de temps après, cette observation corroborée par un nouveau cas de cette rare complication. M. le professeur Jaccoud a consacré une magistrale clinique à l'étude de ce fait, qui, par la vérification anatomique et bactériologique, couronne les travaux de notre maître sur cette si intéressante question, et constitue le premier document positif sur le rôle pathogène direct du streptocoque dans l'endocardite érysipélateuse mortelle.

§ 3. — Myocardite érysipélateuse.

De même que dans les autres maladies fébriles, le myocarde, le muscle le plus susceptible de l'économie, doit ressentir les effets de l'adultération du sang. La myocardite franche est pourtant assez exceptionnelle. Il ne semble pas que le poison érysipélateux ait, au même point que les autres poisons bactériens, une élection pathologique sur la fibre cardiaque. Dans certains cas, néanmoins, principalement parmi ceux étudiés par Ponfick, nous trouvons signalées les altérations décrites par Hoffmann, Zenker, Hayem, sous le nom de myocardite infectieuse, myosite symptomatique.

Elles existaient au plus haut degré dans un cas que nous avons observé, en 1885, dans le service de M. Cornil, et dans lequel nous avons déjà signalé l'existence d'une péricardite avec épanchement purulent. Le cœur était mou, flasque, le muscle friable, couleur feuille-morte.

L'examen histologique n'a malheureusement pas été fait.

Dans ce cas extrême, nous pensons que la myocardite était secondaire à la péricardite, greffée elle-même sur la pleuro-pneumonie streptococcique. Il est donc bien probable que le streptocoque avait agi directement en pullulant dans les espaces intermusculaires, dont les connexions lymphatiques avec la séreuse péricardique sont si étroites. La présence du streptocoque, même en grande quantité dans les capillaires sanguins, n'amène pas, en effet, aussi rapidement des modifications parenchymateuses. Chez le malade de l'observation II, nous avons pu voir, en effet, des capillaires complètement remplis par des amas microbiens, sans éveiller autour d'eux une grande réaction inflammatoire. Dans l'étendue d'une coupe, c'est tout au plus si nous avons trouvé deux ou trois îlots embryonnaires sur des points où le microbe se rencontrait dans le tissu conjonctif intermusculaire. Les cellules cardiaques étaient peu touchées, sauf la précipitation d'un peu de pigment autour du noyau. La striation persistait, et les noyaux bien colorés n'offraient aucune tendance proliférative. Enfin, chez cet homme les lésions du myocarde étaient plutôt dégénératives que prolifératives.

Quant aux lésions dues à l'intoxication par les produits solubles du streptocoque, en dehors de son intervention directe, elles sont relativement peu marquées. Chez la malade de l'observation I, qui, à la suite de ses nombreux érysipèles, présentait de nombreuses altérations du foie et surtout du rein, nous n'avons pu trouver du côté du myocarde d'autres lésions qu'un peu d'atrophie pigmentaire.

CHAPITRE XXVI

ALTÉRATIONS DES VAISSEAUX SANGUINS DANS L'ÉRYSIPÈLE

Lésion des artères. — Embolies coccifères des grosses et petites artères. — Lésions vasculaires des grosses artères, d'après Ponfick. — Lésions vasculaires dans l'érysipèle phlegmoneux. — Oblitération des vaisseaux afférents. — Rareté des hémorragies.
Lésions des veines. — Phlébite par propagation directe. — Théorie de l'érysipèle veineux. — Phlébite par injection générale. — Streptocoque et *phlegmatia alba dolens.* — Observations personnelles.

Malgré l'adultération du sang, due soit à la présence du streptocoque dans le milieu interne, soit aux produits solubles puisés au siège de l'inflammation, les altérations des gros vaisseaux sont loin d'être fréquentes, et nous n'avons que peu de documents nouveaux à apporter surtout en ce qui concerne les artères.

§ 1. — Lésions des artères.

En dehors des embolies coccifères volumineuses, qui peuvent amener l'oblitération d'un gros tronc artériel, ainsi que Tutschek en cite un exemple se rapportant à l'aorte, on trouve assez souvent, surtout dans le rein, de petits infarctus dus à l'oblitération d'un petit vaisseau afférent par des colonies streptococciques. Mais, dans ces cas-là, néanmoins, les parois sont, à ce qu'il nous a semblé, peu altérées.

Néanmoins, Ponfick a signalé, en dehors de ces lésions accidentelles, une altération qu'il considère comme constante, et qui doit être rapportée à l'adultération sanguine. Elle consiste en une tuméfaction granuleuse des cellules de l'endothélium vasculaire, se terminant par leur entraînement dans le courant sanguin. La tunique moyenne est infiltrée de leucocytes et les fibres élastiques altérées deviennent friables. Ces altérations, dont certaines doivent être cadavériques, se rencontrent surtout, d'après Ponfick, dans les gros vaisseaux, tels que l'aorte et l'hexagone de Willis. Nous ne connaissons pas d'observations d'anévrismes consécutifs à l'érysipèle, bien que ces lésions doivent y prédisposer au même titre que les lésions artérielles typhiques, qui s'en rapprochent beaucoup.

Dans les érysipèles à tendances phlegmoneuses, chez lesquels, même lorsqu'ils ne se terminent pas par suppuration, les tissus sont infiltrés de la matière chromophile qui retient le violet et sur laquelle nous avons attiré l'attention, on constate de curieuses altérations des artères de moyen calibre qui traversent la plaque érysipélateuse. On observe une prolifération active des cellules de la tunique moyenne, amenant une sorte de dissociation de cette membrane; l'endothélium disparaît et il se produit une coagulation intravasculaire, dont le réseau fibrineux retient fortement la matière colorante; il y a donc une véritable artérite avec thrombose, qui semble due à la diffusion de cette matière chromophile. Dans les points, en effet, comme nous l'avons dit, où une artère volumineuse est simplement tangente à cette zone, la partie qui est en rapport avec le tissu altéré est seule lésée, et l'on voit nettement la coagulation intravasculaire commencer par le dépôt de fibrine sur la paroi qui y correspond. Cette oblitération vasculaire explique comment, dans les vastes décollements dus à des phlegmons érysipélateux, on ne trouve, entre les deux parois de l'abcès, aucune bride vasculaire perméable pouvant donner lieu à une hémorragie. Toutes les communications sanguines existant auparavant entre ces différents étages de l'hypoderme, ont été d'abord thrombosées, puis détruites.

Nous ne connaissons qu'une observation d'ulcération d'une grosse artère par un abcès érysipélateux. Elle a été rapportée par de Gastel et ne semble pas convaincante. Il s'agit, en effet, d'un homme ayant présenté un phlegmon érysipélateux du bras au déclin d'un érysipèle de la face. Cet abcès ayant été ouvert et drainé, il se produisit brusquement une hémorragie artérielle qui amena rapidement la mort et fut reconnue à l'autopsie comme due à une ulcération de l'humérale. Mais il fut constaté aussi que cette ulcération siégeait juste au niveau où l'artère se trouvait en contact avec le tube à drainage, et les lésions histologiques étaient limitées à ce point, malgré l'étendue de la dénudation artérielle. Il semble donc bien qu'il y ait là un processus traumatique, dont le rôle dans la pathogénie de l'ulcération a été considérable.

§ 2. — **Lésion des veines.**

Après avoir fait jouer un si grand rôle à la phlébite érysipélateuse, on l'a si bien oubliée dans ces derniers temps, qu'il n'en est fait nullement mention dans les travaux les plus récents.

Dans sa thèse d'agrégation, M. Troisier signale l'érysipèle parmi les maladies infectieuses pouvant engendrer la *phlegmatia alba dolens*, mais sans apporter d'observations. Depuis qu'avec Widal et Vaquez, le streptocoque est regardé comme le facteur le plus puissant de la phlébite secondaire, on pouvait s'attendre à trouver dans l'érysipèle un grand nombre de phlébites, si réellement le microbe se trouvait habituellement dans la circulation sanguine;

néanmoins, les faits de phlegmatia par infection générale sont très rares, et nous n'avons point trouvé, dans la bibliographie, d'observations analogues à celles que nous avons pu recueillir.

La phlébite peut survenir par extension de la phlébite des petites veines au niveau des érysipèles à tendances phlegmoneuses, phlébite analogue à l'artérite que nous venons de décrire. Ribes avait édifié, sur un cas de ce genre, sa théorie veineuse de l'érysipèle. M. Hayem communiqua à la Société anatomique une observation de phlébite des sinus, consécutive à une inflammation de la veine frontale au déclin d'un érysipèle de la face.

Dans d'autres cas, elle peut se manifester à la suite ou au courant d'un érysipèle dans des veines éloignées. Nous avons observé deux cas de *phlegmatia alba dolens* du membre inférieur, à la suite d'érysipèles de la face très graves, mais tous les deux, néanmoins, terminés par la guérison. Dans les deux cas, la phlébite a procédé par des poussées successives, coïncidant avec une élévation thermique durant vingt-quatre à quarante-huit heures et séparées par des intervalles apyrétiques à peu près égaux de sept à huit jours. Nous avons constaté de pareilles intermittences dans deux cas de phlegmatia puerpérales doubles et dans les différentes courbes thermiques publiées par les auteurs et se rapportant à cette dernière infection. Nous nous demandons quel rapport il doit y avoir entre l'évolution vitale du streptocoque dans l'organisme et la régularité dans la disposition et la disparition de ces poussées fébriles.

CHAPITRE XXVII

ALTÉRATIONS DU SYSTÈME NERVEUX DANS L'ÉRYSIPÈLE

Rareté relative de la méningite érysipélateuse, malgré la facilité avec laquelle le streptocoque se développe sur cette séreuse. — Thrombose des sinus. — Cas de Hayem, de Schwebel. — Méningite rachidienne exceptionnelle. — Action directe du streptocoque sur la substance nerveuse. — Rareté de cette complication. — Abcès cérébraux à streptocoques. — Infarctus hémorragiques streptococciques. — Accidents cérébraux *sine materia*. — Délire. — Rôle prépondérant de l'alcoolisme dans sa production. — Convulsions et paralysies. — Expériences de Manfredi et Traversa. — Psychoses. — Action curative de l'érysipèle. — Influence de l'érysipèle sur l'éclosion de la paralysie générale.

Nerfs périphériques. — Infiltration embryonnaire de leurs gaines dans les parties intéressées par l'érysipèle.

Organe des sens. — Lésions du sens de l'ouïe. — Inflammation du pavillon de l'oreille. — Otite externe. — Otite moyenne.

Lésions du sens de la vue. — Conjonctivite. — Kératite. — Panophtalmite. — Altérations des membranes profondes. — Myopie mécanique. — Atrophie du nerf optique. — Diverses hypothèses pathogéniques. — Infiltration du nerf par des cellules embryonnaires dans un cas de phlegmon orbitaire érysipélateux.

Les symptômes nerveux sont nombreux au cours de l'érysipèle ; mais, dans la plupart des cas, leur description clinique est plus facile à étudier que leur pathogénie intime. Sans parler des variations de la température, que l'on tend actuellement à mettre sur le compte de l'action d'un poison, ptomaïne ou toxalbumine, sur les centres régulateurs, le délire est une complication fréquente de l'érysipèle, principalement lorsque ce dernier intéresse le cuir chevelu. Si nous y ajoutons l'apparition des convulsions, souvent observées à la période ultime de l'érysipèle des nouveau-nés, la possibilité de paralysies consécutives, nous serions amenés a admettre, *à priori* que les centres nerveux sont fréquemment intéressés par le processus érysipélateux. C'était, en effet, l'opinion des anciens auteurs, et la méningite était signalée comme une des complications les plus fréquentes et les communications lymphatiques et veineuses entre l'extérieur et l'intérieur de la boîte cranienne, incriminées comme voies de propagation de l'agent pathogène.

Si néanmoins on recherche les faits positifs dans lesquels la nécropsie est venue confirmer le diagnostic si fréquemment porté, on constate que les observations sont très rares.

Dans un cas de Lebert, l'arachnoïde contenait une certaine quantité de pus sanieux. Dans toutes les autres observations, on a noté seulement une congestion plus ou moins considérable de la pie-mère pouvant aller jusqu'à un léger œdème. Cette congestion nous semble d'autant moins importante que, dans la plupart des cas, les auteurs pensaient trouver des lésions inflammatoires des méninges. Mais, dans aucun cas, à notre connaissance, le streptocoque n'a été rencontré et isolé d'un exsudat méningitique érysipélateux. Adenot, dans son étude très complète des méningites microbiennes, n'y fait aucune allusion, et les observations de Netter, dans lesquelles le streptocoque a été reconnu l'agent pathogène, ne se rapportent pas à l'érysipèle.

Nous n'avons pas été plus heureux dans nos recherches et dans deux autopsies d'érysipélateux morts avec un délire violent ; le liquide céphalorachidien, parfaitement transparent, du reste, ne nous a donné aucune culture de streptocoques.

Il faut donc admettre que les communications lymphatiques, si elles existent entre la séreuse cérébrale et la surface cutanée, n'amènent pas souvent le microbe de l'érysipèle dans la cavité arachnoïdienne, car on ne peut attribuer cette rareté de l'inflammation de cette membrane à sa résistance particulière vis-à-vis du streptocoque. Outre les cas cités plus haut de Netter, nous avons pu constater expérimentalement que, au moins chez le lapin, cette séreuse est d'une extrême sensibilité à notre microorganisme, car les animaux inoculés par trépanation meurent en vingt-quatre heures avec tous les signes d'une méningite suraiguë. A l'autopsie, on trouve un liquide trouble, non encore franchement purulent, contenant des streptocoques en très grande abondance, des leucocytes et quelques flocons de fibrine coagulée.

Bien que les veines, comme nous l'avons vu plus haut, soient rarement intéressées dans l'érysipèle, la thrombose des sinus peut se rencontrer au nombre des complications de cette affection. Dans un cas publié par M. Hayem, la lésion pouvait être regardée comme le résultat d'une propagation directe. Il en était de même dans une observation analogue de Weber. Dans celle de Schwebel, qui se rapporte à un érysipèle ombilical des nouveau-nés, on est obligé d'avoir recours à l'infection sanguine, d'autant plus qu'il existait concurremment une péricardite purulente.

Quant aux méninges rachidiennes, elles sont encore plus rarement intéressées, et nous ne connaissons, se rapportant à leurs altérations, qu'une observation fort peu probante d'Elsässer, qui, dans un cas d'érysipèle du dos, aurait trouvé une exsudation séreuse entre la dure-mère et les vertèbres.

La substance cérébrale semble être moins souvent touchée anatomiquement par le processus érysipélateux. En dehors d'une légère congestion, que l'on rencontre dans les cas où les phénomènes cérébraux ont été très intenses, on manque, pour leur histoire anatomo-pathologique, d'observations concluantes, car nous croyons que l'observation de Schülle, qui a trouvé tout le cerveau et jusqu'aux cellules nerveuses elles-mêmes, farci de microcoques, va trop à l'encontre de toutes les autres recherches, pour ne pas être corroborée par d'autres examens, avant d'être admise comme certaine.

Là encore, on ne peut pas accuser l'immunité de la substance nerveuse pour le streptocoque. En effet, c'est à ce microorganisme qu'il faut rapporter la presque totalité des abcès cérébraux ; ainsi qu'il résulte de quelques rares observations où l'examen microbiologique a été pratiqué.

C'était ce microbe qui se trouvait à l'état de pureté, dans un cas que nous avons recueilli chez M. Audhoui, avec notre ami et collègue Bergé.

La pénétration du streptocoque dans le sang peut également amener dans la substance cérébrale la formation d'infarctus hémorragiques qui sont peut-être la première période de certains abcès cérébraux. Nous en avons observé un cas très net chez un homme mort de pleurésie purulente à streptocoques. Dans la moitié gauche du cervelet, on trouvait un noyau hémorragique de la grosseur d'une noix. Ce noyau n'avait pas l'aspect gelée de groseille des foyers hémorragiques de la substance cérébrale. Il était plus résistant que les parties saines environnantes et présentait l'aspect et la consistance d'un poumon pneumonique à la période d'hépatisation rouge. Des cultures y démontrèrent la présence abondante du streptocoque. Nous retrouvâmes le même microorganisme sur des coupes ; l'épanchement sanguin se différenciait des foyers hémorragiques par la présence de nombreuses fibres nerveuses, plutôt écartées que brusquement dissociées, comme en cas de rupture vasculaire. La présence abondante de fibrine et de globules blancs le distinguait également des noyaux de ramollissement dus à une obstruction vasculaire purement mécanique. Il ne semblait pas du reste y avoir eu d'embolie d'origine cardiaque. Cette localisation n'avait pas été diagnostiquée cliniquement ; néanmoins, on trouve dans l'observation un certain nombre de symptômes, qui ont pu être rétrospectivement attribués à cette lésion.

Nous ne pouvons donc trouver la raison anatomique des troubles cérébro-spinaux que nous avons signalés au commencement de ce chapitre. Devant les résultats si souvent négatifs des nécropsies, on a cherché d'autres interprétations, et, le délire, en particulier, a été mis sur le compte de la congestion ou de l'anémie cérébrales, de l'hyperthermie ou de la suppression brusque d'habitudes alcooliques antérieures. Il est probable que chacune de ces pathogénies s'applique à un certain nombre de cas particuliers, et il semble bien que l'alcoolisme prédispose d'une manière toute spéciale à la production du délire au cours de l'érysipèle.

Mais étant donné le rôle important attribué aux produits solubles dans les maladies infectieuses, et, d'un autre côté, les cellules nerveuses étant les plus délicats de tous les réactifs organiques vis-à-vis les poisons amenés par la voie sanguine, on ne peut ne pas se demander s'il ne faut pas voir dans ces accidents le résultat d'une intoxication générale. Leur coïncidence avec l'hyperthermie s'expliquerait, non par une relation de cause à effet, mais comme les deux manifestations d'une seule et même cause. Pour ce qui est du délire, la chose est difficile à vérifier; mais quant aux convulsions et aux paralysies temporaires, l'expérimentation donne absolument raison à cette théorie. Dans des recherches très bien conduites, Manfredi et Traversa ont en effet établi que l'injection des produits solubles du streptocoque érysipélateux amène chez les cobayes l'apparition de phénomènes convulsifs et paralytiques. Nous n'avons pu que vérifier leurs expériences, en constatant, toutefois, que pour obtenir ces effets, on est obligé d'employer une quantité considérable de liquide de culture.

Cette impressionnabilité des cellules nerveuses par le poison érysipélateux peut, dans certains cas, exercer une influence favorable. On ne saurait, dans l'état actuel de la science, trouver une explication plus vraisemblable des faits authentiques et nombreux de psychoses guéries par l'apparition d'un érysipèle intercurrent. Nous n'avons, bien entendu, aucune expérience personnelle à ce sujet, mais les observations de Zenker et de Tillmanns, mais principalement de Meyran et de Verga nous ont semblé très convaincantes.

A ces cas heureux viennent s'opposer les faits non moins certains de paralysie générale, survenant chez des sujets prédisposés, comme complications lointaines d'érysipèles de la face répétés. Baillarger a le premier attiré l'attention sur cette filiation et en a rapporté trois observations très concluantes. Nous avons nous-même observé un fait de cet ordre, qui nous semble très caractéristique. C'était un homme de quarante-huit ans, remplissant des fonctions assez élevées, qui avait présenté dans sa jeunesse un nombre considérable d'érysipèles. Peu de temps après la mort de sa femme, dont il avait été très affecté, il présenta, sans aucune cause extérieure, un érysipèle des plus violents. C'est dans la convalescence de cet érysipèle qu'eut lieu le premier ictus apoplectiforme, qui fut le début même de l'affection mentale. Quelques semaines plus tard, les idées de grandeur apparurent. Un second érysipèle survint, suivi d'un second ictus. A partir de ce moment, la paralysie générale évolua rapidement et amena la mort en l'espace de dix-huit mois. Il semble donc y avoir, dans ce cas, une relation certaine entre les érysipèles et l'apparition, puis l'aggravation de la paralysie générale, et d'autant que l'on ne pouvait invoquer ici de prédisposition héréditaire. Les produits solubles semblent donc bien exercer une influence réelle sur le fonctionnement des cellules cérébrales.

§ 1. — Nerfs périphériques.

On ne sait encore rien sur la microbiologie des névrites périphériques, que tout le monde s'accorde à regarder comme infectieuses. Dans l'érysipèle, néanmoins, les troncs nerveux semblent jouir d'une immunité relative. Nous n'avons jamais noté de modifications de la sensibilité dans les parties de la peau qui venaient d'être envahies par le processus. Sur des coupes ou des dissociations de nerfs appartenant à des oreilles de lapin atteintes d'érysipèle, nous n'avons jamais constaté d'altérations de la myéline ou du cylindre-axe, non plus que de prolifération des noyaux des segments interannulaires. Toutefois, la gaine lamelleuse était infiltrée de cellules embryonnaires comme tout le tissu environnant. Il est probable que dans la plupart des cas, cette lésion se termine par résolution complète. Il semble, néanmoins, qu'il y ait une exception en faveur du nerf optique, ainsi que nous le verrons tout à l'heure.

§ 2. — Organes des sens.

Les lésions du sens de l'ouïe ne présentent pas grande particularité anatomo-pathologique ou pathogénique. Le pavillon de l'oreille, très souvent intéressé, présente au maximum les altérations de l'érysipèle typique. A cause de la finesse de la peau à ce niveau, les phlyctènes y sont habituelles, et les complications gangreneuses fréquentes. En revanche, son adhérence aux couches profondes rend relativement rares les accidents phlegmoneux. Nous en dirons autant du conduit auditif externe et de la face externe de la membrane du tympan, qui doivent à leur revêtement cutané d'être égaux devant l'érysipèle au reste du tégument externe.

L'oreille moyenne peut être également intéressée, que le microorganisme y soit apporté, soit du pharynx par la trompe d'Eustache (cas de Gull, de Dechambre), soit par le conduit auditif à travers la membrane tympanique.

Nous avons recueilli un cas de ce genre dans le service de M. Lancereaux. Dans ces cas-là, une otite moyenne est le résultat de l'introduction du streptocoque dans la caisse tympanique. Le malade a alors à redouter toutes les graves complications de l'otite à streptocoques, sur lesquelles M. Netter a attiré l'attention d'une manière toute spéciale.

§ 3. — Sens de la vue.

Les altérations oculaires sont beaucoup plus complexes Néanmoins, le derme conjonctival est rarement atteint, protégé probablement par le cartilage tarse en profondeur, et par le mode spécial d'insertion de ce dernier au niveau du bord libre des paupières. En revanche, on rencontre souvent un peu de conjonctivite catarrhale, due à la fluxion faciale et au gonflement palpébral. On retrouve fréquemment le streptocoque dans l'exsudat de cette conjonctivite.

La kératite est rare toutefois, et le streptocoque ne pénètre qu'exceptionnellement dans la chambre antérieure de l'œil. Mais, quelle que soit la manière par laquelle il est amené dans les milieux oculaires, une panophtalmite avec fonte purulente de l'œil en est fatalement la conséquence Car, ainsi que nous l'avons établi par nombre d'inoculations aux animaux, l'œil est la voie d'introduction par laquelle le streptocoque, comme bien d'autres microorganismes, éprouve le minimum de résistance.

En dehors de cette complication par action directe, l'érysipèle peut également agir indirectement sur l'appareil de la vision.

C'est principalement lorsque le processus s'étend au tissu conjonctif de l'orbite que l'œil peut, de seconde main, en ressentir les atteintes. En dehors de ces désordres graves, qui peuvent résulter de cette migration microbienne du côté des méninges, on a noté le décollement de la rétine (Heincke), l'atrophie de la choroïde (Schenckl) enfin, l'apparition brusque d'une myopie considérable, par suite de l'allongement mécanique du diamètre longitudinal de l'œil, comprimé par le gonflement phlegmoneux (Cuignet).

Mais l'accident de beaucoup le plus important, est l'atrophie de la papille, qui, en raison du nombre d'observations maintenant publiées, ne doit pas être considérée comme une rareté pathologique. La pathogénie de cette lésion est des plus obscures. En effet, cette atrophie qui dans certains cas s'étend à toute la rétine, a été mise sur le compte tantôt d'une embolie microbienne, tantôt on a invoqué une propagation du processus à la rétine par les voies lymphatiques (Schwalle). Ces deux opinions nous semblent peu probables, en raison du développement facile du streptocoque dans les milieux oculaires. Aussi, doutons-nous que sa présence en deçà de la sclérotique puisse n'amener que des phénomènes d'inflammation chronique.

Nous nous rangerons plutôt à l'hypothèse qui veut voir dans cette atrophie papillaire le résultat d'une névrite. Le nerf optique, en effet, traverse le tissu conjonctif périorbitaire enflammé et semble mal protégé contre l'invasion du processus. Dans un cas de phlegmon érysipélateux rétro-orbitaire mortel, nous avons trouvé, sur des coupes, le nerf optique infiltré presque en entier d'un nombre considérable de cellules embryonnaires. On ne trouvait pourtant pas de streptocoques dans ses travées interfasciculaires, alors que le tissu environnant était massivement envahi. Les tubes nerveux semblaient intacts; mais, qui sait ce qu'aurait pu devenir cette névrite si le malade avait guéri de son phlegmon?

CHAPITRE XXVIII

ALTÉRATIONS DU FOIE DANS L'ÉRYSIPÈLE

Altérations diffuses toxiques. — Dégénérescence granulo-graisseuse. — Tuméfaction trouble. — Distribution périportale des lésions toxiques. — Petit foyer péri-sushépatique.

Altérations circonscrites microbiennes. — Aspect macroscopique du foie. — Distribution des microbes. — Absence de microbes dans la veine porte. — Lésions nécrotiques souvent dues au développement du microbe après la mort. — Absence des microbes dans l'intérieur des cellules hépatiques; leur abondance dans les cellules étoilées endothéliales. — Observation personnelle d'évolution nodulaire limitée, due au streptocoque. — Ictère dans l'érysipèle.

De même que les autres parenchymes, le foie des érysipélateux présente deux sortes de lésions bien distinctes, et qui doivent être étudiées séparément. En premier lieu, viennent les altérations consécutives à l'adultération du sang. Les produits solubles (diastases, toxines, etc.), entraînés par le courant lymphatique dans la circulation générale, agissent sur tout l'ensemble du parenchyme et le lèsent à peu près au même degré. Ces lésions, résultat d'une intoxication, sont d'autant plus marquées, que la maladie aura été plus intense, plus étendue, et surtout plus longue.

Les secondes, au contraire, sont bien localisées et dues à la pénétration des bactéries dans le sang et à leur arrêt dans un capillaire hépatique. Le plus souvent, elles sont peu accusées, et, pour ainsi dire, agoniques. Dans les cas, relativement rares, où l'infection s'est localisée sur le foie longtemps avant la mort, les bactéries amènent autour d'elles une réaction leucocytaire abondante, se traduisant macroscopiquement par la présence d'abcès métastatiques dans le parenchyme hépatique.

La lésion diffuse d'origine toxique est celle que l'on rencontre dans la plupart des empoisonnements, et consiste en la dégénérescence granulo-graisseuse de la cellule hépatique. Cette lésion n'est fortement accusée que dans les cas d'érysipèle de longue durée, et M. Pozzi en a rapporté un cas remarquable. Macroscopiquement, le foie présente son volume normal, il est assez consistant, toutefois moins que normalement, et présente sur la coupe cette coloration jaune-soufre caractéristique du foie gras. Le parenchyme est presque complètement vide de sang, et, par le raclage, on obtient facilement un suc huileux laissant sur le papier une tache graisseuse.

Mais ces cas extrêmes sont rares. Lorsque l'évolution a été très rapide, on ne note guère qu'une légère tuméfaction trouble des cellules hépatiques, qui sont légèrement augmentées de volume et contiennent dans leur protoplasma un grand nombre de granulations qui disparaissent sous l'action de l'acide acétique. Les noyaux cellulaires sont souvent au nombre de deux ou trois; en même temps, l'arrangement trabéculaire est moins régulier qu'à l'état normal. Bientôt apparaît autour des espaces-portes une zone de dégénérescence graisseuse qui s'arrondit, s'anastomose avec des zones semblables entourant les espaces-portes voisins et arrive à dissocier le foie en petits îlots arrondis de parenchyme sain, présentant en leur centre la coupe d'une veine sus-hépatique. Cet aspect était très net dans le foie de la malade de l'observation première. On pouvait voir néanmoins, entourant l'orifice de la veine sus-hépatique, quatre ou cinq rangs de cellules complètement envahies par le processus. Il s'était donc produit deux foyers de dégénérescence sous l'influence du poison érysipélateux; l'un, le plus important, avait pour centre l'espace-porte; l'autre, beaucoup moins étendu, siégeait autour de la veine sus-hépatique. La couronne de cellules saines aurait diminué de plus en plus par l'extension de ces deux foyers à développement, l'un concentrique, l'autre excentrique et finit par être complètement détruite. Dans ce cas, les deux lésions du centre du lobule biliaire et du centre du lobule hépatique, nous semblaient être dues à l'érysipèle, la maladie ne présentant pas d'autres accidents pathologiques importants et n'étant point suspecte d'alcoolisme.

Dans les cas, au contraire, où le streptocoque a agi directement sur le foie, dans les infections généralisées, par exemple, les lésions présentent un aspect tout différent. Le foie est un peu augmenté de volume, très mou, d'une couleur terne un peu grisâtre. Sa consistance est très diminuée et sa friabilité est telle que l'on n'a qu'à grand'peine une section nette au rasoir. La surface est marquée de zones anémiques alternant avec des points congestionnés et presque ecchymotiques. Il est facile de reconnaître là le foie infectieux, dont le type est surtout celui de l'infection puerpérale ou de la septicémie chirurgicale.

Dans ces cas-là, on trouve toujours des streptocoques sur une coupe; ils ne sont jamais disséminés sans ordre dans le parenchyme hépatique, mais toujours ils forment des amas, des îlots, dont il est intéressant d'étudier la topographie. Nous avons en effet été frappé, sur les nombreuses coupes que nous avons faites de foie d'individus morts en présentant du streptocoque dans leur sang, de ne jamais trouver de microbes sur les coupes de la veine porte ou dans son voisinage. C'est, la plupart du temps, dans les capillaires avoisinant la veine sus-hépatique, que l'on rencontre les amas que nous avons signalés. Sur la coupe de cette dernière, on en trouve très fréquemment, soit dans le sang lui-même, soit, et le plus souvent, accolés au parois. Cette distribution des microorganismes nous a semblé constante et présente, croyons-nous, un double intérêt. L'un, d'ordre pathogénique, en ce qu'il nous semble démontré par ce fait que l'apport des microbes se fait par l'artère hépatique et non par la veine porte. Nous n'avons, en effet, jamais rencontré de microorganismes dans le sang de cette veine chez les lapins morts de septicémie à streptocoques. En second lieu, cette prédominance autour des veines sus-hépatiques, explique jusqu'à un certain point la localisation de certains abcès aérolaires du foie ayant pour point de départ une thrombose suppurée d'une branche sus-hépatique. Nous avons insisté par ailleurs sur ce fait un peu paradoxal, et notre ami Claisse en a, depuis, publié une nouvelle observation, dans laquelle le streptocoque était l'agent pathogène.

Les lésions parenchymateuses sont, dans la plupart des cas, peu accentuées, et l'on trouve épars dans le tissu hépatique, de petits foyers d'une dégénérescence spéciale, que M. Siredey décrit sous le nom de *dégénérescence nécrotique*. Pilliet a insisté également sur cette lésion circonscrite et en a démontré l'origine microbienne, dans un cas de fièvre puerpérale. Cette dégénérescence consiste en une sorte de ramollissement protoplasmique, permettant même parfois l'issue du noyau hors du corps cellulaire. Dans les cas que nous avons pu observer, cette lésion existait au minimum, et nous croyons, jusqu'à un certain point, qu'il s'agit là d'un phénomène cadavérique. Pour nous en convaincre, nous avons fait l'expérience suivante : Nous avons sacrifié un lapin un quart d'heure après lui avoir injecté dans la veine de l'oreille plusieurs centimètres cubes du dépôt de cultures sur bouillon. Nous avons conservé son foie à l'étuve dans un cristallisoir stérilisé. Au bout de vingt-quatre heures, nous l'avons fait durcir, et nous avons retrouvé sur plusieurs coupes les altérations que nous venons de décrire, même zone digérée, pour ainsi dire, avec même colonie intra-capillaire. Cette expérience nous semble donc enlever toute valeur à la dégénérescence nécrotique, en tant qu'altération organique.

Sur des préparations portant sur des organes fixés immédiatement après la mort, nous avons pu constater que jamais les streptocoques ne pénétraient dans les cellules hépatiques.

Au contraire, les cellules étoilées à noyau allongé qui, accolées de loin en loin aux travées hépatiques figurent l'endothélium vasculaire, en contiennent toujours un grand nombre. Certaines en sont complètement bourrées à tel point qu'on ne voit plus leur noyau. Ce fait confirme les idées de Metchinkoff sur le rôle de l'endothélium vasculaire dans la phagocytose.

La réaction leucocytaire faisait défaut à peu près complètement dans les cas que nous avons examinés. Néanmoins, il ne doit pas en être toujours de même, témoin les observations d'abcès métastatiques du foie consécutifs à l'érysipèle. Il est vrai que l'on trouve alors des altérations analogues des autres organes et que l'érysipèle s'est transformé en une véritable pyohémie.

Nous citerons ici un cas qui, bien qu'il ne se rapporte qu'indirectement à l'érysipèle, nous intéresse néanmoins, en ce que le streptocoque était bien l'agent pathogène, ainsi que l'ont prouvé les cultures. Il s'agissait d'un homme porteur d'adénopathies multiples, qui mourut à la suite de suppurations ganglionnaires prolongées. Nous trouvâmes dans son foie deux petits noyaux jaunâtres de la grosseur d'une noisette et tranchant fortement sur le tissu environnant. Sur des coupes, tous les capillaires à ce niveau étaient remplis de microorganismes en chaînettes. Néanmoins, il n'y avait point de réaction leucocytaire, mais le parenchyme hépatique était profondément modifié et présentait très nettement l'altération décrite par Kelsch et Kiener, sous le nom d'hépatite parenchymateuse nodulaire. Les travées, peu hypertrophiées, mais fortement hyperplasiées étaient rangées concentriquement. Les cellules étoilées endothéliales se trouvaient en beaucoup plus grand nombre qu'à l'état normal. Autour de ce noyau, les travées étaient comprimées et refoulées. On ne trouvait dans son épaisseur ni espace-porte, ni veine sus-hépatique. Les capillaires étaient aplatis, et, en dehors des streptocoques, ne semblaient contenir qu'une petite quantité de sang. Il n'y avait pas de réaction leucocytaire, mais il faut se rappeler que le malade était atteint d'une affection grave du système lymphatique, qui pouvait jouer un rôle dans cette inertie réactionnelle. En somme, nous étions en face d'une hyperplasie épithéliale localisée, à forme nodulaire, reconnaissant pour cause l'irritation entretenue par la présence du streptocoque. Notre ami Mosny a bien voulu nous communiquer, pour la confirmation de ce fait, des coupes d'évolution nodulaire hépatique avec présence morphologique du streptocoque à ce niveau, provenant d'une autopsie encore inédite d'un individu mort d'érysipèle.

Si, de l'étude des lésions érysipélateuses hépatiques, il se dégage un certain nombre de faits théoriques intéressants, elles sont, en général, trop peu accentuées pour donner lieu à des phénomènes cliniques. Il est probable que dans l'érysipèle avec ictère, on pourrait trouver du côté du foie des lésions plus nettes et plus importantes; malheureusement, les documents anatomiques nous font complètement défaut. L'ictère est, du reste, rare dans les érysipèles qui ne s'accompagnent pas de graves symptômes instestinaux; aussi, pouvons-nous supposer qu'il s'agit également là de la modification de virulence que nous avons notée chez les microbes intestinaux. Cette infection biliaire serait, du reste, favorisée par l'hypocholie qui accompagne habituellement les maladies fébriles. En effet, dans deux cas d'infection puerpérale dont nous avons fait faire l'autopsie peu d'heures après la mort, la bile était peu abondante et peu colorée. Par les cultures, nous n'y avons point trouvé de streptocoque, mais, au contraire, du *bacillus coli communis.*

De toutes manières, nous voilà loin de la doctrine hippocratique et du rôle de la bile mélangée au sang dans la production de l'érysipèle.

CHAPITRE XXIX

LÉSIONS ARTICULAIRES AU COURS DE L'ÉRYSIPÈLE

Hydarthroses des articulations sous-jacentes à la plaque érysipélateuse. — Pseudo-rhumatisme érysipélateux apparaissant au déclin de l'érysipèle. — Généralisation à un certain nombre d'articulations. — Pronostic relativement bénin. — Pathogénie obscure. — Arthrite suppurée; par infection sanguine; aspect du liquide au début de l'affection. — Caractères et propriétés du pus articulaire. — Lésions de la synoviale.

Nous serons bref sur les manifestations articulaires qui se rattachent, soit directement, soit indirectement à l'érysipèle. Les unes, en effet, simples symptômes de voisinage, et dues uniquement à l'activité plus grande de la circulation, consistent en un épanchement séreux, plus ou moins plastique, dans l'intérieur des articles sous-jacents à la peau érysipélateuse. C'est sur ces hydarthroses, habituellement bénignes, que M. Verneuil a particulièrement appelé l'attention. Le streptocoque semble n'y agir nullement par sa présence directe et les troubles circulatoires faire tous les frais de la pathogénie de cette forme qui peut, jusqu'à un certain point, se rapprocher de l'hydarthrose consécutive à la *phlegmatia alba dolens*.

Tout autre, au contraire, est la signification des deux formes d'arthrites qui se produisent à une certaine distance du foyer érysipélateux, n'en subissant le contre-coup que par l'intermédiaire de la circulation sanguine.

La première mérite au plus haut degré la dénomination de pseudo-rhumatisme infectieux. Elle intéresse un grand nombre d'articulations, qui deviennent tuméfiées et douloureuses. L'épanchement est rarement abondant. Les lésions ne présentent aucune fixité, ni aucune symétrie, passant brusquement et sans cause apparente d'une articulation à une autre. Ces accidents n'apparaissent pas, en général, pendant la période fébrile de l'érysipèle. C'est plus ou moins longtemps après la défervescence, pendant la convalescence, que survient une nouvelle ascension thermométrique accompagnant la poussée articulaire, qui, en général, cède assez facilement au traitement par le salicylate de soude. Nous avons été témoin d'un cas absolument typique, dans lequel la *restitutio ad integrum* était complète dix jours après le début des accidents.

Il est difficile de se prononcer sur la nature de ces manifestations articulaires, et l'obscurité qui règne encore sur la pathogénie intime du rhumatisme, rejaillit un peu sur celle des maladies analogues. Dire que c'est un réveil de la diathèse survenant à la suite de l'érysipèle comme à la suite des autres maladies infectieuses, c'est se renfermer un peu dans la spéculation, surtout maintenant que le rhumatisme articulaire aigu et même subaigu tend à entrer dans la classe des maladies infectieuses. Dans ce dernier cas, on peut se demander encore s'il s'agit d'une infection secondaire par un microorganisme spécial, chose peu probable, ou si l'on doit incriminer directement le streptocoque ou ses produits de culture. Les faits expérimentaux résultant de nos recherches sont muets à ce sujet.

La deuxième forme d'arthrite observée au cours, ou plutôt au déclin de l'érysipèle, relève, au contraire, d'une pathogénie facile à comprendre. On sait, en effet, que les microorganismes introduits dans a circulation, ont une tendance toute spéciale à s' arrêter et à pulluler dans l'intérieur des articulations, et, principalement, dans les plus importantes : le genou, l'épaule, par exemple. Aussi, les arthrites purulentes sont-elles, parmi les accidents, les plus fréquents qui témoignent de l'infection sanguine par le staphylocoque, le pneumocoque, le streptocoque, le bacille pyocyanique, etc. Les propriétés pyogènes du streptocoque érysipélateux trouvent une fois de plus l'occasion de se manifester, et l'arthrite toujours très grave qui en résulte est une manifestation, parfois la seule, de la pyohémie qui, nous l'avons vu, peut, dans certains cas graves, succéder à l'érysipèle. Les symptômes généraux dus à l'infection sanguine nécessaire à l'éclosion de cette arthrite, sont toujours très violents : fièvre, frissons, état gastrique, albuminurie. Un épanchement, accompagné souvent de vives douleurs, apparaît au niveau d'une grande articulation, le genou le plus souvent, puis la rougeur et l'empâtement surviennent, apportant bientôt la confirmation du diagnostic d'arthrite suppurée.

Si l'on retire, par une ponction capillaire, quelques gouttes du liquide qui distend l'articulation, on obtient au début une sérosité louche, laissant déposer des petits grumeaux blancs formés de chaînettes streptococciques entrelacées. Les globules blancs sont encore peu nombreux ; le liquide est alcalin, mais il possède néanmoins, après avoir été légèrement acidifié, les propriétés liquéfiantes que nous avons étudiées à propos de l'érysipèle phlegmoneux.

Plus tard, le liquide que l'on retire est du vrai pus phlegmoneux faiblement acide et contenant en abondance les diastases déjà signalées. Aussi, ces collections purulentes livrées à elles-mêmes détruisent-elles la capsule articulaire qui les contient et le pus s'échappe en fusées intermusculaires ou vient se faire jour à l'extérieur.

Dans un cas où nous avons pu faire l'examen histologique d'une arthrite à streptocoques consécutive à une angine, nous avons reconnu que les couches les plus superficielles de la synoviale étaient seules envahies par le parasite, qui se trouvait en abondance dans le pus coagulé recouvrant la membrane séreuse. Les couches profondes étaient infiltrées par une grande quantité de cellules embryonnaires, mais ne contenaient pas de microorganismes.

CHAPITRE XXX

ALTÉRATIONS DU REIN DANS L'ÉRYSIPÈLE

Dans l'étiologie de la néphrite érysipélateuse, il faut faire la part de l'action de présence du streptocoque et celle de l'action de ses produits solubles.
Néphrites en cas de septicémie sanguine. — Prédominance des troubles circulatoires. — Ecchymoses. — Infarctus. — Présence de bouchons streptococciques dans les capillaires sanguins. — Altérations du tissu rénal. — Recherches du streptocoque dans l'urine. — Prédominance des phénomènes de diapédèse. — Abcès miliaires du rein.
Néphrites par action toxique. — Altérations épithéliales massives dues aux produits streptococciques dans l'infection puerpérale. — Altérations chroniques du parenchyme rénal amenant la production d'un mal de Bright aboutissant à l'urémie. — Caractères macroscopiques du rein. — Altérations histologiques portant presque uniquement sur la substance corticale. — Transformation fibreuse du tissu interstitiel. — Lésions de la rate. — Peu d'intérêt histologique.

Il est certain qu'il serait d'un intérêt théorique capital de pouvoir bien établir la pathogénie des lésions fréquentes du rein, que l'on rencontre dans l'érysipèle. Malheureusement le cadre des néphrites infectieuses, si bien tracé par M. Bouchard, n'est pas encore bien nettement délimité, et les lésions, non plus que la pathogénie cellulaire intime des différentes formes qu'elles présentent, ne sont pas complètement connues. Dans un mouvement d'enthousiasme, on a pu, après les belles découvertes de la bactériologie actuelle, mettre tout le processus sur le compte du passage des microbes pathogènes à travers le filtre rénal, et même aller jusqu'à attribuer au rein une nouvelle fonction physiologique, l'élimination des microorganismes contenus dans le sang. Wyssokowitch démontra que cette dernière propriété du filtre rénal était au moins contestable, et que le passage des bactéries dans l'urine indiquait une altération de la membrane filtrante et constituait une complication regrettable, et non un processus critique ou curatif. Berlioz a plus tard, dans sa Thèse, confirmé ces conclusions. Néanmoins, on continua de voir dans la néphrite érysipélateuse une action morphologique du streptocoque. Denucé et l'auteur de l'article du *Dictionnaire de Dechambre* sont absolument exclusifs et n'admettent que cette théorie pathogénique. Dans ces derniers temps, la nécessité de l'infection sanguine pour la production des complications rénales a beaucoup perdu de terrain, du moins en ce qui concerne certaines maladies infectieuses. En démontrant, par exemple, que le microorganisme de la diphtérie reste localisé au niveau de la pseudo-membrane, et, de là, sécrète une diastase pouvant provoquer une intoxication mortelle, MM. Roux et Yersin ont porté, croyons-nous, un coup mortel à l'intransigeance des auteurs précités. La néphrite diphtérique est, en effet, assez commune pour que l'on ne veuille pas y voir dans tous les cas le résultat d'une infection secondaire. De même, récemment, les accidents produits par les injections de *lymphe de Koch* ont surabondamment démontré la trop exquise sensibilité de la glande humaine vis-à-vis des toxines microbiennes. Bien que, par l'injection de bouillons de culture filtrée, nous n'ayons pu provoquer qu'une fois une albuminurie notable chez le lapin, nous sommes persuadé que, dans l'érysipèle, un grand nombre de néphrites passagères et même durables peuvent se produire sans que l'on puisse invoquer l'infecion sanguine générale. En effet, alors que l'albuminurie e rencontre fréquemment au cours de l'érysipèle, il est très rare de trouver des streptocoques dans l'urine si l'on procède dans cette recherche avec toute la rigueur nécessaire. C'est du reste probablement à cette pathogénie par les produits solubles que M. Cornil veut faire allusion dans ses Leçons de 1889 : « Une simple inflammation subaiguë, sans migration cellulaire ni suppuration, peut se manifester dans les viscères d'un érysipélateux. C'est ainsi qu'on observe parfois dans l'érysipèle une néphrite diffuse avec albuminurie, sans autres accidents concomitants. »

Cette division entre les deux modes d'action des microorganismes ou de leurs produits sur la glande rénale a été bien mise en lumière par Ribbert. Pour lui, on peut considérer deux espèces de néphrites infectieuses, l'une interstitielle, disséminée par îlots circonscrits et due à la présence morphologique des bactéries, l'autre diffuse, épithéliale et liée à l'action de leurs toxines. Bien que résultant d'une donnée que nous croyons vraie, cette division est peut-être un peu trop schématique, et nous espérons que les découvertes futures pourront établir, sur des données certaines, les relations pathogéniques entre le mode d'action des microorganismes, et chacune des variétés anatomiques créées par MM. Cornil et Brault dans la classe des néphrites infectieuses :

Néphrites avec prédominance des phénomènes congestifs et inflammatoires;

Néphrites avec prédominance des phénomènes de diapédèse;

Néphrites avec prédominance des lésions dégénératives.

Les observations de néphrite érysipélateuse, dont la description histologique a été publiée, ainsi que celles que nous avons pu recueillir, peuvent, suivant les cas, entrer dans l'une ou l'autre de ces variétés. Néanmoins, dans tous les cas, les différents tissus sont intéressés par le processus, et la lésion mérite le nom de néphrite diffuse.

Dans les cas très graves, où les streptocoques passent en masse dans la circulation sanguine, la mort arrive dans la plupart des cas, ce qui explique comment nous sommes mieux renseignés sur l'anatomie pathologique de ces faits que sur celle des cas indéniables, où le streptocoque reste localisé aux lymphatiques et au tissu cellulaire. Suivant que l'infection se comporte comme une véritable septicémie et enlève rapidement le malade, ou que, au contraire, les bactéries déposées dans les organes par le sang ont le temps de provoquer autour d'elles une réaction cellulaire, ayant pour effet la production d'un petit abcès pyohémique, les lésions que nous rencontrerons dans le rein devront rentrer dans la première ou la seconde des variétés de Cornil et Brault.

En cas de septicémie streptococcique, consécutive à l'érysipèle, les reins sont rouges, augmentés de volume, présentant çà et là de petites ecchymoses. Les étoiles de Vereheyen sont dilatées, les pyramides congestionnées, sombres, livides. Nous avons constaté, dans deux cas, la présence de véritables infarctus hémorragiques de forme conique, à base périphérique.

A l'examen microscopique, on trouve les vaisseaux très dilatés, quelquefois même rompus. Au niveau des infarctus, les éléments normaux du rein sont noyés au milieu des globules rouges et le glomérule lui-même, distendu par le sang, donne lieu à une hémorragie intra-capsulaire, qui est sans doute l'origine des globules rouges que l'on rencontre fréquemment dans l'urine, dans les formes très infectieuses de l'érysipèle.

Dans ces cas-là, on peut constater la présence morphologique du streptocoque au niveau de la lésion rénale. Tantôt on les trouve, comme dans un cas de Mosny (qu'il a bien voulu nous communiquer), épars en petit nombre au milieu des globules rouges dans le sang épanché; tantôt, au contraire, ils forment des amas plus ou moins volumineux obstruant la lumière des vaisseaux. Les petites artérioles, le bouquet glomérulaire peuvent être intéressés. Lorsque l'embolie microbienne intéresse des vaisseaux afférents d'un certain calibre, il en résulte des troubles circulatoires ayant pour résultat la formation des infarctus hémorragiques que nous avons signalés. Au sommet du cône, sur des coupes, on trouve facilement le ou les vaisseaux obturés par l'amas streptococcique. Lorsque le bouquet glomérulaire est intéressé seul par le processus microbien, les troubles circulatoires et réactionnels sont peu importants, en raison des nombreuses voies collatérales ouvertes au fluide sanguin. Dans certains cas, les microorganismes injectent une partie seulement du bouquet capillaire, mettant en relief le mode de division des vaisseaux intra-capsulaires, mieux que n'auraient su le faire les plus fines injections.

Dans ce cas, le rôle du microbe s'exerce principalement sur la circulation sanguine rénale. Les autres altérations passent un peu au second plan.

Néanmoins, les cellules épithéliales sont souvent un peu dégénérées et leur noyau prend mal les matières colorantes.

Parfois, les glomérules intéressées présentent un peu de réaction inflammatoire. Les cellules de Bowmann prolifèrent et s'amassent dans la cavité, où elles se mélangent aux leucocytes et aux globules rouges.

Quant au tissu interstitiel, il est plus ou moins infiltré de cellules embryonnaires, suivant l'âge de l'infection.

Nous avons retrouvé ces lésions dans les reins des lapins qui meurent à la suite de l'injection dans la veine de l'oreille d'une petite quantité de culture très virulente de streptocoque érysipélateux. Sur cet animal, dans tous les cas que nous avons observés, on trouvait une glomérulite très marquée avec des streptocoques dans l'exsudat capsulaire.

Cliniquement, cette néphrite se traduit soit par de l'anurie (nous en avons observé un cas), soit par les symptômes habituels de la néphrite hémorragique. Les urines sont rares, albumineuses, et le dépôt contient des cylindres hyalins et des hématies. On y rencontre parfois aussi le streptocoque, mais il s'y trouve toujours en petite quantité et la recherche en est fort délicate. Les cultures seules suivies d'inoculation doivent être regardées comme probantes. Le simple examen microscopique expose, en effet, à un trop grand nombre de causes d'erreur.

Mais les cas sont fréquents dans lesquels on constate une quantité d'albumine plus ou moins considérable dans l'urine, et même la présence de quelques cylindres hyalins et de globules rouges, sans que l'on puisse arriver à isoler le streptocoque du dépôt recueilli aseptiquement. Il est donc bien probable que sous l'influence de l'intoxication générale, et en dehors de l'action mécanique directe du streptocoque, il peut se produire, au cours de l'érysipèle, un certain degré de néphrite congestive. Cette complication n'est, du reste, qu'un épiphénomène, et, si l'érysipèle guérit, les symptômes rénaux disparaissent rapidement, ainsi que cela a eu lieu dans deux cas rapportés par Lecorché et Talamon et dans plusieurs observatious personnelles.

Les microorganismes arrêtés dans le rein peuvent devenir le point de départ d'abcès miliaires. Ces faits sont rares et ne s'observent guère que dans des érysipèles terminés par pyohémie, ainsi que l'on en a rapporté quelques observations indéniables. Avant que l'on connaisse les propriétés pyogènes du streptocoque de l'érysipèle, ces complications étaient mises sur le compte d'une infection secondaire.

Nous en arrivons enfin aux néphrites que nous croyons être les plus fréquentes et qui résultent du passage dans le sang des toxines érysipélateuses, quelle que soit leur origine. Nous croyons, en effet, que dans les cas fréquents où l'albuminurie apparaît tout à fait au début de l'érysipèle, on ne peut admettre un passage des microorganismes en nature dans le sang; malheureusement, on en est réduit à des hypothèses, en ce qui concerne les lésions qui accompagnent cette albuminurie du début, qui peut être assez justement comparée à l'albuminurie du début de la scarlatine.

Mais là ne se bornent pas les méfaits de l'érysipèle dans le rein, et lorsque le processus érysipélateux est très violent ou très prolongé, l'élimination de ces toxines (ptomaïnes, toxalbumines ou diastases) amène dans l'épithélium rénal des lésions intéressant principalement les *tubuli contorti* et superposables, histologiquement et pathologiquement, à certaines néphrites scarlatineuses ou diphtéritiques. Il est rare que l'intoxication érysipélateuse soit assez massive pour amener la mort, sans que d'autres lésions viennent se superposer et constituer des causes d'erreur. Mais ce que nous avons dit de l'identité des streptocoques nous permet de comparer l'intoxication érysipélateuse à celle qui résulte de la résorption des produits fabriqués dans la lutte entre les streptocoques et les leucocytes dans l'infection puerpérale. Nous avons étudié plusieurs reins puerpéraux et avons acquis la conviction que la généralisation microbienne sanguine n'était que secondaire dans les altérations grossières dont le rein est le siège en pareil cas; gros rein, mou, à surface grisâtre ou bigarrée, avec congestion de la substance médullaire. Les coupes microscopiques démontrent quelquefois et non toujours la présence de streptocoques formant des amas dans quelques rares vaisseaux sanguins. En revanche on constate comme lésion constante et d'autant plus marquée que l'affection a été plus longue, une altération épithéliale très avancée, portant d'une manière presque unique sur l'épithélium du labyrinthe. Le noyau ne se colore plus par le carmin ni par le bleu de méthylène, le protoplasma est confusément granuleux et contient quelques globes colloïdes. Le tissu interstitiel est un peu infiltré de cellules embryonnaires, mais ces lésions sont évidemment de second ordre.

Telles sont les lésions que peut produire l'élimination des produits streptococciques lorsqu'ils sont introduits en masse dans le sang. Dans l'érysipèle, le cas est rare; mais, au lieu d'agir comme une intoxication aiguë, l'élimination prolongée de ces produits peut produire dans l'épithélium des lésions durables qui évoluent plus tard, comme un mal de Bright. Nous en avons observé deux cas absolument démonstratifs.

Dans l'un, il s'agissait d'un homme qui vint mourir d'urémie, dans le service de M. Audhoui, et dans les antécédents duquel on ne pouvait relever qu'un érysipèle très grave et très long trois ans auparavant, et au déclin duquel on avait constaté de l'albumine dans ses urines.

La seconde observation que nous avons pu recueillir est beaucoup plus typique. Il s'agissait d'une femme qui était soignée dans le service de M. Troisier, pour un érysipèle de la face à rechutes, et dont nous avons déjà parlé à propos de l'érysipèle blanc. Cette femme, qui ne présentait pas d'albuminurie à son entrée, ni de maladie antérieure pouvant engendrer une néphrite, succomba en trois mois à un mal de Bright à marche rapide, qui débuta au cours d'une poussée érysipélateuse, sans que nous ayons pu, à aucun moment, trouver de streptocoques dans les urines.

Dans les deux cas, les lésions étaient les mêmes : les reins étaient gros, blancs, lisses, ne se décortiquaient pas très facilement. Sur une coupe, la résistance au couteau était augmentée. Les pyramides étaient un peu rosées, la substance corticale décolorée. On ne distinguait pas de petits kystes colloïdes, comme cela se rencontre si fréquemment dans la néphrite interstitielle, mais, vue de près, toute cette région semblait criblée de petits orifices lui donnant un aspect presque spongieux.

Au microscope, la lésion capitale portait sur les *tubuli contorti*, dont la cavité était distendue et l'épithélium complètement disparu. La coupe de la substance corticale apparaissait comme formée d'un tissu aréolaire, dont chaque alvéole, limitée uniquement par ce tissu fibreux, était remplie par une substance amorphe, coagulée par l'alcool et se colorant fortement en jaune par le picrocarmin.

Les glomérules étaient revenus sur eux-mêmes et atrophiés pour la plupart. Le tissu interstitiel était devenu fibreux et formait autour des alvéoles remplaçant les tubuli et surtout autour de la capsule de Bowmann, de longues travées rappelant l'aspect décrit par Albarran sous le nom de *sclérose septique du rein.*

Néanmoins, nous n'avons pu trouver de microbes sur les coupes, alors qu'on les rencontrait en abondance dans les lésions pulmonaires, qui remontaient pourtant à une date antérieure.

Il est donc probable que l'élimination chronique des produits érysipélateux avait produit une dégénérescence dans l'épithélium des *tubuli contorti*, qui a constitué la lésion primitive et a réagi secondairement sur le tissu interstitiel, amenant ainsi cette sclérose secondaire.

Dans les deux cas, ainsi que l'on peut s'en convaincre par la lecture des observations, l'évolution clinique a été celle d'un mal de Bright absolument typique. Néanmoins l'albuminurie n'a jamais été très considérable, et n'a pas dépassé 3 gr. 5 dans un cas et 2 grammes dans l'autre.

Nous serons bref sur les lésions de la rate, qui ne présentent rien de bien caractéristique. Saine dans les cas qui ne s'accompagnent pas de septicémie sanguine, elle est, dans le cas opposé, un peu augmentée de volume. Sur des coupes, on trouve épars dans le tissu splénique quelques petits amas de streptocoques, sans que l'on puisse trouver dans le parenchyme lui-même aucune lésion intéressante autre que l'accumulation de cellules nucléées dans les mailles du tissu réticulé qui en forme la charpente.

OBSERVATIONS

OBSERVATION I

Érysipèle de la face. Manifestations pleuro-pulmonaires. Érysipèle pommelé terminé par de nombreux abcès. Néphrite chronique. Érysipèle blanc. Mort. Autopsie.

B... (Eugénie), domestique. Entrée le 27 décembre 1889, salle Grisolle, n° 15, dans le service de M. Troisier.

La malade semble d'une constitution robuste et n'a jamais, jusqu'à ce jour, présenté aucun malaise sérieux. Elle avait échappé jusque-là à l'épidémie de grippe alors en pleine activité, lorsque dans la nuit du 26 au 27 décembre, elle a été prise de céphalalgie, frissons, puis de point de côté et de vomissements. Effrayée, elle entre à l'hôpital le 27, dès le matin.

On constate sur la pommette gauche et sur l'aile du nez une plaque rouge violacée, résistante au doigt et douloureuse au toucher. Cette plaque se caractérise bientôt, et, dès le soir, la face entière est envahie par un érysipèle d'intensité moyenne. Les phénomènes généraux sont peu marqués. La température ne dépasse pas 39°,4. L'état saburral n'est pas très marqué. L'urine, un peu fébrile, est en quantité suffisante et ne contient pas d'albumine. On ne trouve rien à l'auscultation du cœur et du poumon.

28 *décembre*. — L'érysipèle envahit les paupières, les lèvres, en épargnant le menton et sans envahir le cuir chevelu.

29 *décembre*. — Les progrès de l'érysipèle semblent cesser. La température a dépassé 40°,4. L'urine contient un faible nuage d'albumine. Un peu de délire nocturne.

30 *décembre.* — L'érysipèle reste stationnaire.

31 *décembre.* — Amendement marqué des phénomènes locaux et généraux. L'érysipèle a pâli. La fièvre a beaucoup diminué. L'albumine a disparu dans l'urine.

Les jours suivants, l'amélioration se maintient; néanmoins, la température n'est pas redescendue à la normale.

2 *janvier.* — Au soir, nouvelles ascensions thermométriques, sans aucune manifestation locale.

3 *janvier.* — On constate, au premier temps et à la base, la présence d'un bruit râpeux léger, chevauchant un peu sur le petit silence, faisant présumer l'existence d'une péricardite légère.

4 *et* 5 *janvier.* — Atténuation du frottement péricardique, qui disparaît bientôt complètement.

6 *janvier.* — La malade, plus souffrante depuis la veille, éprouve un violent frisson, qui dure deux heures. Elle se plaint d'une violente douleur dans le côté droit, et d'une gêne considérable de la respiration. La percussion indique une zone de matité qui remonte jusqu'à l'épine de l'omoplate. Cette matité n'est pas perceptible; on constate, au contraire, l'existence d'un léger skodisne. A l'auscultation, on note un souffle doux expiratoire et un peu de broncho-égophonie. Les vibrations thoraciques sont très diminuées; néanmoins, une ponction avec la seringue de Pravaz ne donne aucun résultat.

8 *janvier.* — Les signes stéthoscopiques restent absolument les mêmes. Une seconde ponction avec la seringue de Pravaz donne également un résultat négatif.

Les jours suivants, la température continue à rester élevée, les phénomènes locaux semblent plutôt diminués. La dyspnée est peu considérable. Il n'y a que peu d'expectoration, et elle ne présente aucun caractère spécial.

20 *janvier.* — Nouvelle poussée érysipélateuse, ayant envahi la face et le cuir chevelu.

24 *janvier.* — Le murmure vésiculaire reparaît un peu voilé, mais sans souffle. La matité a fait place à une submatité légère. L'érysipèle est en voie de résolution. Depuis deux jours, l'urine est rouge et légèrement sanguinolente, elle contient une quantité notable d'albumine. La malade se plaint un peu de la région lombaire, qui est sensible à la pression. La température

se maintient élevée, malgré l'absence de toute autre manifestation inflammatoire locale. Il est donc probable qu'il se produit un processus aigu du côté des reins.

25 *janvier et jours suivants.* — L'urine présente toujours les mêmes caractères. La température oscille entre 38 degrés et 39°,5. Rien de nouveau à noter du côté du cœur et des poumons. La malade supporte sans répugnance le régime lacté.

31 *janvier.* — Réapparition de l'érysipèle, qui envahit la face, le cuir chevelu et le dos, sous forme d'une rougeur diffuse limitée par un bourrelet très net.

2 *février.* — L'érysipèle a pris au niveau du cou et du dos un aspect absolument spécial. Sur la rougeur déjà un peu effacée de l'érysipèle, apparaissent des points arrondis, saillants, d'une rougeur plus marquée et qui sont le siège d'une induration profonde. Ces sortes de nodules sont très rapprochés les uns des autres. Leur volume varie de celui d'un haricot à celui d'une amande. Leur consistance est extrêmement dure, et la pression à leur niveau produit de très vives douleurs. L'aspect général de la peau du dos, avec toutes ces rougeurs arrondies tranchant sur le fond rose déjà de l'érysipèle, peut se comparer à l'aspect pommelé de la robe de certains chevaux.

On reconnaît que ces nodules occupent toute l'épaisseur de la peau et même envahissent en partie le tissu cellulaire souscutané.

4 *février.* — Des nodules pareils se sont formés à la face, ils sont clairsemés et beaucoup plus superficiels rappelant, un peu en plus grand, l'aspect des papules syphilitiques. Les joues, le menton eux-mêmes sont atteints.

Quelques-uns des nodules du dos ont déjà disparu sans laisser de traces.

7 *février.* — Un certain nombre de nodules inflammatoires du dos que nous avons signalés, après avoir complètement pâli, présentent maintenant une fluctuation évidente. La pression à leur niveau amène une assez vive douleur. Au niveau de la commissure labiale un des nodules s'est également abcédé.

Huit petits foyers sont ouverts avec le bistouri et donnent chacun une quantité assez considérable de pus franchement phlegmoneux et louable.

10 *février*. — Quelques-uns des nodules dans lesquels nous avions noté de la fluctuation quelques jours auparavant semblent avoir complètement disparu. Deux autres foyers sont ouverts. Les abcès ouverts le 7 février continuent à donner du pus en petite quantité. Quelques-uns sont en voie de guérison.

14 *février*. — Nouvelle poussée érysipélateuse du côté du front et du cuir chevelu. Aucun nouvel abcès du côté du dos ou du cou.

18 *février*. — L'épiderme du front et du cuir chevelu se desquame en larges lamelles à la face profonde, desquelles on voit bien des prolongements villeux représentant des follicules pileux et des glandes sébacées. Une grande partie des cheveux sont tombés pendant le nettoyage fait dans le but d'enlever ces squames.

Les urines présentent toujours le même caractère. Elles contiennent 2 gr. 50 d'albumine, ne dépassent pas 800 centimètres cubes par jour ; elles forment un dépôt abondant dans lequel on trouve en grand nombre des cylindres hyalins et quelques cylindres épithéliaux.

La fièvre continue, en présentant des poussées irrégulières, qui ne coïncident pas avec les poussées érysipélateuses. Rien de nouveau du côté du poumon ni du cœur, mais les fonctions digestives sont profondément troublées; la malade présente, depuis une huitaine de jours, une diarrhée incessante, et ne peut supporter aucun aliment.

Les nodules inflammatoires qui n'ont pas suppuré ont à peu près disparu.

20 *février*. — Même état. Les urines sont tombées à 500 centimètres cubes.

22 *février*. — La suppuration est tarie dans tous les abcès, sauf au niveau d'un abcès du cou et d'un autre du dos.

26 *février*. — Un érysipèle, partant de l'abcès du dos envahit de nouveau toute la face, en épargnant toutefois le menton.

28 *février*. — Il a disparu, laissant de nombreux nodules inflammatoires disséminés dans la peau de la face.

2 *mars*. — Les nodules ont disparu sans suppuration. Les phénomènes généraux restent graves. Les vomissements et la diarrhée résistent à tout traitement. Les urines sont toujours

rares et albumineuses. La malade se cachectise rapidement et présente de temps à autre un peu d'agitation nocturne. Aucun phénomène aigu du côté du poumon ni du cœur.

5 *mars*. — L'albumine se maintient à 3 grammes. Le volume des urines n'atteint pas 500 centimètres cubes dans les vingt-quatre heures. On y trouve de nombreux cylindres hyalins.

17 *mars*. — Réapparition des vomissements. Quelques douleurs rhumatoïdes dans les grandes articulations, et notamment aux genoux et aux coudes.

19 *mars*. — La suppuration persiste toujours, mais faiblement, au niveau du cou et du dos. Albumine, 2 gr. 50. Urines, 300 centimètres cubes.

21 *mars*. — Apparition d'un œdème blanc, douloureux au niveau de la région latérale gauche du tronc, ayant pour point de départ le nodule suppuratif. Cet œdème est d'un blanc mat, donnant une impression élastique au doigt et ne se laissant pas déprimer en godet par l'impression du doigt. Il est douloureux au toucher, et assez considérable pour qu'à son niveau la peau présente un aspect tremblotant comme de la gelée.

22 *mars*. — L'œdème a envahi les deux seins, mais principalement le gauche.

24 *mars*. — Il s'est étendu, par la progression d'un bourrelet légèrement saillant, à la partie inférieure du tronc ainsi qu'aux cuisses, jusqu'au genou.

27 *mars*. — L'œdème ne progresse plus; il reste stationnaire dans tous les points qu'il occupe. Les urines sont de plus en plus rares. La diarrhée persiste, ainsi que les vomissements.

Première attaque d'urémie convulsive.

Premier bruit du cœur, un peu prolongé. Rien à l'auscultation du poumon.

28 *mars*. — Le processus œdémateux a envahi les bras jusqu'au coude. Plaque de purpura au poignet. 2 grammes d'albumine dans l'urine; quantité, 250 centimètres cubes; urée, 10 grammes.

29 *mars*. — État stationnaire de l'œdème. La malade vomit tout ce qu'elle prend. Elle est dans un état de faiblesse excessif.

Nouvelle attaque épileptiforme pendant la nuit.

31 *mars*. — La malade est dans le coma urémique, secouée

de temps en temps par des attaques convulsives. Elle meurt dans la soirée.

Examen microbiologique pendant la vie.

Deux scarifications du premier et du second érysipèles francs. Cultures de streptocoques.

Examen et cultures de l'urine à trois reprises, les 24 janvier, 14 février et 2 mars.

Résultats complètement négatifs.

Examen et cultures du pus des petits abcès. Partout streptocoque pur contenu dans l'intérieur des leucocytes, se montrant peu virulent pour le lapin.

Autopsie.

A l'ouverture de la cavité abdominale, il s'écoule 3 ou 4 litres de liquide ascitique.

Les intestins sont normaux sur toute leur longueur; on ne trouve aucune rougeur localisée, ni aucune ulcération urémique, malgré la diarrhée intense présentée pendant deux mois par la malade. On note pourtant un état légèrement psorentérique de la partie terminale de l'iléon.

L'estomac est sain, un peu congestionné néanmoins, et sa surface est recouverte d'une couche de mucus épais.

Le foie est peu volumineux, d'un jaune brunâtre, donnant au doigt l'impression du foie gras.

La rate est dure, peu augmentée de volume ; sa surface péritonéale est le siège de fibromes lamellaires épais.

Les reins sont volumineux, assez résistants, se décortiquant mal sur une coupe ; ils présentent au plus haut point l'aspect du gros rein blanc. La substance médullaire est peu intéressée ; la substance corticale, au contraire, est pâle, dure, comme spongieuse ; elle est augmentée de volume, malgré la sclérose très nette dont elle est l'objet.

Les organes génitaux internes ne présentent rien de particulier à signaler.

A l'ouverture de la paroi thoracique, on constate que les cavités pleurales ne contiennent pas de liquide.

Le péricarde contient une centaine de grammes de liquide citrin.

Le cœur est en diastole, mou, de coloration un peu brunâtre; les parois sont un peu amincies, et ses cavités, principalement la droite, un peu distendues. Pas de lésions d'orifice; pas d'athérome à l'aorte.

Le poumon gauche est normal, un peu emphysémateux au niveau de son bord antérieur.

La base du poumon droit est coiffée d'une couche fibrineuse organisée et qui fait corps avec lui; cette couche peut avoir un demi-centimètre d'épaisseur en certains points. Au-dessous, le tissu pulmonaire n'est pas congestionné; il offre, au contraire, une teinte grisâtre plus accentuée que d'ordinaire, et sa densité semble avoir sensiblement augmenté par l'épaississement des travées lobulaires et la transformation fibreuse des espaces interlobulaires.

L'encéphale ne présente rien de spécial, sauf un peu d'œdème diffus de la substance cérébrale.

Au niveau de toute la partie œdématiée, l'épiderme est décollé et s'en va par lambeaux. La coupe de la peau en dessous laisse également transuder une assez grande quantité de liquide séreux.

Examen microbiologique.

Ensemencement du suc d'une coupe de la fausse membrane pleurale.

Culture abondante de streptocoque peu virulent.

Ensemencement du suc cutané de la peau de la cuisse.

Culture de streptocoque.

Ensemencement du suc de la mamelle gauche, du rein, de la rate, du sang du cœur.

Résultats négatifs.

Examen microscopique.

Coupes du foie. — Dégénérescence graisseuse très marquée, fort nette autour des espaces-portes et pénétrant à ce niveau jusqu'au milieu du lobule; beaucoup moins marquée autour des veines sus-hépatiques, où elle n'intéresse que trois ou quatre rangs cellulaires. Dans l'espace-porte, on note un peu de prolifération conjonctive et de tendance à l'épaississement fibreux des travées glissoniennes.

Coupes du cœur. — On note seulement un peu de pigmentation brune, périnucléaire des cellules cardiaques. Les vaisseaux sont un peu épaissis au niveau de leur tunique externe. Les espaces lymphatiques et le péricarde sont normaux.

Pas de streptocoques sur les coupes.

Coupes du poumon droit et de la plèvre. — La fausse membrane pleurale présente une vascularisation assez marquée. Au picrocarmin, on reconnaît des vaisseaux sanguins remplis de sang et des vaisseaux lymphatiques contenant des globules blancs. Pas de globules blancs dans l'intérieur du tissu fibreux, sauf en un point, où les faisceaux sont dissociés par une infiltration leucocytaire. Les travées pulmonaires, principalement au niveau du voisinage de la plèvre, sont épaissies et offrent l'aspect d'une sclérose commençante.

Par coloration par la méthode de Weigert, on constate que tous les lymphatiques sont obturés par des bouchons de streptocoques, qui pénètrent jusqu'au voisinage de la surface pulmonaire, sous forme d'un réseau très délicat ainsi parfaitement injecté. Ils forment également une sorte d'auréole incomplète autour des vaisseaux sanguins, démontrant ainsi l'existence d'une gaine lymphatique. Nulle part, on ne les trouve infiltrés dans les tissus, sauf au niveau où nous avons constaté une infiltration leucocytaire diffuse. Dans quelques points également, on constate l'envahissement de quelques alvéoles pulmonaires qui contienent des streptocoques et des leucocytes, présentant ainsi l'aspect de petits noyaux pneumoniques microscopiques.

Coupes du rein. — La substance médullaire semble à peu près saine, sauf un peu d'épaississement fibreux du tissu conjonctif intertubulaire.

La substance corticale est, au contraire, profondément lésée. Tout l'épithélium des *tubuli contorti* a complètement disparu. La lumière des tubes est limitée uniquement par le tissu fibreux très épaissi qui forme le stroma de l'organe. Dans l'intérieur du tube, on trouve des cylindres d'apparence hyaline, prenant par le picrocarmin une coloration jaune intense et retenant un peu le violet par la méthode de Weigert. Les glomérules sont considérablement rétractés, leur capsule est très épaissie et se continue avec le reste du tissu fibreux qui enveloppe les *tubuli contorti.*

On ne trouve dans le rein aucune trace de microbes.

Coupes du cuir chevelu. — Intéressé par l'érysipèle un mois et demi avant la mort. Le tissu est redevenu normal ; on ne trouve pas de streptocoques, même dans l'intérieur des lymphatiques.

Coupes de la peau du cou au niveau qui avait été le point de départ de l'érysipèle il y a un mois. — Le tissu dermique est normal ; mais les lymphatiques sont distendus par des globules blancs, au point d'être visibles sur des coupes colorées au picrocarmin. Colorés par la méthode de Weigert, ces lymphatiques superficiels sont remplis de streptocoques.

Coupes de la peau au niveau des abcès. — Couche papillaire présentant quelques rares vaisseaux lymphatiques coupés transversalement et remplis de streptocoques.

Couche dermique : très rares lymphatiques longitudinaux contenant des streptocoques.

Couches hypodermiques : Lymphatiques bourrés de streptocoques autour de la cavité de l'abcès. Dans cette cavité, leucocytes nombreux contenant des microbes dans leur intérieur.

Coupes de la peau de la cuisse. — Réseau superficiel, derme bourré de streptocoques. Aucun microbe dans le tissu environnant. Lymphatiques profonds très dilatés.

OBSERVATION II

Érysipèle de la face chez un cardiaque. Récidive. Mort. Autopsie. Endocardite végétante. Infarctus rénaux.

V... (Alexandre), vingt-sept ans, journalier. Entré le 29 décembre 1890, salle Rayer, n° 7, dans le service de M. Moutard-Martin.

Aucun antécédent héréditaire méritant d'être signalé.

Antécédents personnels. — Habitudes alcooliques invétérées. — Rhumatisme articulaire aigu pendant son séjour au régiment.

Entré à l'hôpital, présentant à un haut degré les symptômes fonctionnels et les signes physiques d'une insuffisance mitrale.

20 *janvier.* — Premier érysipèle de la face, peu grave, ayant duré une huitaine de jours et ayant donné lieu à une petite épidémie de salle.

1er *mars.* — Au moment où nous le voyons pour la première fois, nous trouvons à l'auscultation les signes d'une forte insuffisance mitrale, ainsi qu'un peu de rétrécissement. Les membres inférieurs sont le siège d'un œdème énorme.

Son foie présente un volume considérable. Son bord descend jusqu'à l'épine iliaque antérieure et supérieure. Sur la ligne médiane, il est à deux travers de doigt au-dessus de la symphyse pubienne.

Les poumons sont le siège d'une congestion généralisée, mais les signes d'auscultation sont surtout marqués à la base droite. Expectoration sanguinolente de temps en temps.

Les urines sont fortement teintées et chargées de pigments biliaires; elles renferment en outre une certaine quantité d'albumine. Léger épanchement péritonéal.

La face est bouffie, cyanosée en certains points, principalement aux pommettes et aux lèvres. Teinte subictérique de tous les téguments. Pas de selles décolorées.

L'épreuve de Lépine-Colrat démontre que le foie laisse passer le sucre en assez grande abondance.

22 *avril.* — Frisson violent, s'accompagnant d'une ascension brusque de la température, qui a bientôt atteint 40°, 5.

23 *avril.* — Le lendemain, début de l'érysipèle autour de l'œil gauche, s'étendant par un bourrelet bien net qui envahit, le jour suivant, le côté droit de la face, le cou et le cuir chevelu. A gauche, les lésions sont moins étendues.

Les jours suivants, la température atteint 40°, 5, 41 degrés sans rémissions vespérales. Les urines deviennent extrêmement rares; le délire éclate, violent et impulsif, puis fait place au coma.

Mort le 27 avril.

Autopsie.

Cavité abdominale. — Présence dans le péritoine d'une certaine quantité de liquide citrin. Les intestins sont fortement distendus par des gaz, mais n'offrent aucune lésion. L'estomac présente un aspect mamelonné de la muqueuse, en rapport avec les habitudes alcooliques du malade.

Foie. — Volumineux; criant sous le couteau à la coupe; présente à un haut degré les caractères de la cirrhose cardiaque. La vésicule est volumineuse et distendue par une bile peu colorée.

Rate. — Peu volumineuse, mais ramollie et diffluente.

Reins. — Volumineux et congestionnés. Présentant un grand nombre de petits infarctus coniques à base périphérique, occupant principalement la substance corticale. Aucune lésion du bassinet, de l'uretère, de la vessie.

Cavité thoracique. — Le cœur est volumineux, nageant dans un liquide péricardique très abondant, mais transparent et limpide.

La séreuse péricardique est saine, sauf au niveau d'une plaque laiteuse siégeant à la partie antérieure et supérieure du ventricule gauche. Cette plaque laiteuse est en effet turgescente, entourée d'une petite zone de congestion et comme infiltrée d'un liquide gélatiniforme.

Le myocarde est un peu plus friable qu'à l'état normal, mais ne présente pas de coloration notable.

L'orifice mitral est notablement rétréci et induré; tout le bord libre de la valvule est le siège d'une endocardite végétante très abondante. Les végétations, dont le volume varie de celui d'un grain de mil à celui d'un gros pois, forment une bordure très élégante à la mitrale indurée et épaissie.

A l'orifice aortique, on note également trois ou quatre végétations sur le bord libre de la face inférieure des sigmoïdes gauches. L'orifice auriculo-ventriculaire droit présente également un grand nombre de végétations moins volumineuses et occupant le bord libre de la valvule tricuspide.

Nulle part, on ne trouve de traces d'ulcérations.

Les poumons sont congestionnés, principalement aux bases, qui sont presque splénisées, mais on ne trouve pas trace de bronchite purulente ou de véritable hépatisation. Les plèvres contiennent un peu de liquide transparent.

Les centres nerveux sont un peu congestionnés, mais sans présenter de traces d'encéphalite on de méningite.

La peau du cuir chevelu et de la face est infiltrée d'un suc abondant, qui lui donne l'aspect de la peau congelée. La portion profonde du derme du cuir chevelu est le siège d'une congestion sanguine très marquée.

Examen bactériologique.

Le sang, qui présente au plus haut point l'aspect du sang infectieux et qui est doué de propriétés âcres très marquées, donne en abondance des cultures pures de streptocoques. On en obtient également en grand nombre par l'ensemencement du suc des végétations, des infarctus des reins, du parenchyme de la rate et du foie.

Examen microscopique.

Foie. — Lésion de la cirrhose cardiaque.

Présence des streptocoques dans le sang des capillaires de certains lobules, mais surtout abondants au voisinage et sur la coupe des veines sus-hépatiques. Peu de réaction cellulaire.

Rate. — Lésions parenchymateuses peu marquées. Quelques îlots de streptocoques diffus dans la masse des cellules rondes du suc splénique. Sur la coupe des artères, deux ou trois groupes de streptocoques.

Reins. — Au niveau des infarctus sanguins, on trouve des hémorragies glomérulaires et une infiltration intertubulaire de globules rouges, mais on ne trouve pas de microorganismes à ce niveau. Ils sont, au contraire, nombreux en différents points dans les vaisseaux de la substance corticale, qu'ils obturent mécaniquement, donnant ainsi lieu par leur masse à des troubles mécaniques ayant pour résultat la formation des infarctus. Dans certains points, les streptocoques injectent d'une manière très élégante les vaisseaux des glomérules.

Nulle part on ne trouve de microbes dans le tissu conjonctif ou dans l'intérieur des tubes.

Dans les points non directement intéressés par l'infarctus, les lésions parenchymateuses sont peu marquées.

Cœur. — Myocarde : peu de lésions parenchymateuses, mais injection délicate de nombreux petits vaisseaux par les streptocoques ; sans grande réaction leucocytaire ni dégénérescence du parenchyme ; par places, pourtant, quelques amas de globules blancs.

Péricarde : Au niveau de la plaque laiteuse turgescente que nous avons signalée, on trouve un grand nombre de streptocoques dans les vaisseaux sanguins ou lymphatiques ; quelques-uns même dans les espaces fibreux, sans présence de globules blancs.

Végétations endocardiques : formées principalement par un réseau de fibrine coagulée, contenant en grand nombre des cellules embryonnaires et des masses énormes de volumineuses chaînettes de streptocoques.

Cuir chevelu. — Dans le tissu hypodermique, on trouve de nombreux lymphatiques remplis de streptocoques, dont les mailles s'enchevêtrent sans se confondre avec les mailles des vaisseaux sanguins.

OBSERVATION III

Rétention placentaire. Putréfaction intra-utérine. Accidents puerpéraux. Érysipèle de la vulve et des cuisses. Autopsie. Péritonite à streptocoques.

A... (Marie), dix-neuf ans, couturière. Entrée salle Grisolle, n° 29, le 19 mai 1890.

La malade a accouché il y a sept jours, chez elle, sans le secours d'une sage-femme. Elle n'a, dit-elle, commis ensuite aucune imprudence, et est resté au lit jusqu'au moment de son entrée à l'hôpital. D'après sa mère, les lochies, qui n'avaient présenté rien d'anormal les deux premiers jours, devinrent fétides le troisième jour. Le surlendemain, grand frisson, suivi de sueurs ; les lochies sont abondantes, séro-sanguinolentes et fétides. Bouche sèche, soif intense, vomissements verdâtres.

Elle entre à l'hôpital le lendemain de ces accidents. A l'entrée : Phénomènes généraux graves, voix éteinte, yeux excavés, facies péritonitique.

Diarrhée abondante et fétide.

Lochies très fétides, utérus volumineux et douloureux au toucher.

Pas d'écorchure de la vulve ou du vagin.

20 *mai*. — Érysipèle de la vulve qui, dans la journée, s'étend à toute la face interne des cuisses. État général très grave.

Mort le 21 mai, dans la nuit.

Autopsie.

Cavité abdominale. — Contenant environ un litre de sérosité louche, dans laquelle flottent de nombreuses coagulations fibrino-purulentes, qui enveloppent et agglutinent les anses intestinales et forment au foie une coque assez épaisse. Au-dessus du foie, on trouve une poche purulente assez volumineuse.

Foie. — Aspect infectieux, marbré, décoloré par places, mou et friable.

Rate. — Volumineuse et diffluente.

Estomac. — Rien à signaler.

Intestins. — Face externe infectée ; rien à la face interne.

Reins. — Se décortiquant bien ; congestion cortico-médullaire.

Organes génitaux. — Environnés de pus et de coagulations fibrineuses formant une coque épaisse aux ovaires.

Trompe gauche : Ampoule de Henle très rouge et contenant du pus, mais perméable et peu distendue.

Trompe droite : un peu congestionnée.

Utérus : volumineux, congestionné, mou. — Sa cavité contient des débris de placenta putréfié dégageant une odeur horriblement fétide ; une sanie roussâtre baigne sa cavité de tous les côtés.

Peau de la cuisse : elle présente les lésions habituelles de l'érysipèle ; décollement épidermique, aspect congelé.

Cavité thoracique. — Épanchement fibrino-purulent peu abondant, mais très concret dans la plèvre gauche. — Rien dans la plèvre gauche ; base des deux poumons congestionnée.

Péricarde : Fausse membrane fibrino-purulente adhérant au feuillet pariétal, principalement dans la partie adossée à la plèvre gauche.

Cœur : mou, rempli de sang dissous noirâtre ; sans lésions.

Examen bactériologique.

Sang du cœur. — Pus du péricarde et de la plèvre. — Streptocoque pur.

Pus de la cavité abdominale. — Streptocoques mélangés avec des microbes intestinaux.

Cavité utérine. — Microorganismes produisant une putréfaction horriblement fétide de la peptone, surtout en milieu anaérobie.

Examen microscopique.

Parois utérines. — A la surface de la muqueuse, nombreux bacilles; peu de streptocoques; éléments anatomiques mal colorés.

Dans la profondeur : au niveau des lymphatiques, bouchons microbiens fortement colorés, formés uniquement de streptocoques.

Trompe gauche. — Isthme de Barkow : aucune lésion.

Ampoule d'Henle : streptocoques à la surface; prolifération de la couche superficielle, n'intéressant pas les couches profondes.

Foie. — Peu gras; petits foyers de streptocoques avec zone ambiante digérée.

Reins. — Quelques streptocoques sur la coupe des artères. Noyaux des tubuli peu colorables par les réactifs.

OBSERVATION IV

Angine à streptocoques. Albuminurie. Arthrite purulente à streptocoques. Amputation de la cuisse. Mort.

S... (Jean), quarante-six ans, garçon de restaurant, entré le 30 juin 1891, salle Piorry, n° 31.

Pas de maladies antérieures.

Habitudes éthyliques très prononcées; le malade boit 5 à 6 litres de vin par jour; il présente les signes de l'intoxication chronique par l'alcool (cauchemars, pituites le matin, trémulation des doigts et de la langue, douleurs musculaires, etc.).

Vers le 20 juin, début brusque par un violent mal de gorge; fièvre vive; céphalalgie intense, impossibilité d'avaler. Cette angine ne peut être reliée étiologiquement à aucune affection analogue. Le malade, interrogé avec soin dans ce sens, déclare ne s'être trouvé en rapports ni avec des scarlatineux, ni avec d'autres personnes souffrant de la gorge. Il ne peut non plus nous renseigner sur l'aspect de son angine, sur la présence d'un exsudat dans le pharynx, n'ayant pas été vu par un médecin.

Deux ou trois jours après survient un léger gonflement du cou, dû sans doute à l'engorgement des ganglions sous-maxillaires, puis les douleurs se calmèrent, la déglutition redevient possible, quoique pénible, mais l'abattement et la courbature des premiers jours persistent et le malade se décide à entrer à l'hôpital, le 30 juin 1891.

En venant de chez lui, 17, rue de la Montagne, à la Pitié, il ressent dans le genou gauche une douleur qui s'accentue rapidement, et quand il arrive à la consultation, il peut à peine se tenir debout.

30 *juin.* — Nous l'examinons le soir même et constatons l'état suivant : homme vigoureux, assez fortement musclé, ne présente sur toute la surface du corps aucune trace d'éruption ni de desquamation.

Le malade se plaint surtout de son genou gauche. Cette articulation est en effet très tuméfiée, la rotule est soulevée, les culs-de-sac synoviaux font une forte saillie et sont tellement tendus qu'il est difficile d'obtenir le choc rotulien. La peau est jaune, sans moiteur ni rougeur; pas d'œdème. Les douleurs sont très vives à la pression et pendant les mouvements, et le malade immobilise son membre inférieur dans la rotation en dehors et dans une position intermédiaire à la flexion et à l'extension.

Les autres articulations sont saines.

Pas de blennorrhagie.

Du côté du pharynx, il existe encore un peu de douleur pendant les mouvements de déglutition. La gorge est uniformément rouge, d'aspect vernissé, sans exsudat; œdème de la luette, pas de tuméfaction des amygdales. La région cervicale n'est pas gonflée, un peu de douleur à la pression dans la région amygdalienne. A gauche, petits ganglions sous-maxillaires.

La langue est humide, légèrement saburrale. Pas de troubles digestifs.

Pouls, 92, régulier; bruits du cœur normaux.

Rien aux poumons.

Abattement très marqué, faiblesse générale avec un peu d'agitation, se manisfestant par des mouvements brusques et saccadés, accompagnés de trémulation généralisée.

1er *juillet.* — Même état à la visite du matin. Salicylate de soude, 4 grammes.

2 *juillet.* — La nuit a été très agitée, un peu de délire.

Les douleurs du genou ont augmenté. La tuméfaction est plus considérable et s'est étendue à la partie inférieure du fémur, qui est douloureux à la pression. Dilatation des veines sous-cutanées autour de l'articulation. On soupçonne la nature purulente de l'arthrite. Ponction à la seringue de Strauss.

Le liquide retiré est filant, à peine louche et tout en suspension de petits flocons; il s'éclaircit par le repos et rappelle l'aspect de cultures pures de streptocoques sans le bouillon. Examiné sur lamelles, on y rencontre en effet de nombreux streptocoques libres, formant de petites chaînettes de quatre à cinq éléments; les globules blancs, peu nombreux d'ailleurs, ne contiennent pas de microbes; le fond de la préparation est formé de fibrine granuleuse.

Ensemencement d'une goutte de liquide dans une goutte de bouillon.

L'arthrotomie est décidée pour le lendemain matin.

Urine fortement albumineuse.

3 *juillet.* — Dans la nuit, délire violent; le malade se lève et marche dans la salle. Le gonflement du genou est considérable et remonte sur le tiers inférieur de la cuisse.

Arthrotomie par M. Braquehaye, interne du professeur Lefort. Incision latérale de chaque côté de la rotule; il s'écoule 400 grammes environ d'un liquide franchement purulent. La synoviale est dépolie, recouverte d'une mince fausse membrane purulente. Les cartilages sont sains et le périoste ne semble pas atteint. Lavage à l'eau phéniquée forte. Drainage.

Le bouillon ensemencé hier avec le liquide articulaire a donné, après trente-six heures, une culture pure de streptocoque ; il n'est pas troublé, mais contient des flocons neigeux déposés au fond du tube et ne se dissociant pas par une agitation modérée. Examinée sur lamelles, la culture est formée de très longues chaînettes, traversant tout le champ du microscope.

Le soir, cultures avec le sang pris à la pulpe de doigt et avec le liquide buccal pris sur les amygdales.

Les premières sont négatives, les secondes, faites dans la gélatine liquide, donnent avec d'autres microbes des chaînettes très nettes et assez nombreuses de streptocoques, qui sont d'ailleurs isolés ultérieurement par le procédé des plaques.

L'urine, toujours fortement albumineuse (3 gr. 40 par litre) donne un léger dépôt qui est examiné sur lamelles ; pas de de cylindres urinaires, mais quelques chaînettes absolument typiques de streptocoques. Il existe à côté de nombreux bâtonnets et des microbes ronds, volumineux, ayant l'aspect des levures. L'urine n'a été examinée que quelques heures après son émission.

Examen de l'articulation du genou.

La synoviale est injectée, œdématiée et épaissie, surtout dans les points qui correspondent au ligament croisé et au ligament latéral interne.

Sur les parties externes et postéro-externes de la synoviale, on remarque des pertes de substance, par lesquelles le pus a pu se frayer un passage jusque dans le creux poplité. De là, des fusées purulentes se sont étendues dans les masses musculaires de la partie postérieure de la jambe, jusqu'à la partie moyenne.

De même, au niveau du cul-de-sac supérieur, des fusées purulentes remontent dans les masses musculaires des parties internes et postérieures de la cuisse jusqu'à un peu au-dessus de la partie moyenne.

Cartilage articulaire : on remarque une érosion peu profonde de la grandeur d'une lentille sur la partie interne du cartilage qui recouvre la partie correspondante du condyle interne du fémur.

Partout ailleurs, les cartilages sont lisses et blanchâtres.

Les épiphyses du fémur et du tibia ne présentent aucune lésion.

Examen bactériologique du pus.

Streptocoque pur.

Examen microscopique de la synoviale.

Infiltration embryonnaire de l'épaisseur de la synoviale et d'une partie des ligaments fibreux. Leucocytes polynucléaires. Cellules fixes proliférées. Pas de streptocoque sur les coupes, sinon tout à fait à la superficie dans les points qui comprennent un peu de pus coagulé.

OBSERVATION V

Récidive d'érysipèle de la cuisse au moment des règles. Bartholinite suppurée à streptocoques.

D... (Ernestine), dix-sept ans, mécanicienne.

La malade entre pour une rougeur érysipélateuse qui a envahi toute la jambe et la moitié inférieure de la cuisse gauche. Il n'y a pas de bourrelet, mais la rougeur, bien que diffuse, gagne les parties voisines. Les ganglions de l'aine sont engorgés ; néanmoins, l'état général est très bon et la température ne s'élève pas au-dessus de 38°,5. La sérosité retirée par une piqûre profonde faite avec une lancette donne des cultures discrètes de streptocoque. La porte d'entrée du microbe est facile à constater. En effet, depuis trois mois, la malade est atteinte d'une éruption très prurigineuse, qu'un examen attentif fait reconnaître pour une éruption due à la gale, mais un peu défigurée par la malpropreté de la malade. C'est au niveau d'un coup d'ongle dû au prurit que la rougeur a débuté et s'est étendue de là aux parties environnantes.

Au bout de huit jours, la tuméfaction a complètement disparu.

Il n'y a pas de desquamation, et la malade sort pour aller à Saint-Louis, faire traiter sa gale.

Nous la retrouvons, le 14 mars 1890, salle Grisolle, dans le service de M. Troisier. Entre temps, elle a été guérie de sa gale et a contracté une violente blennorrhagie. Elle entre pour une récidive de son érysipèle qui, sans cause extérieure, a reparu au moment de ses dernières règles (il y a quatre jours). La rougeur a envahi toute la racine du membre inférieur gauche, intéressant également la partie supérieure de la jambe et la grande lèvre du même côté. La température est peu élevée et oscille entre 38 degrés et 38°,5. L'évolution est également bénigne et la rougeur disparaît sans être suivie de desquamation. On n'en trouve plus trace le 22 mars. Mais, au même moment, la malade ressent une vive douleur au niveau de la grande lèvre gauche. La région est tuméfiée et indurée. Il est facile de diagnostiquer une bartholinite qui bientôt se collecte et est ouverte le 1er avril, donnant issue à une assez grande quantité de pus jaunâtre et inodore. La guérison est rapide, et la malade sort le 12 avril.

Examen du pus.

Sur lamelles. — On trouve des streptocoques, la plupart enfermés dans les cellules du pus. Entre les cellules, on voit des diplocoques assez volumineux.

Sur plaques. — Les deux microorganismes cultivent : le streptocoque avec ses caractères habituels. Le diplocoque ne liquéfie pas la gélatine, et donne sur agar une culture jaunâtre comparable à celle du *micrococcus subflavus* de Parret.

Sur bouillon. — Le diplocoque acidifie rapidement le bouillon, et, en mettant d'emblée le pus en culture anaérobie, son développement abondant semble gêner celui du streptocoque, dont on ne voit que quelques chaînettes grêles.

Une goutte de pus est mise en contact, pendant douze heures, à l'étuve avec 10 centimètres cubes de gélatine à 10 p. 100, et le développement des microbes est prévenu par l'addition d'une goutte d'essence de moutarde. Au bout de ce temps, la gélatine, refroidie, ne fait plus prise.

OBSERVATION VI

Erysipèle de la face. Abcès ganglionnaire. Abcès énorme de la face antérieure de la cuisse. Mort sans lésions viscérales.

Sementry] (Jean-Baptiste-Gabriel), vingt-cinq ans, raffineur. Entré le 2 juin 1889, salle Rayer, n° 1.

Antécédents héréditaires : père bien portant; mère morte tuberculeuse. Pas de frère ni sœur.

Antécédents personnels : Rougeole à l'âge de six ans, lui ayant laissé des ganglions indurés parotidiens sous-maxillaires volumineux, ayant amené une visible difformité par leur volume.

Aucun d'eux n'a suppuré.

Pas d'autres maladies; mais a toujours été d'un tempérament délicat et d'une constitution frêle.

Brun, grand, poitrine étroite, membres grêles ; barbe rare, brune, soyeuse.

Travaille depuis deux ans à la raffinerie Say; exposé à la chaleur.

Trois jours avant son entrée, douleur au niveau de l'aile du nez; le lendemain, rougeur ayant envahi une partie de la face; frisson violent; vomissements.

Entré à l'hôpital le 2 juin. Température 39°, 8.

L'érysipèle a envahi le cuir chevelu qui a une coloration bleuâtre et qui est très douloureux au toucher. La partie inférieure de la face est épargnée. Le ganglion préauriculaire gauche est très douloureux et tuméfié. Les ganglions occipitaux sont également pris ; un peu de délire le soir — pas de diarrhée — anorexie complète. L'état se maintient à peu près le même le 3 et le 4. Le 5, nouveau frisson, suivi d'une nouvelle élévation de température, avec délire.

La tuméfaction de la figure et du cuir chevelu sont peu intenses et la fièvre semble disproportionnée avec la bénignité des symptômes locaux. La résolution est néanmoins lente et l'état inflammatoire persiste jusqu'au 10, accompagné d'une fièvre à rémission matinale presque complète. La desquamation commence, mais est moins nette que dans les érysipèles ordinaires.

Le ganglion préauriculaire gauche continue à être très douloureux. Au-dessous, un des ganglions parotidiens faisant partie du groupe volumineux signalé plus haut, augmente de volume, et la région devient rouge sans que le malade accuse à ce niveau une très vive douleur. La tuméfaction augmente les jours suivants et, le 19, la fluctuation est très franche. La ponction avec une seringue de Pravaz retire quelques gouttes d'un pus jaunâtre, contenant un grand nombre de streptocoques à l'état de pureté, ainsi que le démontrent les lamelles et les cultures. Impossible de trouver de bacilles tuberculeux, le malade ayant absolument refusé de laisser ouvrir cet abcès. Cataplasmes sur la région. Reprise de la fièvre avec frissons, le soir, 39°, 5. Rémission complète le matin, sauf le 21, 38°.

La collection est devenue tout à fait superficielle, la peau qui la recouvre est violacée. L'aspect est absolument celui d'un abcès froid. Aucune douleur ni chaleur inflammatoire à ce niveau.

26 *juin.* — Ouverture spontanée de l'abcès. Du pus recueilli aussitôt ne donne aucune culture. Le microscope y décèle des streptocoques à grains inégaux et absorbant mal les couleurs d'aniline.

30 *juin.* — Le malade accuse une vive douleur au niveau de l'aine droite. La peau est rouge sur toute la surface antérieure de la cuisse. La région est tendue, chaude et douloureuse.

Fièvre vespérale. Différence de deux degrés entre la température du matin et celle du soir.

1er *juillet.* — Toute la région de la hanche est gonflée et douloureuse.

L'état se maintient le même jusqu'au 12, où une sensation nette de fluctuation se laisse percevoir.

15 *juillet.* Incision au bistouri de 11 centimètres environ. Un litre de pus brunâtre bien lié, coulant en nappe, contenant de nombreux streptocoques, de dix-huit à trente grains. Cultures caractéristiques. Lavage à l'eau phéniquée. La suppuration persiste, ainsi que la fièvre.

Une prise de pus, faite le 29, démontre l'absence de streptocoques en longues chaînettes et la présence très abondante de staphylocoques et de streptocoques de quatre ou cinq grains. Sur plaque, on les trouve en parties à peu près égales.

Août. — Le malade va mieux, la fièvre a dimiuué, l'appétit est un peu revenu. La fistule de l'abcès de la cuisse persiste malgré les lavages de l'acide phénique au 1/20e et au naphtol camphré.

16 *août.* — A la partie interne et postérieure de la cuisse, on trouve un abcès volumineux, indolore, sous-cutané et semblable comme disposition à celui ouvert le 15 juillet. Ouverture au bistouri. 200 grammes pus lié, brunâtre, semblable au premier.

Sur lamelles, streptocoques de dix à trente grains, en tout semblables au premier. Cultures, rien.

La guérison de cette incision se fait en quelques jours.

Le premier continue à suppurer.

Le malade se cachectise de plus en plus.

Fièvre renittente irrégulière.

Pas d'albumine.

Mort le 12 septembre.

OBSERVATION VII

Erysipèle de la cuisse; vaste décollement purulent dû au seul streptocoque. Fausse couche de sept mois. Examen bactériologique du placenta et du fœtus. Absence du streptocoque. Guérison sans complication puerpérale.

L... (Blandine), ménagère, trente ans. Entrée salle Grisolle, n° 13, 6 octobre 1890.

La malade, enceinte de sept mois, souffrait depuis huit jours d'une douleur assez violente, localisée au genou gauche. Le médecin qui la soignait, lui ayant conseillé l'application d'un vésicatoire, la surface dermique, mise à nu, devint le point de départ d'un érysipèle. Ce dernier débuta par un frisson violent et envahit assez rapidement toute la face antérieure de la cuisse.

Elle entra à l'hôpital le quatrième jour après le début de l'érysipèle.

La température atteint à peine 39°. L'état général n'est pas mauvais ; néanmoins, la malade prétend avoir été beaucoup plus fatiguée les jours précédents. L'état local n'est du reste pas mauvais. Le bourrelet est peu saillant, ce qui n'a rien d'étonnant, étant donné le siège de la phlegmasie. La rougeur a un peu diminué, bien que la partie atteinte soit encore très douloureuse.

Les jours suivants, l'appétit revient un peu. L'érysipèle pâlit de plus en plus, mais la région semble encore très douloureuse. Les battements du cœur de l'enfant sont encore très perceptibles.

Le 10, dans la nuit, la femme est prise de douleurs utérines et expulse, à huit heures du matin, un fœtus encore vivant, qui ne vécut qu'une demi-heure environ après l'accouchement.

13 *octobre*. — Les suites de l'avortement se sont faites normalement. La douleur de la cuisse persiste et la malade y accuse surtout une certaine lourdeur, qui la rend impotente. A l'examen, on trouve un décollement énorme de la peau avec une fluctuation manifeste. Il n'y a aucune rougeur de la peau à ce niveau, aucune réaction inflammatoire autour.

14 *octobre*. — L'ouverture de l'abcès donne issue à 900 grammes d'un pus inodore un peu brunâtre, contenant une grande quantité de grosses gouttelettes graisseuses qui viennent surnager.

Les jours suivants, aucune élévation de température. L'involution utérine se fait sans encombre. L'abcès suppure un peu et donne du pus jusqu'au 25 octobre, jour où les drains se sont retirés.

29 *octobre*. — La cicatrisation des ouvertures de l'abcès est en très bonne voie. La malade, qui n'était pas allée à la selle depuis deux ou trois jours, a un petit accès de fièvre qui cède rapidement à un purgatif léger.

Elle sort le 10 novembre complètement guérie.

Examen bactériologique.

A l'entrée, scarification. Colonies très clairsemées de streptocoques.

Examen du pus : sur lamelles, longues chaînettes extracellulaires de 15 à 20 grains : streptocoque pur.

Par les cultures : streptocoque pur donnant l'érysipèle au lapin.

L'inoculation directe du pus au cobaye donne une septicémie. Une goutte de pus sur gélatine amène, après un séjour de douze heures à l'étuve, la perte de la propriété solidifiante.

La réaction du pus est faiblement acide.

Examen du placenta.

Rien de remarquable ; aucune hémorragie ; aucune lésion histologique.

Examen du fœtus et du sang du cordon.

Résultat négatif de tous les ensemencements avec le sang des artères ombilicales, du sang du cœur, des parenchymes.

Sur des coupes du thymus, du foie, du rein, des capsules surrénales. Aucune lésion.

OBSERVATION VIII

Huitième atteinte d'érisypèle de la face. Abcès ganglionnaires à streptocoques intéressant le groupe ganglionnaire sous-maxillaire des deux côtés. Léger œdème chronique de la face.

P... (Justine), trente-sept ans, domestique, entrée salle Laënnec, n° 14, le 24 décembre 1890. (Cette malade a été l'objet d'une clinique de M. Jaccoud, janvier 1891.)

La malade entre à l'hôpital le deuxième jour de son érysipèle. Depuis six ans, elle a été atteinte sept fois de cette maladie, sans cause bien nette. Les attaques n'ont eu aucun rapport avec ses périodes menstruelles. La dernière est survenue à la suite d'une violente dispute.

A l'entrée, toute la face est envahie. Température, 38°,5. Phénomènes généraux peu accentués. Engorgement ganglionnaires sous-maxillaire très volumineux.

Le lendemain, chute de la température ; l'exanthème pâlit. Les ganglions demeurent volumineux et douloureux.

10 *janvier*. — La fluctuation est devenue très nette des deux côtés dans la région sous-maxillaire, bien que les phénomènes généraux soient complètement disparus depuis longtemps.

Ouverture au bistouri. Écoulement d'une assez grande quantité de pus jaunâtre et bien lié.

Pendant tout le mois suivant, les tubes à drainage permettent l'écoulement d'un pus phlegmoneux qui bientôt devient plus séreux et semble avoir une certaine tendance à tarir complètement.

Les drains sont retirés, mais, trois jours après, la malade se plaint de douleurs au niveau de la région sous-maxillaire gauche. On trouve un peu de fluctuation et l'ancien trajet, rouvert à la sonde cannelée, laisse écouler un peu de pus séreux blanchâtre.

La malade quitte l'hôpital quelques jours après, le 6 mars, porteur d'une fistule purulente, qui persistait encore lorsque nous vîmes la malade pour la dernière fois, au mois de mai.

A la suite de ces érysipèles répétés, sa face présente une tuméfaction régulière, rappelant assez l'aspect des brightiques.

Examen bactériologique.

A trois reprises, l'examen du pus révèle la présence du streptocoque pur, à l'aide de lamelles et de cultures; une goutte de pus liquéfie facilement 10 centimètres cubes de gélatine à 15 p. 100.

OBSERVATION IX

Érisypèle phlegmoneux de la jambe, ayant débuté au niveau d'un mal perforant. Anurie. Plaques gangreneuses au niveau de l'érysipèle. Mort.

D... (André), 37 ans, voyageur de commerce. Entré le 22 novembre, salle Rostan, n° 28, service de M. Troisier.

Le malade ne peut fournir aucun renseignement sur le début de son affection. Il a été trouvé chez lui, délirant, par ses voisins, qui ne l'avaient pas vu sortir depuis deux jours. D'après ces derniers, il aurait beaucoup maigri durant ces deux dernières années, buvant énormément et se plaignant d'une faiblesse progressive.

En effet, le malade est d'une maigreur extrême; ses traits sont tirés, ses pommettes saillantes, ses yeux excavés. La peau des membres est flasque et lâche; au-dessous, le pannicule adipeux a complètement disparu et les muscles sont très émaciés.

On trouve au niveau des deux talons un mal perforant, plus marqué à gauche qu'à droite. A droite, on trouve également un début de mal perforant au niveau de la tête du premier métatarsien. L'aspect de ce côté est absolument typique; au fond d'une ulcération cratériforme, on voit une plaie mal bourgeonnante, environnée par des détritus épidermiques très épaissis et formant des bords taillés à pic.

Du côté gauche, on retrouve la même lésion, mais en plus, toute la partie inférieure du membre est rouge, chaude, douloureuse; cette rougeur s'étend jusqu'à la partie moyenne de la jambe et est limitée par un bourrelet assez net.

La température est très élevée; le malade est dans un état de délire comateux dont il est impossible de le sortir.

On ne peut pas avoir d'urines, même en le sondant. Il n'urine néanmoins pas sous lui. Il y a donc anurie absolue.

24 *novembre.* — Apparition, dans la partie moyenne et antérieure de la jambe, sur les bords de la portion envahie par l'érysipèle, d'une plaque d'abord ecchymotique, puis absolument noire, présentant l'aspect d'une eschare, se recouvrant bientôt de petites phlyctènes. Cette scarification se fait sans phénomènes putrides et sans mauvaise odeur.

L'anurie continue ; l'état général est le même.

Les jours suivants, l'état local et général reste le même ; la rougeur érysipélateuse est devenue livide. On trouve de la fluctuation au niveau des gaines tendineuses du cou-de-pied, qui sont ouvertes et drainées, laissant écouler un pus séreux, grisâtre, mal lié.

Par le cathétérisme, on peut obtenir un peu d'urine très albumineuse, mais ne contenant pas de sucre.

Mort le 27 novembre, sans avoir repris connaissance.

Autopsie.

Cavité abdominale. — *Foie*. Volumineux, gris jaunâtre, un peu congestionné, donnant au toucher la sensation du foie gras.

Reins. Congestionnés, surtout au niveau de la région cortico-médullaire ; aspect bigarré des reins infectieux, après décortication de la capsule.

Rate. Peu augmentée de volume.

Pancréas. Peu augmenté de volume, peu induré et scléreux.

Cavité thoracique. — *Poumons*. Très congestionnés aux deux bases, qui sont splénisées. Pas de pneumonie.

Cœur. Mou et gras ; sans lésions du myocarde ni des orifices.

Cavité cranienne. — Rien aux centres nerveux.

Lésion locale. — Infiltration purulente des gaines tendineuses de la plante du pied et du cou-de-pied ; peu accentuée dans la partie moyenne de la jambe.

La peau et le tissu cellulaire sous-cutané sont congestionnés, mais ne contiennent pas de pus. L'eschare que nous avons signalée, grande comme une pièce de cinq francs, intéresse toute l'épaisseur de la peau.

Examen bactériologique.

Streptocoque pur dans le pus et dans le sang du cœur. Cultures complètement négatives avec le suc de l'eschare.

Examen microscopique. (Voir à l'érysipèle gangreneux.)

Pancréas. Présentant les lésions de la sclérose pancréatique liée au diabète.

Reins. Streptocoques peu abondants dans les vaisseaux sanguins. Noyaux des tubes difficilement colorables ; peu de lésions glomérulaires.

OBSERVATION X

Érysipèle de la face. — Menton intéressé par le processus. — Diarrhée abondante. — Au moment de la desquamation, apparition de phlyctènes purulentes dues au streptocoque, au niveau de la face palmaire du médius gauche.

K... (Louise), 23 ans, domestique.

Entrée le 18 avril 1890, salle Grisolle, n° 30, dans le service de M. Troisier.

La malade n'a jamais été antérieurement atteinte d'érysipèle. Elle n'est malade que depuis la veille. Elle n'a ressenti qu'un violent frisson, ainsi qu'une douleur assez intense aux ailes du nez, qui sont rouges et douloureuses. Les phénomènes locaux sont absolument circonscrits à ce niveau au moment de l'entrée. Néanmoins, les phénomènes généraux sont assez marqués. La température dépasse 40 degrés. Il y a un peu d'albumine dans l'urine. La malade se plaint d'une céphalalgie violente, mais ne délire pas.

19 *avril.* — La face est prise en sa totalité, ainsi qu'une partie du cuir chevelu. La malade s'est plainte d'une diarrhée assez abondante ; le foie est légèrement douloureux ; il existe une légère teinte subictérique des conjonctives.

20 *avril.* — Le menton, qui était resté indemne, est intéressé par le processus. Le cuir chevelu est pris en entier. Les ganglions sous-maxillaires sont volumineux et douloureux ; il n'y a pas d'angine. La diarrhée continue. L'albumine persiste en petite quantité. Il n'y a pas de pigment biliaire dans l'urine.

21 avril. — La température est tombée brusquement à 37°,6 le matin. Néanmoins, la rougeur persiste aux points intéressés. Le soir, la température remonte à 40°,5, après un léger frisson. L'érysipèle continue sa marche progressive et envahit le dos et la poitrine en respectant les membres supérieurs, formant une sorte de chasuble. La diarrhée diminue.

Les jours suivants, les phénomènes locaux s'amendent peu à peu. Après quelques grandes oscillations, la température tend à revenir à la normale. La diarrhée a complètement cessé. L'albuminurie a disparu.

La desquamation des parties atteintes se fait normalement.

25 *avril.* — La malade s'aperçoit qu'elle a, au niveau du médius gauche, un vaste décollement épidermique qui s'est formé sans douleur pendant la nuit. L'épiderme résistant de la face palmaire est soulevé dans sa totalité par une sérosité louche, formant une sorte de vaste bulle purulente. La bulle est incisée dans toute sa longueur et montre au-dessous une surface rouge recouverte déjà d'un revêtement épidermique peu épais, qui reprend au bout de trois jours l'apparence de la peau normale. Les lambeaux épidermiques collés se dessèchent et tombent en quelques jours.

4 *mai.* — La malade sort, complètement guérie.

Recherches bactériologiques.

Scarification au niveau de l'érysipèle du dos. Cultures discrètes de streptocoque pur.

Ensemencement du liquide purulent de la bulle. Cultures abondantes d'un streptocoque doué d'une grande puissance végétative, mais d'une virulence faible.

Ensemencement et inoculation des squames. Résultat négatif.

Ensemencement de l'urine au moment de l'albuminurie. Résultat négatif.

OBSERVATION XI

Erysipèle bénin de la face. — Phlyctènes purulentes à streptocoques de l'index et du médius de la main gauche.

G... (Anna), cinquante-sept ans, blanchisseuse. Entrée à l'hôpital le 4 juin 1891, salle Laënnec, n° 19. Service de M. le professeur Jaccoud.

L'atteinte actuelle a débuté par l'angle de l'œil gauche et a envahi les ailes du nez et les joues, en donnant lieu à une rougeur et une tuméfaction marquée, mais sans s'accompagner de phénomènes généraux bien accentués.

Température, 38°,2.

Après la disparition de l'exanthème, dans les premiers

jours de la desquamation, apparition à l'index et au médius de la main gauche de soulèvements épidermiques très étendus, occupant la presque totalité de la face palmaire de ces deux doigts.

Le liquide qui les distend est une sérosité purulente assez fluide, qui s'écoule facilement par une piqûre. L'épiderme se dessèche et tombe, laissant au-dessous un épiderme nouveau, sans réaction inflammatoire.

Guérison rapide.

Examen bactériologique du liquide séro-purulent.

Streptocoque pur; peu virulent.

OBSERVATION XII

Erysipèle du sein chez une nourrice. — Forme ambulante envahissant tout le tronc, sans intéresser les parties profondes de la peau.

(Cette malade a été l'objet d'une clinique de M. Jaccoud.)

G... (Marie), seize ans. Entrée le 23 mai 1891, salle Laënnec, n° 25.

Accouchée depuis deux mois; nourrice au service d'accouchement.

A été prise, le 22 mai, d'un léger frisson, ainsi que d'une douleur au niveau du sein gauche, qui présentait une légère exulcération.

Le lendemain, apparition d'une rougeur diffuse, bien limitée par un bourrelet qui envahit le sein droit et le tronc. La peau, à ce niveau, est chaude et douloureuse, mais en faisant un pli à la peau, on s'aperçoit que la région superficielle est seule intéressée. La sécrétion lactée a disparu.

24 *mai*. — Envahissement du dos et de la partie supérieure des cuisses. L'exanthème présente les mêmes caractères que la veille. Engorgement ganglionnaire léger des aisselles et des aines. Température, 38°,5. Peu de phénomènes généraux.

Les jours suivants, les cuisses sont intéressées en totalité ainsi que les bras. Les couches superficielles sont seules prises.

29 *mai*. — L'exanthème a presque complètement disparu; la peau est aussi souple qu'à l'état normal. Il n'y a pas eu de desquamation consécutive.

Examen bactériologique.

Streptocoques dans la sérosité, provenant d'une scarification faite au niveau du bourrelet.

OBSERVATION XIII

Piqûre avec une pipette contenant du pus à streptocoques. — Erysipèle du doigt avec lymphangite et engorgements ganglionnaires terminés par résolution.

M... (Pierre), chef de clinique de la Faculté.

Piqûre à la pulpe de l'index gauche, le 14 mai, à 11 heures, avec une pipette contenant du pus provenant d'une péritonite purulente à streptocoques.

Légère hémorragie augmentée par l'expression du doigt; lavage au sublimé.

14 *mai*, 10 heures du soir. — Chatouillement désagréable, suintement séreux assez abondant au niveau de la plaie.

15 *mai*, 5 heures du matin. — Douleur cuisante, pulsative, analogue à celle d'une brûlure, au niveau de la plaie. — Gonflement et rougeur de la première phalange, occupant la face palmaire et dorsale de l'index et intéressant le premier espace interosseux jusqu'au poignet.

8 heures du matin. — Douleur et rougeur de la face dorsale de l'avant-bras, qui présente plusieurs traînées de lymphangite. Rougeur et gonflement érysipélateux des deux premières phalanges de l'index.

Midi. — Douleur à la partie interne du bras. Engorgement des ganglions axillaires. Apparition de plusieurs petits frissons après déjeuner. La deuxième phalange est prise dans sa totalité; un peu de la troisième est intéressé.

3 heures. — Frisson plus marqué. Température, 38°,5. Douleur axillaire très vive. Gonflement et rougeur de tout le doigt.

5 heures du soir. — Sueurs abondantes après le frisson. Température, 39 degrés.

Céphalalgie frontale très intense avec nausées. Insomnie absolue.

16 *mai*. — Apyrexie. Gonflement érysipélateux de tout le doigt. Traînées de lymphangite jusqu'à l'aisselle. — Ganglions tuméfiés et douloureux.

17 *mai*. — Atténuation de la lymphangite. Herpès labial.

18 *mai*. — La lymphangite a disparu. Il ne reste plus que la douleur axillaire et le gonflement du doigt.

Les jours suivants, la résolution de fait lentement sans suppuration.

Au bout de trois ou quatre jours, desquamation autour du doigt.

L'état général s'améliore. Le retour à la santé est complet le 22 mai.

OBSERVATION XIV

Piqûre anatomique à streptocoques, à la suite de l'autopsie d'un cobaye mort de septicémie à streptocoques.

OBSERVATION PERSONNELLE.

14 *novembre* 1889. — Légère douleur au niveau dorsal de la deuxième phalange de l'annulaire gauche, douze heures après l'autopsie. Pas de solution de continuité apparente ; — une petite vésicule entourée d'une petite auréole rouge.

3 heures. — Frissonnements, courbature. Douleur beaucoup plus vive au niveau de la partie enflammée. A la face dorsale de la main, deux ou trois traînées rouges très douloureuses.

6 heures. — Avant-bras présentant quelques traînées rouges. Ganglion épitrochléen dur et douloureux. Bain et pansement phéniqué.

Le soir. — Fièvre ; insomnie ; nouveaux frissons pendant la nuit.

15 *novembre.* — Phlyctène noirâtre au niveau de la piqûre; par ouverture, sérosité sanguinolente. — Epiderme recouvrant une surface noirâtre de mauvais aspect; tout autour, rougeur érythémateuse des deux dernières phalanges; une autre phlyctène sur la face palmaire.

Inappétence absolue.

Ganglions de l'aisselle et ganglions sous-maxillaires engorgés, douloureux.

Traînées de lymphangite plus marquées, plus nombreuses, plus douloureuses.

16 *novembre.* — État local un peu amélioré. Ganglions toujours douloureux. Fièvre, anorexie, urines très rares; coliques vives, selles décolorées, fétides. Pas d'ictère.

17 *novembre.* — Douleurs moins vives, état local très amélioré. État général reste le même; fièvre, courbature; névralgie frontale très intense. Peu d'urines. Selles fétides, décolorées, diarrhéiques.

18 *novembre.* — Ganglions toujours douloureux. Amélioration sensible. Diarrhée avec épreintes et ténesmes. Urines toujours très rares. Pas d'albumine.

19 *novembre.* — L'appétit est un peu revenu.

22 *novembre.* — Léger frisson avec poussée douloureuse des ganglions épitrochléens sous-maxillaires et axillaires.

Cicatrisation à peu près complète.

Desquamation terminée vers les premiers jours de décembre.

OBSERVATION XV

Piqûre anatomique. Autopsie du malade de l'observation II.

D..., interne des hôpitaux.

28 *avril*, à cinq heures du soir, au cours de l'autopsie, éraillure légère au pouce droit, produite par la saillie d'une côte. Lavages répétés à l'eau pure et à l'eau phéniquée forte.

Le lendemain, 29 avril, inflammation légère au pourtour de l'éraillure; démangeaison, légère tuméfaction avec suintement séreux. Cautérisation énergique au thermo-cautère.

Dans la nuit du 29 au 30 avril, vers deux heures du matin, violent frisson, durant environ deux heures. Engourdissement du membre supérieur droit. Tuméfaction du ganglion épitrochléen et de la chaîne ganglionnaire de l'aisselle sans traînées lymphatiques.

Température, 40 degrés.

Purgatif. Antisepsie intestinale par le naphtol et le salol. Alcool. Bains phéniqués.

Toute la journée du 30. Phénomènes nerveux, agitation, délire. Température, 41°,5.

1er *mai*. — L'agitation diminue. Le bras est fortement endolori, les ganglions durs et douloureux. Température, 39°,7.

2 *mai*. — Les phénomènes généraux s'amendent ; la fièvre tombe et le bras reprend peu à peu son fonctionnement.

Convalescence assez pénible et assez longue ; fatigue facile sueurs profuses sans cause. Inappétence. Insomnie.

OBSERVATION XVI

Infection streptococcique à la suite d'une autopsie d'érysipélateux. Cautérisation au fer rouge après la constatation du parasite. Guérison rapide.

OBSERVATION PERSONNELLE DE PIQURE ANATOMIQUE A STREPTOCOQUE.

L'autopsie du malade de l'observation II (*Erysipèle de la face; endocardite à streptocoques*) est faite par nous et notre collègue et ami Dauriac, le 28 avril à cinq heures du soir. Nous ne nous faisons aucune écorchure, et nous nous lavons les mains à plusieurs reprises pendant l'opération, étant donnée l'impression désagréable et mordicante que produisait sur la peau le contact du sang noir et infectieux du cadavre.

A dix heures du soir, très légère démangeaison dans l'un des plis articulaires de la face dorsale de l'articulation phalangino-phalangettienne du médius gauche.

Une heure du matin : Douleur vive au même niveau. Déman

geaison spontanée et douleur à la moindre pression. Averti par l'expérience de notre précédente piqûre, nous nous levons et constatons la présence d'une petite vésicule reposant sur une base érythémateuse, sans aucune solution de continuité. La vésicule, rompue, donne lieu à un écoulement séreux assez abondant, étant donnée la petitesse de la plaie. Une préparation faite avec la sérosité nous y montre la présence de leucocytes et de chaînettes de streptocoques.

Immédiatement, cautérisation profonde au cautère actuel. Une heure et demie : La douleur a changé de caractère et n'est plus que celle due à la brûlure.

Une préparation de la sérosité suintant au-dessous de l'escarre dénote l'absence de tout microorganisme.

Le lendemain matin, guérison complète.

OBSERVATION XVII

Piqûre anatomique à l'autopsie d'une femme morte de pneumonie érysipélateuse. Phlegmon diffus du bras, nécessitant plusieurs incisions.

D..., interne des hôpitaux.

Il y a deux ans, étant externe de M. le professeur Brouardel, il s'écorcha au bras avec une esquille costale. La malade dont il s'agissait était morte d'une pneumonie par contagion d'érysipèle, et son observation a été publiée par M. Mosny, sous le nom d'*érysipèle pulmonaire* (Acad. de médecine, 1889). Un streptocoque très virulent existait dans tous les organes, d'après les constatations de cet auteur. Le lendemain, l'éraillure, quoique lavée avec soin, devint le siège d'une douleur violente et s'entoura d'une zone inflammatoire, en même temps que les ganglions épitrochléens axillaires et sus-claviculaires s'engorgeaient.

La zone inflammatoire envahit le lendemain toute la face antérieure de l'avant-bras. Les tissus devinrent durs et douloureux ; en même temps, apparaissaient des phénomènes généraux : frissons, sueurs, soif, inappétence, état saburral bientôt suivi de diarrhée.

Les symptômes se maintinrent ainsi durant cinq jours, malgré les bains phéniqués. Le cinquième jour, fluctuation manifeste. Deux incisions très larges s'étendant à toute la face antérieure de l'avant-bras donnent issue à une grande quantité de pus et à des lambeaux de tissu cellulaire sphacélé.

Les ganglions, toujours douloureux, revinrent peu à peu à leur volume normal, mais l'état général persista encore quelque temps, jusqu'à la guérison complète de l'abcès. Ce ne fut qu'au bout d'un mois que le malade put reprendre ses occupations.

OBSERVATION XVIII

Piqûre anatomique à l'autopsie d'un cardiaque mort d'asystolie. Légère lymphangite du doigt. Présence du streptocoque au niveau de la piqûre.

P..., interne des hôpitaux.

Légère éraflure au médius gauche avec une esquille costale à l'autopsie d'un cardiaque mort d'asystolie sans phénomènes fébriles. Le lendemain, légère douleur à ce niveau, suintement séreux. Des préparations microscopiques faites avec cet exsudat y révèlent la présence de streptocoques, presque tous englobés dans des leucocytes.

Cautérisation au thermo-cautère.

Le lendemain, légère traînée de lymphangite aboutissant au ganglion épitrochléen, et ayant disparu le jour suivant.

OBSERVATION XIX

Œdème chronique de la face à la suite d'érysipèles répétés. Rétrécissement mitral. Erysipèle facial à la suite d'une colère violente. Abcès de la paupière dû au streptocoque. Augmentation de l'œdème.

M... (Henriette), seize ans. Entrée le 21 février 1890, salle Grisolle, n° 3.

On est frappé, au premier regard que l'on jette sur la malade, de la physionomie qu'elle présente. Sa face est, en effet, le siège d'un œdème chronique qui lui donne l'aspect d'une albuminurique grave. Son teint est pâle et décoloré ; son nez élargi à sa base et la paroi des narines épaissie. Les joues sont empâtées et tombantes. La peau du front est épaisse et difficile à plisser. Mais, la déformation est surtout le résultat d'un gonflement énorme des paupières supérieures, qui amène un rétrécissement de la fente palpébrale tel que l'on voit à peine les yeux, et que la vue de la malade en est jusqu'à un certain point gênée. Ce gonflement est bien nettement limité du côté du cuir chevelu et du menton par une ligne très nette, sensible au toucher. Cette ligne se trouve juste à la limite du front et du cuir chevelu, passe au devant des oreilles et vient aboutir aux commissures buccales en circonscrivant les joues par une courbe à concavité supérieure. Si l'on examine de près cet œdème, on s'aperçoit qu'il diffère de l'œdème habituel par une élasticité beaucoup plus grande, qui fait en sorte que l'impression du doigt n'y produit point le godet caractérisque.

Interrogée sur la date du début de cet œdème, la malade nous répond qu'elle a toujours eu la figure plus ou moins gonflée, mais que cette enflure a fait depuis deux ans d'assez grands progrès, non en étendue, mais en intensité.

Les antécédents de la malade viennent, du reste, nous éclairer sur l'origine de cet œdème.

Ses parents, actuellement encore bien portants, ne présentent rien qui puisse faire songer à une influence héréditaire. Mais, depuis l'âge de trois à quatre ans, notre petite malade a été atteinte d'un grand nombre d'érysipèles plus ou moins violents, qui ont toujours été suivis d'une aggravation de l'œdème. Le dernier, assez bénin, a eu lieu en janvier.

Les antécédents morbides n'offrent, en dehors de cela, rien à signaler, si ce n'est un certain retard de la menstruation, qui n'a pas encore paru.

Ce n'est du reste pas cet œdème, constituant une réelle difformité, qui amène notre malade à l'hôpital. Elle se plaint, depuis environ un an et demi, de palpitations assez violentes, et d'une oppression constante, s'exagérant au moindre effort. Ses jambes n'enflent jamais, mais elle se plaint assez souvent de quintes de toux et a, dit-elle, une fois craché du sang.

A l'auscultation, on ne trouve rien au poumon, mais à l'auscultation du cœur, on perçoit nettement un souffle présystolique et un dédoublement du second bruit, correspondant sans doute à un retrécissement mitral pur. L'impulsion cardiaque est forte, la matité précordiale un peu élargie.

Son urine, excrétée en grande abondance (2 litres à 2 litres 1/2), ne contient aucune trace d'albumine.

La malade était depuis une vingtaine de jours dans le service, très améliorée par la digitale à très petites doses, lorsque, le 12 avril, à la suite d'une violente colère le matin, elle fut prise dans la soirée d'un frisson violent, avec ascension à 40°,6, et, dès le lendemain matin, apparaissait au niveau du nez et des paupières, un érysipèle violent qui envahit bientôt tout le tissu œdématié. Malgré l'élévation de la température, l'état général est bon.

Pas de modifications dans les phénomènes cardiaques.

Pas de délire ; pas d'albuminurie. Le matin du quatrième jour, la température est tombée à 37°,8, et après une nouvelle ascension thermométrique, le soir la défervescence est constituée et la résolution s'effectue.

Le 26 février, toute la face est redevenue ce qu'elle était auparavant ; la desquamation est à peu près terminée. Seule, la paupière supérieure gauche est encore un peu gonflée et est le siège d'un petit abcès qui, ouvert, donne lieu à l'écoulement de quelques gouttes de pus bien lié. La cicatrisation est rapide.

Après cet érysipèle, l'œdème semble avoir éprouvé une légère augmentation, et la malade sort, sans présenter aucun phénomène nouveau, le 19 avril 1891.

Expériences.

Scarification au front. Cultures de streptocoques.

Examen du pus de l'abcès. — Streptocoques intra-cellulaires sur les lamelles.

Cultures pures sur gélatine, agar et bouillon.

Une goutte de pus est mise en contact pendant douze heures à l'étuve avec 10 centimètres cubes de gélatine à 10 p. 100. Au bout de ce temps, la gélatine refroidie, ne fait plus prise.

OBSERVATION XX

Œdème chronique du nez, à la suite d'érysipèles répétés de cette région. Érysipèle et lymphangite du membre inférieur.

P... (Antonia), 22 ans, blanchisseuse. Entrée le 26 juin 1890, salle Grisolle, n° 44.

La malade a eu un premier érysipèle à l'âge de douze ans, depuis elle a subi huit ou neuf nouvelles atteintes du même mal. Tous ces érysipèles ont eu pour siège exclusif la face et la malade se souvient que leur début coïncidait, le plus souvent, avec les premiers jours de ses règles ; le premier date de deux ans.

Depuis le commencement de la série d'érysipèles, la malade s'est aperçue que son nez avait augmenté de volume et, actuellement, sa tuméfaction est telle, qu'elle défigure complètement la malade. Les parois sont augmentées d'épaisseur et la base semble épaissie. La coloration est un peu plus pâle que d'habitude. La tuméfaction est essentiellement limitée au nez et n'envahit nullement les tissus voisins.

La malade entre à l'hôpital pour des douleurs rhumatoïdes dans les membres inférieurs, et principalement du membre inférieur droit. De ce côté, à la partie moyenne de la face antérieure de la jambe, se trouve une plaque rouge, chaude et douloureuse, sans qu'aucune solution de continuité ni aucun traumatisme puissent expliquer cette localisation. En haut de cette plaque, de la largeur de la paume de la main, on voit se détacher deux traînées rouges et douloureuses, de 10 à 15 centimètres, probablement lymphangitiques. On trouve dans l'aine des ganglions engorgés et douloureux.

Par une piqûre avec une lancette, on obtient une goutte de sérosité qui, ensemencée dans du bouillon, donna lieu au développement d'une culture pure de streptocoque.

La plaque qui n'était limitée d'aucun côté par un bourrelet, disparut au bout de trois jours, laissant à sa place une ecchymose livide, présentant absolument l'aspect d'une plaque de purpura.

Rien au cœur. Pas d'albumine dans l'urine.

Les jours suivants, les douleurs rhumatoïdes cessent, l'ecchymose disparaît peu à peu.

La malade sort guérie le 11 juillet.

OBSERVATION XXI

Éléphantiasis du membre inférieur, consécutif à un grand nombre de poussées érysipélateuses survenant sans cause apparente.

R... (Adolphe), cinquante-sept ans, galochier.

Entré le 9 mars 1891 à l'hôpital Saint-Louis, salle Bazin, n° 42.

Le malade, qui ne présente dans sa famille aucune personne atteinte d'une affection analogue, a joui d'une excellente santé jusqu'à l'âge de vingt-sept ans. Il a toujours habité la France, et depuis longtemps Paris ; jamais il n'a fait aucun voyage à l'étranger. A cet âge-là, sans qu'il sache au juste à quoi attribuer cet accident, il contracta son premier érysipèle qui débuta au niveau du tiers inférieur de la face interne de la jambe droite et s'étendit à une partie assez limitée de la jambe. Cet érysipèle fut peu intense et n'empêcha le malade de travailler que pendant trois ou quatre jours. Trois ans après, à la suite d'une violente colère, il ressentit un frisson violent et, dès le lendemain, sa jambe devint douloureuse, rouge, chaude et tuméfiée. Ce fut un second érysipèle, d'une durée et d'une intensité un peu plus considérables que le premier. Depuis ce temps, jusqu'en 1878, sans que le malade puisse au juste préciser les dates, il eut à subir quatre ou cinq nouvelles poussées qui, toutes, survinrent d'après lui après une colère ou une irritation morale pénible et évoluèrent de la même façon : frisson, puis tumeur, rougeur et chaleur du membre endolori. La tuméfaction portait de la malléole interne ou du tiers inférieur de la face interne de la jambe, et se généralisait très rapidement à toute la jambe, sans envahir jamais ni le pied, ni la cuisse.

Depuis le troisième érysipèle, R... avait remarqué que sa jambe ne revenait pas à son volume normal, et, à chaque atteinte, l'augmentation de volume croissait considérablement, sans néanmoins amener une grande gêne fonctionnelle. La fatigue amenait quelquefois des douleurs sourdes et une exagération de l'enflure, dont le port de bas à varices devenait facilement maître.

En 1878, nouvelle atteinte d'érysipèle très grave cette fois et qui retint pendant six mois le malade au lit, moitié à son domicile, moitié à l'hôpital. L'inflammation sortit cette fois de son domaine habituel, envahit le genou et la moitié inférieure de la cuisse, sans s'étendre davantage du côté du pied. A la suite de cette nouvelle poussée, l'accroissement de volume du membre ne fut pas très sensible, et, depuis, il est resté à peu près stationnaire. Depuis 1878, le malade eut à subir deux ou trois nouvelles poussées moins graves, dont la dernière remonte à six ans. Néanmoins, huit ou quinze jours après cet érysipèle, survint, sans réapparition des phénomènes généraux, un abcès volumineux siégeant au niveau de la partie supéro-externe de la jambe droite, au niveau de la saillie du corps musculaire du jambier intérieur. Cet abcès fut ouvert par une large incision dont le malade porte encore la cicatrice, longue de 2 à 3 centimètres environ.

État actuel. — Le malade ne se plaint que de sa jambe droite, qui présente, en effet, un aspect tout particulier. Elle est le siège d'une tuméfaction considérable, intéressant principalement le tiers inférieur de manière à faire disparaître l'étranglement du pied et à donner au membre une forme cylindrique.

Mensuration au niveau malade 37
— au mollet. 43

La tuméfaction qui embrasse à ce niveau toute la circonférence du membre, est limitée principalement en bas, moins nettement en haut, par une ligne très nette, le relief causé par la tuméfaction s'arrêtant brusquement à ce niveau. En haut, cette ligne est à peu près elliptique à 6 ou 7 centimètres au-dessous du genou sur la ligne moyenne, la partie externe de l'ellipse étant un peu plus élevée que la partie passant sur la face externe du tibia.

En bas, cette limite est plus irrégulière ; elle passe à 2 ou 3 centimètres au-dessus de la malléole externe, puis sur la ligne médiane au niveau du pli du cou-de-pied ; enfin par une courbe à convexité inférieure, elle comprend toute la malléole interne, descendant à ce niveau à 1 ou 2 centimètres de la face plantaire. C'est à ce niveau que la ligne de démarcation atteint son maximum de netteté, puis elle va en se dégradant à la partie postérieure, limitant l'œdème à 4 ou 5 centimètres au-dessus de l'extrémité supérieure du calcanéum.

Presque toute la surface œdématiée, mais surtout la partie centrale, est le siège d'une pigmentation brunâtre assez marquée, qui va en se dégradant à la périphérie, de telle sorte que sur les limites, la peau se continue avec celle des parties saines, sans aucun changement de couleur sensible.

Au niveau du tiers inférieur de la face interne, au niveau où apparut le premier érysipèle, se trouve une surface plus brûnâtre, couverte de larges squames, et qui est le siège de démangeaisons habituelles. L'aspect de cette partie rappelle celui de cicatrices d'ulcères variqueux.

Au niveau de toute la partie moyenne, toute l'épaisseur de la peau est dure et comme cartilagineuse, on ne peut la pincer ; les parties sous-jacentes sont résistantes et on perçoit leur mollesse relative derrière la peau, devenue dure comme une couche de carton. A la périphérie, au contraire, la peau est normale, aussi souple et aussi fine que sur les parties saines, et, par la palpation, on ressent une sensation mollasse, qui n'est ni la semi-fluctuation du lipome, ni la mollesse de l'œdème. La peau ne garde pas là, ni ailleurs, l'empreinte du doigt. L'augmentation de volume semble due à un accroissement du tissu cellulaire sous-cutané ayant gardé son apparence normale.

Dans le creux poplité, on sent une grande quantité de cordons durs et ramifiés comme des lymphatiques indurés se rendant à des ganglions durs et augmentés de volume.

Le malade se plaint, depuis 1878, d'une douleur dans la hanche, dont tous les mouvements sont douloureux. Les ganglions de l'aine sont un peu engorgés ; on ne sent rien d'objectif à ce niveau. C'est cette douleur qui empêche le malade de travailler.

Il est porteur de deux hernies inguinales.

OBSERVATION XXII

4e Atteinte d'érysipèle de la face. Œdème chronique peu accentué. Grossesse de sept mois. Pas d'avortement.

L... (Barbe), vingt-sept ans, ménagère. Entrée salle Grisolle, n° 7, service de M. Albert Robin.

Cette femme, enceinte de sept mois, a été atteinte à trois reprises, depuis deux ans, d'érysipèles de la face, dont les deux premiers ont été très violents. Celui pour lequel elle entre, date de la veille et est survenu sans cause connue. Dès le lendemain de l'entrée, il a presque complètement disparu. On perçoit toujours les battements du cœur du fœtus.

Les jours suivants, l'inflammation cutanée a complètement disparu, mais il persiste une tuméfaction notable, que le malade dit être habituelle. Les paupières sont gonflées, le nez empâté, le front divisé en deux parties par une ligne saillante, au-dessous de laquelle on note un épaississement notable de la peau. Toute la partie tuméfiée ne garde pas l'empreinte du doigt et présente une coloration rose vif permanente, qui permet de la distinguer de l'aspect tuméfié et blafard des albuminuriques.

OBSERVATION XXIII (très résumée).

Éléphantiasis du membre inférieur gauche à la suite d'un érysipèle.

G... (André), cinquante-deux ans, corroyeur. Entré le 23 juin 1891, salle Rostan, service de M. A. Robin.

Ce malade est dans l'impossibilité presque absolue de marcher, à cause du volume énorme de sa jambe gauche, qui est régulièrement tuméfiée, sans présenter de rougeur, d'eczéma, ni de varices. Cette tuméfaction est survenue peu à peu à la suite d'un érysipèle traumatique de la jambe. Les ganglions de l'aine sont engorgés, mais on ne se sent point de lymphangite noueuse.

OBSERVATION XXIV (très résumée).

Éléphantiasis de la jambe droite à la suite d'érysipèle et de lymphangite liés à une éruption d'eczéma chronique.

L... (Achille), trente-trois ans, voyageur de commerce. Entré le 18 mai, salle Jenner, 42, service de M. Jaccoud.

Ce malade présente une tuméfaction énorme de tout le membre inférieur droit, qui est en même temps le siège d'un eczéma sec. Ce membre, non plus que celui du côté opposé, ne présente de varices. Cette tuméfaction régulière porte surtout sur la peau et le tissu conjonctif sous-cutané, qui ont perdu leur souplesse et leur mobilité. L'impression du doigt ne produit pas le godet caractéristique de l'œdème veineux. Cette tuméfaction a débuté à la suite d'un érysipèle ayant pris naissance au niveau d'une plaque d'eczéma alors beaucoup moins étendue.

Depuis, il a éprouvé deux nouveaux érysipèles et une lymphangite qui a donné lieu à un abcès volumineux de l'ouverture de laquelle il garde encore la cicatrice à la région antéro-supérieure.

OBSERVATION XXV

Plaque indurée du mollet gauche avec lymphangite chronique et engorgement ganglionnaire de l'aine et de la fosse iliaque. Présence du streptocoque dans la sérosité de la plaque et dans le pus d'un abcès fessier intercurrent.

V... (Marie), cinquante-trois ans. Entrée le 3 janvier 1891, salle Grisolle, n° 7, service de M. le Dr Robin.

Elle est malade depuis deux ans et souffre de la jambe et de la cuisse gauche. Depuis 15 jours, les douleurs sont devenues intolérables et ont amené la malade à demander son admission à l'hôpital.

A l'entrée, on trouve sur la face postérieure du mollet gauche une plaque cutanée indurée et adhérente aux tissus sous-jacents, au point de se plisser en peau d'orange lorsque l'on essaye de la faire glisser sur les masses musculaires. La pression à ce niveau est un peu douloureuse ; il n'y a pas de saillie très notable de la partie malade. On ne trouve aucun changement de coloration à ce niveau.

Cette plaque présente une largeur d'environ 6 centimètres carrés. De là partent de nombreux cordons indurés qui sillonnent toute la partie supérieure de la face postérieure de la jambe et semblent des cordons lymphatiques chroniquement enflammés et se rendant à des ganglions volumineux occupant le creux poplité. Des ganglions volumineux siègent également dans l'aine, et, en déprimant fortement la paroi abdominale, on trouve également des masses volumineuses occupant la fosse iliaque gauche.

La malade se plaint de douleurs très vives siégeant sur tout le trajet de sciatique et venant par crises s'irradier jusque dans le pied gauche.

La malade n'a jamais eu d'autres maladies. Elle n'a pas de varices, et la plaque indurée qu'elle a constaté depuis près d'un an, n'a jamais été le siège d'aucune douleur inflammatoire.

10 *janvier*. — Apparition dans l'épaisseur de la fesse d'un petit noyau induré, situé assez profondément.

12 *janvier*. — Fluctuation manifeste, ouverture au bistouri ; écoulement de quelques grammes de pus phlegmoneux bien lié.

20 *janvier*. — Guérison à peu près complète de l'abcès.

Sort le 10 février.

Examen bactériologique.

Scarification de la plaque indurée. — Le 5 janvier, colonies clairsemées de streptocoques.

8 *janvier*. — Colonies clairsemées de streptocoques.

Examen du pus. — Streptocoque pur apparaissant dans l'intérieur des cellules sur lamelles.

Une goutte de pus mise à l'étuve avec 10 centimètres cubes de gélatine à 10 p. 100, l'empêche de faire prise après refroidissement au bout d'une heure. La réaction du pus est faiblement acide.

Examen du sang. — Réseau fibrineux assez abondant. Tendance des globules à se mettre en piles.

OBSERVATION XXVI (très résumée).

Œdème chronique de la jambe, consécutif à plusieurs érysipèles localisés à cette région.

G... (Jules), trente-huit ans, charretier. Entré le 12 octobre 1890, salle Rostan, n° 9.

Ce malade se plaint d'une pesanteur douloureuse dans toute la jambe droite, pesanteur qui l'empêche presque complètement de marcher. A l'examen du membre malade, on trouve une tuméfaction très marquée de la région interne de la jambe s'étendant environ aux deux tiers inférieurs. Cette tuméfaction est limitée par un bourrelet saillant, que l'on reconnaît facilement par la vue et le toucher. Ce bourrelet est surtout visible à la partie inférieure et arrête l'œdème à un centimètre environ au-dessus de la malléole interne, en le limitant par une ligne très nette à concavité supérieure. Cet œdème est assez volumineux pour masquer complètement au toucher la face interne du tibia à ce niveau. Il est élastique, et il est impossible de produire par la pression avec le doigt une dépression en godet.

Le malade attribue cette tuméfaction à un érysipèle qui lui est survenu à cette jambe à la suite d'une écorchure et qui s'est borné à la partie intéressée par l'œdème. Cet érysipèle date de quatre ans, et depuis, il a reparu à cinq reprises différentes sans nouveau traumatisme. La dernière atteinte date de six mois. Nous conseillons au malade le port d'un bas élastique, qui lui rend la marche possible.

Nous revoyons le malade cette année à la consultation. L'œdème a persisté, bien qu'un peu diminué. Il n'y a pas eu de nouvelle poussée érysipélateuse.

OBSERVATION XXVII

Salpingite à streptocoques ayant provoqué une péritonite mortelle, sans rupture du kyste purulent. Lésions intestinales liées à la présence du streptocoque.

M... (Louise), trente-cinq ans, ménagère. Entrée le 12 mai 1890, salle Laënnec, n° 11, service de M. le professeur Jaccoud.

Cette femme est accouchée au mois de décembre 1889. Elle nourrit en ce moment son enfant. Elle a été prise brusquement, il y a huit jours, de nausées, vomissements, suivis de douleurs abdominales très vives, avec diarrhée fétide.

Les symptômes se sont accentués les jours suivants, et elle entre à l'hôpital le 12 mai.

Facies péritonitique. Ballonnement du ventre. Fièvre intense, 41 degrés. Délire comateux, mort dans la nuit.

Autopsie.

Centres nerveux sains. Poumon et cœur sains.

Péritonite purulente généralisée, fausses membranes purulentes agglomérant les anses intestinales, et surtout abondantes dans le petit bassin et autour du foie. Estomac sain. Intestin sain dans la plus grande partie de son étendue, sauf au niveau du jéjunum, où il présente sur une surface de la grandeur d'une pièce de cinq francs, une sorte d'abrasion brunâtre ressemblant à une escarre due à une cautérisation superficielle. Aucune lésion de la séreuse à ce niveau. Foie mou et graisseux. Rate volumineuse et diffluente. Reins un peu congestionnés. Trompe droite présentant à peu près le volume de l'intestin grêle, adhérente, pleine d'un pus crémeux sans ouverture dans le péritoine. L'abcès tubaire est complètement enkysté et ne communique plus avec la cavité utérine. Trompe gauche beaucoup moins altérée, simplement congestionnée; sanie fétide dans la cavité.

Examen bactériologique.

Streptocoques très virulents dans le pus de la trompe et du péritoine. Erysipèle des lapins inoculés.

Examen microscopique.

Sur des coupes de l'intestin, au niveau de la plaque que nous avons signalée, on trouve dans la profondeur un vaisseau volumineux rempli de streptocoques. Les vaisseaux des villosités en contiennent également un grand nombre dans leur intérieur. Il n'y en a pas dans le tissu réticulaire sous-muqueux.

OBSERVATION XXVIII

Coryza probablement érysipélateux, avec phénomènes généraux graves et albuminurie.

G... (Jean-Marie), vingt et un ans, raffineur. Entré le 12 février 1881, salle Jenner, n° 34.

N'a jamais eu aucune maladie, quoique un peu sujet aux coryzas.

Le jeudi 5 février, a été pris, en pleine santé, d'un enchifrènement assez intense; les efforts que le malade faisait pour se moucher amenaient un léger écoulement sanguin, mais à cet état local ne venait s'ajouter aucun symptôme général. L'appétit était conservé.

Le mardi 10 février, les fosses nasales devinrent très douloureuses; le malade ressentait une violente sensation de brûlure à laquelle se joignait une céphalalgie frontale intense et un peu de catarrhe oculaire. Malgré ses efforts pour se moucher, le gonflement de la muqueuse empêchait complètement l'air de traverser les fosses nasales. Le sommeil avait un peu diminué, par suite de la gêne de la respiration. Grand frisson dans la nuit du mercredi au jeudi.

Entré le jeudi 12 février. Même état local; le nez est rouge, luisant, un peu douloureux. Des mucosités abondantes s'écoulent par moment des fosses nasales. La température dépasse 40 degrés. L'appétit n'est pas très diminué, malgré la perte du goût. Un peu d'albumine dans l'urine. Quelques ganglions sous-maxillaires engorgés. Pas de symptômes abdominaux ni thoraciques. Pas de rougeur pharyngée, sauf une petite teinte rouge au niveau du bord postérieur du voile du palais.

Samedi 14 février. — Le malade va sensiblement mieux. La température a diminué de 2 degrés. Encore un peu d'albumine dans l'urine.

Dimanche 15 février. — La température est tombée à la normale. La céphalalgie est très diminuée. Le malade recommence à moucher un peu de sang. Les jours suivants, l'état général et local s'améliore rapidement; l'albumine disparaît complètement de l'urine.

Le malade sort guéri le 22 février.

Examen bactériologique.

Le muco-pus nasal, ensemencé, donne un développement de microbes divers, bacilles et cocci, au milieu desquels il est difficile de retrouver le streptocoque.

Ce dernier existe néanmoins dans la bouche et les fosses nasales et peut être retrouvé à l'aide du bouillon gélatinisé à 15 p. 100.

OBSERVATION XXIX

Erysipèle de la face et du cuir chevelu chez un alcoolique. Infiltration purulente du tissu cellulaire de l'orbite. Délire. Mort. Absence de méningite.

B... (Jules), soixante et un ans, boucher. Entré le 22 avril 1890, salle Jenner, n° 22.

C'est un alcoolique invétéré, présentant les signes d'une cirrhose très marquée avec ascite et troubles digestifs.

Contagionné par un voisin, contracte un érysipèle le 9 mai. L'exanthème envahit rapidement toute la face puis le cuir chevelu et s'accompagne d'un délire très violent, qui dure jusqu'à la mort.

15 *mai*. — Après avoir présenté des symptômes de conjonctivite très marqués, l'œil gauche se prend à son tour et présente de l'hypopyon sans ulcération bien visible de la cornée. La paupière est infiltrée pour un œdème très considérable.

Mort le 17 mai.

Autopsie.

La peau de la face et le cuir chevelu sont épaissis et donnent à l'expression un suc abondant. Dans la fosse temporale gauche et les paupières, le tissu cellulaire est infiltré par un exsudat louche, séro-purulent, diffus dans les mailles conjonctives. Un exsudat diffus purulent infiltre également le tissu cellulaire orbitaire du côté gauche. A l'ouverture de la cavité cranienne, on ne signale aucune thrombose des sinus de la dure-mère. Le cerveau et ses enveloppes sont le siège d'une congestion simple, sans exsudat. — Le poumon droit présente des traces d'adhérences anciennes ; les deux bases sont fortement congestionnées, mais ne présentent pas de bronchite purulente. Le larynx et la trachée sont obstrués par des mucosités.

Le foie pèse 1,975 grammes; il présente une coloration jaune verdâtre, n'est pas très granuleux ; sa consistance est augmentée, et il présente quelques petits foyers hémorragiques qui tranchent sur la coloration du fond. L'estomac et l'intestin sont sains. Le cœur ne présente rien de particulier. Les reins sont rouges et congestionnés, le gauche présente un petit kyste hydatique superficiel. La rate est molle et congestionnée; elle pèse 240 grammes.

Examen histologique.

Des coupes du nerf optique en différents points de son passage à travers le tissu phlegmoneux de l'orbite indiquent une prolifération très nette du tissu interstitiel d'une moitié du nerf; les noyaux sont nombreux et infiltrent les travées celluleuses; on ne rencontre pas de microbe. Sur des dissociations, la myéline n'est pas altérée, on ne voit pas de prolifération des noyaux des segments interannulaires. Sur les coupes transversales, le cylindre-axe paraît bien coloré. Le parenchyme du nerf ne semble donc pas intéressé.

Examen microbiologique.

10 *mai.* — Une scarification au front, négatif.

15 *mai.* — Une ponction au niveau de la paupière; abondante culture de streptocoques donnant facilement l'érysipèle au lapin.

OBSERVATION XXX

Pleurésie et péricardite purulentes à streptocoques. Endocardite végétante. Infarctus hémorragique du cervelet. Présence du streptocoque dans ces deux lésions. Lésions aortiques et mitrales anciennes.

S... (Émile), cinquante-six ans, employé aux Messageries. Entré à l'hôpital le 21 janvier 1891, pour y être soigné d'une double lésion aortique due à des rhumatismes antérieurs. Albuminurie légère à l'entrée. Vers la fin de mars, apparition d'une dyspnée considérable avec frottements à la partie antérieure du côté gauche de la poitrine; douleur localisée. Puis, peu à peu, tombe dans le collapsus en poussant continuellement des gémissements plaintifs. Meurt le 23 avril 1891, après avoir présenté pendant quelques jours un peu de raideur de la nuque.

Autopsie.

Athérome considérable des artères cérébrales. Dans le lobe droit du cervelet, dans la partie moyenne, on trouve un noyau hémorragique nettement circonscrit, un peu granuleux; le sang n'est pas pris en caillot, mais présente plutôt l'aspect d'une coupe de poumon hépatisé; ce noyau est de la grosseur d'une noisette, il peut être énucléé facilement à sa partie externe des parties sous-jacentes.

La plèvre gauche est adhérente au-devant et à gauche du cœur, où il existe une cavité remplie par un pus crémeux, dont les parois sont tapissées par une fausse membrane purulente.

La plèvre droite ne présente rien d'anormal.

La base des deux poumons est splénisée et présente de la bronchite purulente.

Le péricarde renferme environ 200 grammes de liquide brunâtre, purulent, contenant quelques grumeaux. Les deux feuillets sont dépolis et présentent une très fine fausse membrane adhérente.

Le cœur est très volumineux. Le ventricule gauche est principalement hypertrophié.

Épaississement scléreux du bord libre de la mitrale.

Épaississement et rétraction des valvules sigmoïdes aortiques qui supportent trois ou quatre végétations fibrineuses récentes, mais peu adhérentes.

Aorte peu athéromateuse.

Foie cardiaque un peu scléreux. Rate petite et sclérosée.

L'estomac est congestionné et présente quelques petits polypes.

Les reins sont petits ; la capsule est adhérente. Ils sont granuleux ; la substance corticale est atrophiée et présente quelques petits kystes urinaires.

Examen bactériologique.

Cultures pures de streptocoques obtenues dans le sang du cœur, les végétations aortiques, l'infarctus cérébelleux, le pus de la plèvre et du péricarde.

Pas de streptocoques dans le poumon ni le pus des bronches.

OBSERVATION XXXI

Érythème scarlatiniforme récidivant mercuriel guéri depuis trois mois. Érysipèle de la face. Nouvelle et dernière poussée d'érythème généralisé.

S... (Georgette), vingt ans, modiste. Entrée le 3 novembre 1890, salle Grisolle ; service de M. Troisier.

Cette malade, syphilitique depuis le mois de janvier 1890, avait, après avoir fait abus de pilules de protoiodure, présenté un érythème scarlatiniforme récidivant de forme grave, pour lequel elle avait passé les mois de juillet et d'août à l'hôpital Saint-Louis, dans le service de M. Besnier. Sortie guérie, elle avait néanmoins conservé un très léger intertrigo du sillon auriculo-temporal gauche, qui devint le point de départ de l'érysipèle qui l'amène à l'hôpital.

Elle a été prise, le 1er novembre, de céphalalgie très intense, accompagnée de nausées et de vomissements et suivie d'un frisson assez violent ayant duré une demi-heure.

A l'entrée. Érysipèle ayant envahi toute la face, avec œdème considérable des paupières, albumine en assez grande quantité dans l'urine, température élevée, subdelirium nocturne.

6 *novembre.* — Apparition de l'exanthème scarlatiniforme, qui débute par le bras, puis envahit le tronc et les jambes, pour y être généralisé le 7 novembre ; pas d'angine.

8-9 *novembre.* — Persistance de l'exanthème, qui pâlit le 10 novembre.

11 *novembre.* — Commencement de la desquamation, qui s'accentue les jours suivants, et présente absolument, avec un peu plus de précocité, la marche de la desquamation scarlatineuse.

13 *novembre.* — Nouvelle poussée d'érysipèle à la face. L'albumine a disparu de l'urine.

La desquamation se poursuit les jours suivants ; l'épiderme des mains s'enlève en larges lambeaux.

18 *novembre.* — La malade sort sur sa demande ; la desquamation étant incomplètement terminée.

Nous avons revu la malade depuis ; elle n'a plus présenté aucune poussée exanthémateuse.

Examen bactériologique.

Urines au moment de l'albumine. Négatif.

Sérosité d'une scarification. Colonies abondantes de streptocoque pur.

OBSERVATION XXXII

Léger érysipèle de l'oreille ayant précédé de vingt-quatre heures l'apparition d'une scarlatine à l'angine de laquelle elle semble étroitement liée.

C... (Marcelle), vingt-trois ans, couturière. Entrée le 23 avril 1891, salle Laënnec (isolement), service du professeur Jaccoud.

A été prise, l'avant-veille, d'une tuméfaction douloureuse du pavillon de l'oreille gauche, tuméfaction qui s'étendit bientôt à toute la joue de ce côté. Pendant la nuit, douleurs très vives à l'intérieur de l'oreille. Le lendemain, la tuméfaction extérieure a un peu diminué, mais le pavillon de l'oreille est toujours rouge et douloureux à la pression. Le soir, angine violente, apparaissant assez brusquement ; la malade n'avait éprouvé aucune gêne pendant son repas du matin.

Au moment de l'entrée, 23 avril, angine érythémateuse et éruption scarlatineuse généralisée typique. Au niveau de la tuméfaction de l'oreille et de la joue, commencement de desquamation, comme à la suite d'un érysipèle.

Par l'ensemencement de l'enduit amygdalien, culture abondante de streptocoques.

L'évolution ultérieure de la scarlatine se fit ensuite d'une manière absolument normale.

OBSERVATION XXXIII

Scarlatine chez une nourrice. Pustules épidermiques de la joue. Érysipèle de la face. Albuminurie légère. Guérison.

Cette malade a été l'objet d'une clinique de M. Jaccoud (juin 1891) publiée dans la *Gazette des hôpitaux*.

La malade qui fait l'objet de cette observation ne ressentait aucun malaise et s'était présentée à la visite de la Préfecture de police, comme nourrice. Le médecin ayant reconnu l'existence d'une éruption scarlatiniforme généralisée, l'envoie immédiatement à l'hôpital, où elle entre le 16 juin 1871 dans le service de M. Jaccoud, salle Laënnec, cabinet d'isolement.

On consta e la présence d'une albuminurie assez abondante et d'une éruption scarlatiniforme généralisée avec angine très légère et rubéfaction du voile du palais et du pharynx.

23 *juin*. — Apparition, au niveau de la joue gauche, de quelques petites pustules impétigineuses.

26 *juin*. — Érysipèle de la face, débutant à l'angle de l'œil et s'étendant rapidement à toute la face. Augmentation notable de l'albumine de l'urine.

Évolution normale de l'érysipèle qui desquame abondamment sans formation d'abcès.

Sous l'influence du régime lacté, l'albumine diminue et la malade sort guérie le 26 juillet.

Examen bactériologique.

Enduit amygdalien. — Cultures abondantes de streptocoques.

Pustules. — Streptocoque pur ; inactif sur le lapin.

Inoculation à la souris. — Abcès local. Cultures avec le streptocoque de cet abcès.

Inoculation d'une seconde souris ; mort en vingt-quatre heures.

Streptocoque provenant de cette seconde souris : inactif sur le lapin.

OBSERVATION XXXIV

Tuberculose pulmonaire ulcéreuse. Streptocoques dans les crachats. Érysipèle de la face bénin chez une voisine. Caverne remplie de pus à streptocoques.

R... (Marie), vingt-huit ans, ménagère. Entrée le 15 avril 1889, salle Trousseau, n° 16.

Antécédents personnels, néant. Son père et sa mère sont bien portants. N'avait jamais été malade jusqu'à l'année dernière, où elle a commencé à maigrir et à tousser. Son mari possède une bonne santé, ainsi que ses deux enfants. Il y a trois mois, elle a accouché à terme d'un enfant bien portant ; depuis, elle s'est sentie beaucoup plus malade. Tous les soirs, elle est prise de fièvre avec frissonnement; elle se réveille toutes les nuits en sueur.

A l'entrée, on trouve un peu de matité aux deux sommets, principalement au sommet gauche, mais l'auscultation ne révèle qu'un peu de diminution du murmure vésiculaire. La fièvre continue régulièrement tous les soirs. — premiers jours de mai, apparition des premiers symptômes de ramollissement, principalement au sommet droit. Les râles, d'abord finement sous-crépitants, deviennent bientôt plus volumineux et s'acheminent vers le gargouillement.

Dans les crachats, on trouve des bacilles en nombre modéré, mais on trouve une grande quantité de streptocoques.

21 *mai*. — La voisine de cette malade, atteinte d'une cirrhose atrophique, présente en dehors de toute contagion un érysipèle bénin du nez et des joues.

Les jours suivants, les symptômes caverneux s'accentuent au sommet droit. Fièvre hectique.

Mort le 22 juin 1889.

Autopsie.

Centres nerveux. — Sains.

Cœur. — Petit, graisseux, rien au péricarde ni aux orifices.

Foie. — Volumineux, graisseux; non amyloïde.

Reins. — Normaux; ni tubercules, ni congestion.

Intestin. — Quelques ganglions mésentériques caséeux.

Poumons. — Non adhérents dans toute leur étendue. Plèvres saines, sauf au niveau de la face inférieure du poumon gauche, qui présente une légère éruption granuleuse.

Poumon gauche. — Infiltration tuberculeuse totale. Sommet légèrement ramolli.

Poumon droit. — Lobe supérieur complètement transformé en une vaste caverne à parois molles, déchiquetées, contenant un liquide puriforme rouge-brique répandant une odeur fade.

Le même poumon présente une autre caverne dans le lobe moyen, contenant du pus jaunâtre bien lié.

Pas de ganglions bronchiques.

Rate. — Normale.

Utérus. — La régression utérine est complète. Un peu de métrite cervicale.

Examen bactériologique.

Caverne rouge. — Sur des lamelles, peu de bacilles tuberculeux ; beaucoup de streptocoques.

Sur des cultures, streptocoque pur peu virulent.

Caverne jaune. — Bacille de la tuberculose très abondant. Pas de streptocoque.

Sur des cultures, staphylocoques et bacilles.

OBSERVATION XXXV

Érysipèle hospitalier chez un tuberculeux. Amélioration notable de sa tuberculose.

V... (Alexis), soixante-deux ans, corroyeur. Entré le 15 janvier 1891, salle Jenner, n° 26.

Le malade est un homme en apparence vigoureux et bien musclé qui, depuis 1884, a accompli sans aucune fatigue un métier fort pénible. Il n'a jamais été malade et ne s'est jamais alité qu'en 1884, époque à laquelle sous l'influence, dit-il, d'un refroidissement, il fut pris d'un fort rhume qui le retint quelques jours au lit. Avant cette époque, il ne se souvient d'aucune maladie, si ce n'est de la perte de ses dents, qui tombèrent sans douleur et sans abcès dès l'année 1862.

En 1862, il fut pris d'une hémoptysie très intense, qui l'interrompit brusquement dans son travail, et pour laquelle il entra quelque temps à l'hôpital Beaujon. Depuis, sa santé a toujours été chancelante; il put encore travailler l'été, mais pendant l'hiver, la toux et la faiblesse croissant lui interdirent tout travail. Il eut plusieurs autres hémoptysies et quelques épistaxis. Il est entré à l'hôpital Tenon à plusieurs reprises, et se sent depuis l'année dernière incapable de tout effort.

Entré le 15 janvier, il présente les signes d'une tuberculose pulmonaire à la période de ramollissement. Les craquements humides qui occupent les deux sommets sont plus sensibles au sommet gauche.

Depuis son entrée dans la salle, le malade, qui est couché près de la porte donnant sur l'escalier commun, n'est descendu qu'une fois dans la cour, et cela à la fin de janvier. Depuis, il n'est pas sorti de la salle.

Le jeudi, 5 février, après s'être plaint toute la journée d'une céphalalgie intense, il ressentit la nuit un frisson qui dura plus d'un quart d'heure. Le lendemain matin, il constata l'apparition d'une rougeur douloureuse à l'extrémité de son nez, rougeur qui s'étendit dans la journée pour revêtir l'apparence d'un érysipèle bien caractérisé, qui envahit principalement le côté droit de la face, l'oreille droite et une petite portion du cuir chevelu. Les ganglions sous-maxillaires du côté droit sont un peu engorgés. Le malade délire un peu par moments. Un peu d'albumine dans l'urine.

7 *février*. — L'érysipèle commence à décliner.

10 *février*. — Érysipèle en pleine desquamation. Plus d'albumine.

Les jours suivants, amélioration considérable de l'état général et de l'état pulmonaire.

Sort de l'hôpital le 20 mars, très amélioré.

Examen bactériologique.

Ensemencement de l'urine recueillie aseptiquement au moment de l'albuminurie. Résultat négatif des cultures.

OBSERVATION XXXVI

Érysipèle survenu au moment des règles. Rhumatisme articulaire pendant la convalescence.

P... (Marguerite), vingt-quatre ans, domestique. Entrée à l'hôpital de Lariboisière, le 18 novembre 1889.

N'a jamais présenté aucune maladie sérieuse, bien qu'elle

porte quelques cicatrices ganglionnaires au cou. Les parents ne sont pas rhumatisants ; elle-même n'a jamais souffert de douleurs articulaires jusqu'à ce moment.

Il y a un mois, elle a été prise d'un érysipèle assez violent, qui a envahi la face et le cuir chevelu et a duré dix jours.

Elle a été reprise il y a deux jours, au moment de ses règles. L'érysipèle s'est rapidement généralisé et a envahi également la face et le cuir chevelu dès le premier jour. Le cinquième jour, à la suite de plusieurs pulvérisations d'une solution de sublimé dans l'éther, l'exanthème a disparu, mais il a laissé derrière lui un mauvais état général, consistant en une faiblesse considérable, des insomnies, des douleurs vagues et contusives dans les membres.

27 *novembre*. — Les deux mains sont très douloureuses et très gonflées, principalement au niveau des lignes articulaires. Elles sont le siège d'une arthrite rhumatismale très nettement caractérisée.

Les jours suivants, d'autres articulations sont envahies ; ce sont, par ordre chronologique : les genoux, les articulations de la colonne vertébrale, du cou.

2 *décembre*. — Les douleurs ont absolument disparu.

L'examen des organes génitaux ne permet pas de trouver là l'origine de ces arthrites.

8 *décembre*. — Les douleurs reparaissent ; les genoux et les poignets sont très gonflés, le coude gauche et l'articulation scapulo-humérale sont ensuite intéressés.

12 *décembre*. — Les douleurs ont de nouveau disparu.

20 *décembre*. — La malade quitte l'hôpital complètement guérie.

OBSERVATION XXXVII

Érysipèle de la face. Phlegmatia alba dolens revenant à des intervalles égaux et s'accompagnant chaque fois d'une poussée fébrile notable.

B... (Jean-Baptiste), trente-huit ans, charretier, né dans la Creuse. Entré le 7 mai 1889, salle Rayer, n° 1.

Aucun antécédent morbide, jouissant d'une excellente santé.

Souffrait depuis quatre ou cinq jours. Pommettes rouges et légèrement douloureuses. Ganglions sous-maxillaires douloureux et gonflés. Pas d'angine.

5 *mai.* — Céphalalgie très intense. Persistance de la douleur au niveau du cou.

6 *mai.* — Á onze heures, réveillé par un frisson violent ayant duré une heure et demie environ; pas de vomissements, puis chaleur et sueurs.

7 *mai.* — Entré le matin. Face complètement tuméfiée. La rougeur, localisée le matin autour du nez, a, le soir, envahi tout le visage, sauf le menton. Ganglions sous-maxillaires parotidiens et préauriculaires douloureux.

8 *mai.* — L'érysipèle a envahi le cuir chevelu ; un peu de délire pendant la nuit. Douleur. Gonflement considérable de la face, des paupières ; menton indemne; cou légèrement pris.

9 *mai.* — La fièvre est moins intense, la douleur et l'agitation ont diminué ; le malade peut un peu ouvrir les yeux.

10 *mai.* — La desquamation commence et s'accomplit normalement, amenant la chute des cheveux et des poils de la barbe et de la moustache.

16 *mai.* — La face est complètement désenflée. La desquamation touche à sa fin.

Le malade se lève depuis trois ou quatre jours. Le soir, un peu de douleur au niveau du genou droit. Le malade n'a jamais souffert de varices.

17-18 *mai.* — Le malade garde le lit; quelques douleurs et élancements dans la cuisse et la jambe droite ; pas de gonflement très notable. Frissons assez intenses dans la nuit du 17 au 18.

19 *mai.* — Nouveaux frissons pendant la nuit. La jambe est le siège d'un phlegmatia alba dolens. Le membre est chaud, douloureux, rouge à la partie inférieure, blanche et pâle à la partie supérieure.

Léger épanchement dans l'articulation du genou.

Quelques ganglions dans l'aine.

Cordon dur, douloureux sur le trajet de la Ve fémorale.

Douleur dans la fosse iliaque sur le trajet iliaque.

Dilatation des vésicules du dos du pied et superficielles des jambes.

Rien au poumon, au cœur. Un peu d'albumine dans l'urine.

Mensuration.	G.	D.
—	—	—
Malléoles.	20	23
Mollet	29	34.5
Genou	36	39
Cuisse (partie moyenne).	40	52
Aine.	50	64

Anorexie absolue.

25 *mai.* — Légers frissonnements dans l'après-midi. Douleur dans le mollet gauche.

27 *mai.* — Le mollet est gonflé, la jambe un peu œdématiée, dépression en godet au niveau de la face interne du tibia. Cordon dur et douloureux sur le trajet de la saphène interne; un peu de toux; léger point de côté à gauche disparu sous l'influence de quelques sinapismes. L'auscultation du cœur et du poumon ne révèle rien d'anormal.

2 *juin.* — La jambe droite est complètement désenflée, ainsi que la cuisse. La jambe gauche est encore un peu gonflée et douloureuse. Un peu de fièvre avec un léger frisson. Douleur très vive localisée au côté droit. Rien au poumon. Foie douloureux à la pression, un peu augmenté de volume.

3 *juin.* — Légère teinte subictérique des conjonctives et des muqueuses. Pigment biliaire en petite quantité dans l'urine; persistance d'une petite quantité d'albumine. Selles non décolorées. Inappétence absolue; quelques nausées. Purgatif, aloès et savon.

8 *juin.* — Nouveaux frissons suivis de chaleur. Douleur très vive dans l'aine gauche.

9 *juin.* — Phlegmatia alba de la jambe et cuisse gauche; douleur; œdème; cordon veineux; épanchement veineux. Rien au cœur. Albumine urinaire un peu plus abondante.

17 *juin.* — Quelques frissons; un peu de diarrhée; phlegmatia en voie d'amélioration.

Le malade commence à se lever le 30 juin et demande à aller à Vincennes. Sort le 9 juillet.

A son retour, revu depuis à la consultation; l'œdème des jambes a un peu persisté; ses jambes sont lourdes et il a un peu de peine à marcher.

OBSERVATION XXXVIII

Erysipèle de la face et du cuir chevelu. Abcès de la région sous-maxillaire et du cuir chevelu. Phlegmatia alba dolens.

Pr..., vingt-huit ans, maçon à Lyon.

Antécédents personnels, aucune maladie antérieure, aucune trace de syphilis, alcoolisme, etc.

Antécédents héréditaires. Père mort âgé, des suites d'un traumatisme. Mère morte à trente-trois ans d'une « maladie de poitrine »; grands parents inconnus. Pas de collatéraux. Un enfant bien portant.

Pr... est venu à Riom accomplir une période de vingt-huit jours; le cinquième jour de cette période, il a été pris d'un violent frisson (soir du 11 octobre 1889).

12 *octobre*, matin. — 40°, 7. Rougeur des deux pommettes; point de côté au niveau de la huitième côte gauche sur la ligne axillaire. Son tympanique de la moitié inférieure du poumon gauche en avant et en arrière; toux sèche. Ipéca stibié. Soir, 38°, 6.

13 *octobre*, matin. — 39°,1. Persistance du point de côté. Quelques crachats visqueux, adhérents, rouillés. Matité de la moitié inférieure du poumon gauche avec souffle tubaire; en bas, quelques râles crépitants finis à l'inspiration. Soir, 39°,8.

14 *octobre*, matin. — 39°,4. Pas de point de côté. Subdelirium. Poumon gauche même état. Soir, 40°,6. Apparition de l'érysipèle, début à la racine du nez. L'érysipèle envahit la moitié supérieure de la face et le cuir chevelu.

16-17 *octobre*. — 0 gr. 60 de poudre de feuilles de digitale.

18 *octobre*. — Quelques râles crépitants de retour. Fin de la pneumonie.

19 *octobre*. — L'érysipèle gagne le pharynx, la bouche, la partie inférieure de la face et le devant du cou. Phlyctènes aux oreilles et aux tempes. Engorgement des ganglions sous-maxillaires, surtout à gauche.

12-23 *octobre*. — La desquamatiom se manifeste partout.

24 *octobre*. — Apparition d'un abcès à chacune des paupières supérieures.

26 *octobre*. — Ouverture au bistouri de ces deux abcès, guérison rapide; pas de récidive (abcès *a* et *b*).

2 *novembre*. — Abcès au niveau de la bosse pariétale gauche (*c*).

8 *novembre*. — Phlegmatia alba dolens du membre inférieur gauche, qui diminue chaque jour et disparaît dix jours après.

9 *novembre*. — Première ponction de l'abcès qui siège au niveau de la bosse pariétale gauche (*c*). 40 grammes de pus gris bien lié. Lavage au sublimé à 1/1000e.

11 *novembre*. — 1re ponction de la collection purulente formée par les ganglions sous-maxillaires du côté gauche; 20 grammes de pus gris (*d*).

1re ponction d'un abcès analogue situé symétriquement à droite, mais moins volumineux; 10 grammes de pus gris (*e*). Lavage au sublimé.

13 *novembre*. — 2e ponction de l'abcès (*c*), 50 grammes de pus mêlé de sang; lavage au chlorure de zinc à 1/100e.

15 *novembre*. — Formation d'une collection purulente au niveau de la bosse pariétale droite (*f*).

19 *novembre*. — 2e ponction de l'abcès (*d*), 50 grammes de pus gris.

24 *novembre*. — 3e ponction de l'abcès (*c*), 80 grammes de pus gris.

1re	ponction	de l'abcès *f*	12	grammes	de pus gris.
3e	—	— *d*	40	—	—
2e	—	— *e*	25	—	—

Lavage de toutes ces poches avec chlorure de zinc à 1/100e.

25 *novembre*. — Ecoulement purulent de l'oreille gauche. L'acuité auditive reste intacte. Lavage à l'eau boriquée à 4/100e.

28 *novembre*. — Les collections purulentes *c*, *d*, *e*, se sont reformées. Ouverture au bistouri; un drain dans chaque poche. L'appétit a été à peu près nul jusqu'au 25 novembre; à cette époque, le malade a commencé à manger. Selles régulières. Rien au cœur. Urines normales (cependant, du 8 au 14 novembre, il y a eu des traces d'albumine).

OBSERVATION XXXIX

Néphrite chronique ayant succédé à un érysipèle de la face et amené la mort par urémie.

Pl... (Adorateur), vingt-sept ans, cocher livreur chez un glacier. Entré le 17 juillet 1889, salle Rayer, n° 38.

Antécédents héréditaires. — Nuls. Toute sa famille est bien portante ; son père et sa mère sont encore vivants.

Antécédents personnels. — N'avait jamais été malade jusque il y a cinq ans, époque à laquelle il contracta un érisypèle de la face assez grave.

Il resta quinze jours à l'hôpital, et se souvint d'avoir entendu dire qu'il y avait de l'albumine dans son urine à ce moment-là. Sa santé avait été bonne néanmoins depuis cette époque. Il y a quelques mois, à la suite d'un refroidissement, il fut pris de frissons, d'étouffements et de toux qui le forcèrent d'entrer de nouveau à l'hôpital. On trouva alors de l'albumine en grande quantité dans son urine, et, depuis lors, son état est toujours allé s'aggravant. Sorti de Broussais, il est obligé, au bout de quelques jours, de solliciter son admission à l'hôpital, et il entre, le 17 juillet 1879, dans le service de M. Audhoui, à la Pitié.

A l'examen, on trouve les membres inférieurs fortement augmentés de volume. La peau est distendue par un œdème considérable et garde facilement l'empreinte du doigt. Le malade accuse à ce niveau des douleurs qu'il compare à des coups de bâton.La face est bouffie et pâle. Pas de trouble de de la vue ni de douleur lombaire.

Les fonctions digestives sont régulières et le malade accuse un appétit plutôt exagéré. Pl... se sent tourmenté par une oppression continuelle, augmentant aux moindres efforts et que redoublent de fréquentes quintes de toux. On trouve aux deux bases, et surtout à gauche, côté sur lequel se couche habituellement le malade, de la submatité et des râles sous-crépitants, indices d'un œdème pulmonaire assez étendu. On perçoit également au cœur un bruit de galop très net. L'urine est excrétée en assez grande abondance (1,750 grammes). Sa coloration est légèrement rougeâtre. Elle contient 3gr.50 d'albumine par litre. Dans les sédiments, on trouve des globules de sang, des cylindres hyalins et des cylindres épithéliaux.

Pendant les jours qui suivent, malgré le régime lacté, que le malade supporte impatiemment, l'œdème fait des progrès t envahit les organes génitaux et la partie inférieure de l'abdomen.

14 août. — Rougeur légère et diffuse du membre inférieur droit, qui disparaît spontanément au bout de trois ou quatre jours. L'œdème fait des progrès; eschares aux malléoles et au gland, dues à la distension œdémateuse. Œdème pulmonaire considérable, joint à une dyspnée considérable, maintenant constamment le malade en imminence de suffocation.

Autopsie.

A l'ouverture de la cage thoracique, une assez grande quantité de liquide séreux contenu dans les plèvres s'écoule. Les poumons sont fortement œdématiés, principalement aux bases. Par pression, on peut faire suinter sur une coupe une grande quantité de liquide.

Le péricarde contient également une grande quantité de sérosité. Le ventricule gauche est manifestement épaissi; les valvules auriculo-ventriculaires et artérielles sont suffisantes et normales.

Rate, pancréas, estomac, intestin : normaux.

Le foie est volumineux et présente à un faible degré l'apparence de foie muscade liée à la congestion sus-hépatique.

Les reins sont volumineux, se décortiquent difficilement. Ils sont fortement décolorés et présentent le type décrit sous le nom *gros rein blanc*.

Sur une coupe, les rayons médullaires semblent normaux; mais la substance corticale est manifestement augmentée de volume et de consistance. La coupe des artères de la voûte cortico-médullaire est normale.

Rien à signaler du côté de l'encéphale.

OBSERVATION XL

Néphrite latente ; érysipèle de la face, mort par urémie.

J... (Berthe), vingt-trois ans, domestique.

N'a jamais présenté aucune maladie antérieure. De constitution robuste, elle avait fait, jusqu'à la veille de son entrée, son travail assez pénible.

Dans la nuit du 12 au 13 décembre, elle est prise d'un frisson très violent avec vomissements, en même temps, son nez devient légèrement douloureux. Elle entre le même jour à l'hôpital Lariboisière.

Le soir même, l'érisypèle est devenu absolument caractéristique et envahit le nez et la pommette droite. La rougeur est très intense; les ganglions fortement engorgés, le bourrelet très net. Les phénomènes généraux sont également très marqués; état gastrique très prononcé, céphalalgie très intense. Ou trouve une assez grande quantité d'albumine dans les urines, sans présence d'hématies ni de cylindres épithéliaux. Pas de douleur lombaire. Rien ne semble indiquer, malgré l'abondance de l'albumine, un processus rénal récent.

14 *décembre*. — L'érysipèle a envahi le côté gauche de la face.

15 *décembre*. — La face est envahie dans sa totalité. La malade a présenté toute la journée des vomissements que rien n'a pu arrêter. Ces vomissements se font brusquement, sans efforts.

16 *décembre*. — Le cuir chevelu est envahi par le processus érysipélateux. Les vomissements continuent. La malade présente un peu de délire.

17 *décembre*. — Il semble y avoir une légère amélioration dans l'état local; la température a baissé, mais les phénomènes restent graves.

Les jours suivants l'érysipèle semble guéri; mais la céphalée persiste, malgré l'abaissement de la température. La malade n'a pas complètement repris l'usage de ses facultés.

22 *décembre*. — La température continue à s'abaisser; la

malade est dans un état semi-comateux, avec quelques soubresauts tendineux.

24 *décembre*. — Attaque épileptiforme achevant de caractériser l'urémie.

25 *décembre*. — Nouvelles attaques épileptiformes ; état comateux un peu amélioré par une saignée de 400 grammes.

Dans la nuit du 26 au 27, réapparition de l'érysipèle, qui envahit rapidement le front, le nez, les deux joues, le cuir chevelu et s'étend rapidement à tout le corps.

Morte le 28, dans de nouvelles attaques épileptiformes.

L'autopsie n'a pu être faite.

Vu : le Doyen,
BROUARDEL.

Vu : le Président de la Thèse,
JACCOUD.

Vu et permis d'imprimer,

le Vice-recteur de l'Académie de Paris,
GRÉARD.

BIBLIOGRAPHIE

CHAPITRE II

Robert Koch. — *Wundinfections Krankheiten*, 1876.

Bonome et **Bordoni Unfredduzzi.** — *Giornale della Academia de med. di Torino*, 1886.

Rheiner. — *Virchow's Archiv.*, 1885, tome C, 2e fascicule, page 185.

CHAPITRE III

Huëter. — *Deutsche Zeitschrifft für Chirurgie*, tome I, page 1, 1868. — *Berliner Klinische Wochenschrift*, 1869.

Nepveu. — *Compte rendu de la Société de Biologie*, 1870, page 164.

Wilde. — *Deutsche Arch. für Klin. méd.*, 1872, tome X. page 155.

Orth. — *Archiv. für exp. Path. und Pharmakolog.*, 1873, tome Ier page 81.

Bouchard. — 1876. — *Cours de Pathologie générale*, 1880.

Pitoy. — *Th.*, Paris, 1873.

Luckomsky. — *Wirchow Archiv.*, 1874, Bd LX, page 418.

Réal. — *Comptes rendus de l'Académie des sciences*, 1878, page 119.

Max Wolff. — Congrès allemand de Chirurgie, 1878. — Académie de Médecine, Discussion, 1872.

Doléris. — La fièvre puerpérale, *Th.*, Paris, 1880.

Dupeyrat. — *Th.*, Paris, 1881.

Fehleisen. — Untersuchungen uber Erysipel, *Zeitsung phys. méd. Geschlich zu Würtzburg*, 1881 ; — Ueber die Zuchtung die Erysipel Kokken auf Kunstlichen narhboden, *Deutsche med Wochenschrift*, 1882, page 553 ; — *Die Œtiologie der Erysipels*, Berlin, 1883.

Koch. — *Mittheilungen aus dem Kaiserlich. Gesundeitsammte*, 1881.

Cornil et **Babès.** — *Société médicale des hôpitaux*, 1883.

Denucé. — *Th.*, Bordeaux, 1885.

Eiselberg. — Présence des coques de l'érysipèle dans l'air d'une chambre de malade, *Langenbeck Arch.*, Bd. 35, Heft, I, 1887.

Emmerich. — Présence des coques de l'érysipèle dans une salle d'hôpital, *Tageblatt der Versammlich. Deutsch. Natur. und aertz. zu Berlin*, 1886, page 433.

Gessner. — *Arch. für hygiène*, Bd IX heft 2, page 128.
Escherich und Fischl. — Un cas de typhus avec érysipèle. — *Arch. f. hyg.*, Bd VII, heft. 2.
Garnieri. — *Streptocoques dans la broncho-pneumonie morbilleuse.*
Meierowitch. — Etiologie de l'Erysipèle. *Doct. dissertation*, Saint-Pétersbourg, 1887.
Pawlovsky. — Les microorganismes de l'Érysipèle, *Berliner Klin Wochenschrifft*, 1888, n° 13.
Hajek. — Les microorganismes de l'Érysipèle. Réponse. *Berliner Klin. Wochenschrifft*, 1888, n° 16.
Buch. — *Saint-Petersbourg med. Woschenschrifft*, 1889, n° 27.
Leroy. — Reviviscence du microbe de l'érysipèle. — *Société de Biologie*, 30 nov. 1889.
Gabriel Roux. — L'eau de touraillons comme milieu de culture du streptocoque. — Société de Biologie, 13 juillet 1889, *Comptes rendus*, page 507.
Behring. — *Arch. für hyg.*, Bd VII, heft 2, p. 185.
Widal. — *Th.*, Paris, 1889,
Doyen. — *Bulletin de l'Académie de médecine*, 1888.
Fraënkel, de Hambourg. — *Central. für bacteriol.*, 1890.
Jouillé. — *Gazette médicale de Montpellier*, 12 septembre 1885.
Da Simone. — *Il Morgagni*, 1885, n° 8, page 22.

CHAPITRE IV

Discussion sur l'identité des streptocoques.

Janot. — *Th.*, Nancy, 1889.
Gars. — *Th.*, Paris, 1890.
Frænkel (de Hambourg). — *Centralblatt für bakteriologie*, 1890.
Kurth. — Travail pour la connaissance du streptocoque pyogène, *Berlin. klinisch. Wochenschrifft*, 1889, n° 45.

CHAPITRE V

V. *Bibliographie de la putréfaction*, jusqu'en 1884 : *in* **Netter.** — *Archives de médecine*, 1884 et **Hauser.** — *Ueber Faulniss bakterien*, Leipzig, 1885.
Reclus. — *Clin. chirurg. de l'Hôtel-Dieu*, p. 43.
Teriou. — *De l'érysipèle considéré dans son état de complication avec la fièvre putride*, Paris, 1807.
Bonnet. — *Rétention placentaire, putréfaction intra-utérine.* — *Nouvelles archives d'obstétrique*, n° 11, 1890.
Monti. — Influenza dei produtti tossici dei saprofiti sulla restitutione della viruloza di microparasiti attenuati, *Rendiconti della R. Academia dei Lincei*, vol. V, 2e sem., fasc. 7, 1889.
Roger. — Associations microbiennes. — Action de la viande pourrie sur la virulence du charbon symptomatique, *Société Biologie*, 19 janvier-30 mars 1889.

CHAPITRE VI

V. *Bibliographie de la grippe : in* **Babes**. — *Centralblatt für bacteriologie*, 1891.
Ribbert. — *Berliner klinisch. Wochenschrift*, 1890.
De la diphtérie : in **Morel**. — *Th.*, Paris, 1891.
Barbier. — *Arch. de méd. expérimentale*, 1891.
De la fièvre typhoïde : in **Gérente**. — *Th.*, Paris, 1889.
De la tuberculose : in **Cornil** et **Babes**. — *Les bactéries*, tome II.
Babes. — *Congrès de Berlin*, 1890.
Ménétrier et **Thiroloix**. — *Société anatomique*, 1890.
De la rougeole : in **Morel**. — *Soc. anatomique*, 1890.
Mosny. — *Th.*, Paris, 1891.
De la scarlatine : in **Bourges**. — *Th.*, Paris, 1891, et revue générale in *Gaz. hebdomad.*, mai 1891.

CHAPITRE VII

Manfredi et **Traversa**. — Sur l'action physiologique et toxique des produits de culture du streptococcus de l'érysipèle, *Giornale internazion. d. Sc. med.*, 1888.
Roger. — *Comptes rendus de la Soc. de Biolog.*, 1891.
Rosenbach. — *Mikroorganismen bei der Wundinfection*, Wiesbaden, 1884.
Widal. — *Th.*, Paris, 1889.
Wurtz et **Bourges**. — *Arch. de méd. expérimentale*, 1er mai 1890, n° 3, page 341.

CHAPITRE VIII

Metchnikoff. — *Virchow's Archiv*, 1884, page 515; — *Leçons sur l'inflammation*, Paris, 1892.
Massart. — *Archives de Biologie*, 1889, page 515.
Peckelharing. — *Semaine médicale*, 1889, n° 22.
Gabritchewsky. — Chimiotaxie des leucocytes, *Ann. de l'Inst. Pasteur*, 1890, page 346.
Ziegler, **Marchand**, **Grawitz**. — Congrès de médecine et de pathologie générale des médecins allemands, 1890.

CHAPITRE IX

Traités de chirurgie. — Dictionnaires.
Paget. — *Cliniques chirurgicales.*
Verneuil. — *Mém. de chirurgie.*
Netter. — *Arch. de médecine*, 1884, page 170.
Gannal. — *Compt. rend. Acad. des sciences*, 1837.
Maisonneuve. — *Compt. rend. Acad. des sciences*, 1866.
Davaine. — *Compt. rend. Acad. des sciences*, 1868.
Cornil et **Babes**. — *Les bactéries*, tome I, page 411.
Koch. — *Ueber der Wundinfection Krankheiten*, 1881.
Rosenbach. — *Mikroorganismen bei der Wundinfection*, Wiesbaden, 886.

CHAPITRE X

Vulpian. — Sur un cas d'érysipèle de la face et du cou ; — Examen microscopique de la peau du cou en un point occupé par l'érysipèle, *Arch. de phys. normale et patholog.*, 1868, page 314.

Volkmann et **Steudner.** — Zur pathologischen anatomie des Erysipelas. *Centralblatt f. d. med. Wissenschaft*, Berlin, 1868, page 561.

Cadiot. — Examen des lymphatiques dans l'érysipèle, *Bull. Soc. an.*, 1873.

Lukomsky. — Untersuchungen uber erysipel., *Arch. f. anatomie, und. pathol.*, 1876.

Renaut. — Contribution à l'étude anatomique de l'érysipèle et des œdèmes, *Th.*, Paris, 1874 ; — Sur l'anatomie pathologique de l'érysipèle ; — *Comptes rendus de la Soc. anatomique*, 1873 ; Recherches sur l'érysipèle et les œdèmes de la peau, *Archives de phys. normales et pathol.*, 1874 ; — Sur quelques modifications de l'épiderme et des corps muqueux dans l'érysipèle, *Compt. rend. Société Biologie*, 1873. Art. « Dermites » in *Dictionn. des sciences médicales.*

Liouville. — *Sociét. Biol.*, 1872.

Lordereau. — *Th.*, Paris, 1873.

Fehleisen. — *Die Ætiologie der Erysipels*, Berlin, 1883, etc.

Cornil et **Babes**. — *Sociét. méd. des hôpitaux*, 1883.

Cornil. — *Académie de médecine*, 1885.

Metchnikoff. — *Virchow's Archiv*, Bd CVII, heft II.

Suchard. — *Arch. de physiologie*, 1882.

Ranvier. — *Arch. de phys.*, 1884.

Denucé. — *Th.*, Bordeaux, 1885.

Hajek. — Anatomie pathologique de l'érysipèle et du phlegmon, *Wien. med. Presse*, 1886, nos 48-51.

CHAPITRE XII

Durand. — De l'érysipèle des nouveau-nés, *Th.*, Paris, 1850.

Fualdès. — De l'érysipèle de l'ombilic chez les nouveau-nés, *Th.*, Paris, 1872.

Yot. — De l'érysipèle inflammatoire non puerpéral des enfants nouveau-nés, *Th.*, Paris, 1873.

Schwebel. — Sur l'érysipèle des nouveau-nés, *Th.*, Strasbourg, 1835.

Schmidt. — *De erysipelate neonatorum*, Leipzig, 1821.

Bouchut. — *Traité pratique des maladies des nouveau-nés*, 1873.

Billard. — *Traité des maladies des enfants*, 1873.

Trousseau. — Erysipèle des enfants à la mamelle, *Journal de médecine de Beau*, 1844.

Bartscher. — Ueber erysipelas der kinder, *J. f. Kinderkrank.*, Erlangen, 1867, page 1.

Bierbaum. — Erysipelas der neugeboren und der säugling, *I. f. Kinderkrank.*, Erlangen, 1867, p. 248.

Descroizilles. — Considérations sur l'érysipèle étudié chez l'enfant, *France médicale*, 1882, p. 565.

Hervieux. — Nouvelles recherches sur l'érysipèle des enfants à la mamelle et des nouveau-nés, *Gaz. méd. de Paris*, 1856, 123-158 ; — Bibliographie comp., Capuron, Osiander, Hufeland, Unterwored, Rayer, etc. — Lettre sur l'érysipèle des nouveau-nés, *Gaz. méd. de Paris*, 1856.

Yvaren. — Erysipèle très intense chez un enfant de neuf jours, suivi de guérison, *Rev. méd. chirurg.*, 1848, page 129.

Vincent. — Erysipèle généralisé chez un nouveau-né ; abcès multiples, guérison, *Gaz. hôp.*, Paris, 1874.

Fredet. — Erysipèle généralisé chez un enfant de douze jours ; abcès multiples, guérison, *Gaz. hôp.*, Paris, 1874.

Guersant. — De l'érysipèle chez les enfants, *Bull. gén. de thérapeutique*, 1866.

Morel. — *Bull. soc. anatomique*, 1891.

Mavrikos. — *Th.*, Paris, 1887.

Daléas. — *Th.*, Paris, 1891.

Ménager. — Cas d'érysipèle ambulant chez un enfant de huit jours ; guérison, *Journ. méd. de l'Ouest*, 1878.

CHAPITRE XIV

Angerhausen. — *Ueber eitrige Gelenkentzungen in Folge von Erysipels*, Hall, 1873.

Lordereau. — De la suppuration dans l'érysipèle, *Th.*, Paris, 1873.

Zimmermann. — *Des abcès multiples du tissu cellulaire à la suite d'érysipèle*, Paris, 1876.

Ashurst. — Metastatic abcess following erysipelas, *Proc. path. soc. Philadelphia*, 1867.

Cauchois. — Erysipèle phlegmoneux du bras, *France médicale*, 1882.

Tanquerel. — De la terminaison de l'érysipèle ambulant par abcès multiples, *Journ. de méd.*, Paris, 1844.

Pozzi. — Erysipèle phlegmoneux. Dégénérescence graisseuse des organes, *Soc. anatomique*, 1873.

Ritzmann. — *Ueber eitrige Gelenkentzungen in Verlauf vom Erysipel*, Berlin. Klinisch. Wochenschrift, 1871.

Krauss. — Erysipelas migrans mit abcessbildung, *Allgem. Wien. med. Zeitung*, 1861.

Minici. — Della irisipola flemmonosa, *Giorn. de med. mil.*, Roma, 1881.

Delstanche et Mark. — Erysipèle phlegmoneux, mort par embolie, *Journ. de méd. chirurg. et de pharm.*, Bruxelles, 1863.

Hofer. — Erysipelas phlegmonodes, *Med. bor. bl. Wurtemb. ärztlich. Verh.*, Stuttgard, 1839.

Montet. — Erysipèle phlegmoneux spontané compliqué d'état typhoïde, *Gaz. méd.*, Montpellier, 1847.

Ruber. — Ιατριχη-μελισσα. Αθηναί, 1853.

Ribeiro Fortes. — Erysipela phlegmonosa do braço, metastase, autopsia, *Escholiast. med.*, Lisbonne, 1854.

Da Silva Luna. — Erysipela septica seguida de abcessos multiplos, *Gaz. med.*, Bahia, 1881.

Pétel. — Erysipèle ; pus dans les lymphatiques, *Bull. soc. anat.*, 1834.

Landouzy. — Erysipèle de la face, suivi d'abcès disséminés à toute la surface du corps, *Gaz. méd.*, Paris, 1839.

Mac Gregor. — Phlegmonoid erysipelas, *Lancet*, London, 1860.

Dupuytren. — Erysipèle phlegmoneux des téguments du crâne, *Gaz. hôp.*, Paris, 1832.

Mercier. — Erysipèle de la face et du cuir chevelu, suivi d'abcès multiples, *Ann. Suisse romande*, Lausanne, 1868.
Traités de chirurgie. — Follin et Duplay. — Duplay et Reclus. — Billroth, etc.
Dictionnaire de Jaccoud. — Art. « Gosselin ».
Dict. de Dechambre. — Spillmann, Vautrin, Ganzinotti.
Roth. — Erysipelas phlegmonodes. *Memorabilien*, Heibr., 1882.
Fredet. — Erysipèle généralisé chez un enfant; abcès multiples, guérison, *Gaz. hôp.*, Paris, 1874.
Vincent. — Erysipèle généralisé chez un enfant; abcès multiples, guérison, *Gaz. hôp.*, Paris, 1874.
Edwards. — Phlegmonous erysipelas, *Med. Times*, London, 1847.
Legrand. — De l'érysipèle après ouverture d'abcès au bistouri. *Compt. rend. Acad. Sciences*, Paris, 1856.

CHAPITRE XV

Quinquaud. — De l'œdème aigu angioleucytique, *Compt. rend. Acad. des Sciences*, 1874, page 654.
Broca. — Rapidité de la gangrène chez les alcooliques, *France méd. et chir.*, 1876.
Gosselin. — Érysipèle gangreneux simulant une pustule maligne, *Journ. méd.*, 1871; *Dict. Jaccoud*, art. « Érysipèle ».
Jalaguier. — De la lymphangite à forme gangreneuse, *Thèse*, Paris, 1880.
Quenu. — Examen histologique d'un cas de lymphangite gangreneuse, *in Th.*, Jalaguier.
Larmoyer. — Contribution à l'étude de l'érysipèle gangreneux, *Th.*, Paris, 1879.
Thiry. — *Presse médicale belge*, 1855.
Trapenard. — Érysipèle gangreneux, *Rapp. des travaux de la Société de méd. de Gannat.*, 1855.
Voet. — *Ann. Soc. méd. prat. de la prov. d'Anvers*, 1851.
Deubel. — Érysipèle gangreneux; greffes; syphilis, *Gaz. méd. de Paris*, 1841.
Baumbach. — Ueber erysipel in anschluss an zwei Fälle von erysipelas gangrenosum, *Deutscher mil. ärztliche Zeitschrift*, Berlin, 1882, page 184.
Hervieux. — *Union médicale*, 1847.
Howard March. — *Med. Times and Gaz.*, septembre 1865.
Sevestre. — *Th.*, Paris, 1874.
Holm. — *Hospitalstitende*, 1872.
Zuelzer. — *Ziemssen Handbuch*, II, heft II.

CHAPITRE XVI et XVII

Hoffmann. — *De febre erysipelacea*, 1720.
Tissot. — *Traité des nerfs et de leurs maladies*, 1779.
Chomel. — *Gaz. des hôpitaux*, 1842.
Aubrée. — *Th.*, Paris, 1857.
Obée. — *Th.*, Paris, 1863.

Forget. — *Soc de chirurgie*, 1872.
Béhier. — *Clin. médic.*, 1864.
Courbon. — *Érysipèle scrofuleux*, 1872.
Serraud. — *Th.*, Paris, 1872.
Renaut. — *Th.*, Paris, 1874.
Thomas. — *Th.*, Paris, 1875.
Brugnier. — Érysipèle intermittent, *Journ. méd. et de chirurg. d'Algérie*, 1878.
Grellety. — De l'érysipèle lié à la menstruation, *Gaz. obst. Paris*, 1878.
Wagner. — Trois cas d'érysipèle cataménial, *Allg. med. cent. Zeitung*, 1878, page 117.
Verneuil. — *Soc. de chirurg.*, 14 oct 1885.
Jaubert. — *Th.*, Paris, 1886.
Verneuil. — *Mém. de chirurgie.*, t. IV.
Verneuil et **Gillette**. — *Soc. de chirurg.*, 1882.
Heydenreich. — *Sem. médicale*, 1887, n° 23.
Heyfelder. — *Berlin. Klin. Wochenschrift*, 1870, t. VII.
Renauldin. — *Th.*, Paris, 1802.
Lepelletier (de la Sarthe). — *Th.*, Paris, 1836.
Godot. — *Th.*, Paris, 1883.
Costallat. — *Th.*, Paris, 1832.
Danlos — *Th.*, Paris, 1874.
Charcellay. — *Th.*, Paris, 1879.
Clarac. — *Th.*, Paris, 1881; — Pathogénie de l'érysipèle.
Renaut. — *Dict. des sciences médicales*, art. « Peau » ; — *Arch. physiol.*, 1871, page 499.
Besnier. — De l'éléphantiasis, *Gaz. des hôpitaux*, 1878.
Jeanselme. — Des dermites éléphantiasiques, *Th.*, Paris, 1885.
Goyrand (d'Aix). — Éléphantiasis de l'oreille, observé en Provence, *Bull. Soc. de chirurg.*, 1863.
Magnin. — Éléphantiasis; érysipèle gangreneux, *Journal méd. et chirurg. prat.*, 1879.
Monod. — Éléphantiasis des deux membres inférieurs, *Soc. Chirurgie*, 1881.
Garin. — Observation d'érysipèle chronique; — Maladie non encore signalée dans les nosographies, *Ann. Soc. méd. de Saint-Étienne*, 1861, page 831.
Verneuil. — *Soc. de chirurgie*, 1885.
Verneuil. — *Mém. de chirurgie*, tome IV.
Lavraud. — Œdème chronique des paupières, consécutif à des érysipèles faciaux à répétition d'origine pharyngée, *Session annuelle de la Société française de laryngologie et d'otologie*, mai 1889.

CHAPITRE XVIII

Velpeau. — *Clin. chirurg.*, 1841.
Blandin. — Note communiquée à Nélaton, *Pathol. de Nélaton*, 1857 page 554.
Chassaignac. — *Traité de la suppuration*, 1859.
Després. — *Traité de l'érysipèle*, 1862.
Gosselin. — Art. du *Dictionnaire de Jaccoud*.

Maurice-Raynaud. — *Société méd. des hôpitaux*, 1873.
Féréol. — *Société méd. des hôpitaux*, 1873.
Renaut. — *Th.*, Paris, 1874.
Lordereau. — *Th.*, Paris, 1873.
Liouville. — *Société de Biologie*, 1872.
Cadiot. — *Soc. anotomique*, 1873.
Verneuil et **Clado.** — *Acad. des Sciences*, 1889.
Gars. — *Th.*, Paris, 1889.
Reclus. — Disparition de tum. ganglionn. à la suite d'érysipèle, *Bull. Soc. anat.*, 1872.

CHAPITRE XX

Cornil. — Observ. pour servir à l'histoire de l'érysipèle du pharynx, *Arch. gén. de méd.*, 1862.
Ciure. — De l'érysipèle du pharynx, *Th.*, Paris, 1864.
Miles. — Erysipelas of the head, face and tongue, *Am. m. Times N.-York*, 1863.
Gallard. — Érysipèle du pharynx, forme gastrique, guérison, *Gaz. hôp.*, Paris, 1868.
Simon. — Érysipèle du pharynx et des fosses nasales, *Gaz. hôp.*, Paris, 1867.
Rigal. — Érysipèle du pharynx et de la face; phlegmon orbitaire, *Gaz. hôp.*, Paris, 1899.
Schlumberger. — *Th.*, Paris, 1879.
Brouardel. — De l'érysipèle du pharynx, *Gaz. hôp.*, 1874.
Freschard. — Érysipèle de la gorge et des bronches, *Arch. gén. de méd.*, 1873.
Flammarion. — Érysipèle du pharynx, 1874.
Bucquoy. — Angine; érysipèle de la face, *France médicale*, 1875.
Saint-Philippe. — Considérations sur l'érysipèle du pharynx, *Gaz. méd. de Bordeaux*, 1875.
Morienvalle. — *Th.*, Paris, 1875.
Cheurlin. — *Érysipèle et péritonite*, *Th.*, Paris, 1879.
Labatt. — Érysipèle; mort avec symptômes de gastrite, *Dublin med. Journ and chem. Society*, 1834.
Larcher. — Des ulcérations intestinales dans l'érysipèle, *Arch. gén. de méd.*, 1864.
Rendu. — Érysipèle propagé à tout le tube digestif, *France méd.*, 1882.
Guibout. — Érysipèle avec symptômes gastriques, *France méd.*, 1882.
Louis. — Érysipèle de la face; inflammation gastro-intestinale; mort, *Gaz. des hôpitaux*, 1846.
Malherbe. — Ulcérations de l'intestin à la suite d'érysipèle, *Ann. soc. méd. chir. de Liège*, 1865.
Juéry. — *Th.*, Paris, 1887.
Heydenreich. — *Soc. méd. Nancy*, 1862.
Vidal. — Érysipèle intestinal, *Soc. Biol.*, 1862.
Serafini. — Du degré de virulence des matières fécales des animaux inoculés, *Arch. f. hygiene*, Bd XI, heft III.
Merklen. — *Soc. méd. des hôpitaux*, 1890.
Sauvinau. — *Bull. Soc. anatom.*, 1891.

Lavraud. — Œdème chronique des paupières consécutif à des érysipèles faciaux à répétition d'origine pharyngée, mai 1889, *Soc. de laryngologie.*

CHAPITRE XXI

Gauche. — Érysipèle de la face, du cou et du larynx; laryngite glottique, *Progrès médical*, 1878.

Poutier. — Érysipèle de la face avec coryza et bronchite érysipélateuse, *Gaz. hôp.*, 1865.

Wormald. — Erysipelatous laryngitis through the extension of erisipel from the head, *Lancet*, 1863.

Radcliff. — Severe erysipelas of the head; producing œdema of larynx, *Lancet-London*, 1865.

Campenon. — Érysipèle de la face. Œdème de la face consécutif, *Gaz. hôp.*, Paris, 1875.

Masséï. — *Il morgagni*, 1887.

Fasano. — Deux cas d'érysipèle du larynx (*Bulletino della malattei dell' orecchio, della gola, e del naso;* 12 sept. 1887, Napoli).

Masséï. — *Revue d'otologie, de laryngologie et de rhinologie*, n° 19, oct., 1890.

Biondi. — Présence du streptocoque dans l'érysipèle du larynx, *La Riforma medica*, 1886, n° 3.

Bergmann. — Érysipèle laryngé primitif, *St-Petersb. med. Wochenschrift*, 1887.

Brown-Bedford. — *Journ. of the Am. med. Assoc.*, juillet, 1887.

V. Bibliographie, *Érysipèle pleuro-pulmonaire.*

CHAPITRE XXII

Stackler. — Érysipèle de la face ayant envahi le pharynx, le poumon et le dos, *France médicale*, 1880; — *Th.*, Paris, v. Bibliographie.

Luc. — Érysipèle de la face ayant envahi le pharynx et le poumon, *France médicale*, 1880.

Potain. — Pneumonie érysipélateuse ; — érysipèle de la face consécutif, *Fr. méd.*, 1880.

Cadiot. — Lymphangite pulmonaire dans l'érysipèle, *Bull. Soc. anat.*, 1874.

Straus. — Pneumonie érysipélateuse, *Rev. de médec.; — Un. méd.*, Paris, 1879.

Gubler. — L'érysipèle interne, *Gaz. méd.*, Paris, 1876.

Traube. — *Beiträge zu pathologie und physiologie*, 1879, p. 579.

Simon. — Érysipèle propagé aux bronches; lésions remarquables, *Union méd.*, 1864.

C. Paul. — Érysipèle de la face; pleurésie diaphragmatique, *Fr. méd.*, 1876.

Kampane. — Πλευριτι; μετα ερισιπελατος. Γαληνος, Αθηναι, 1880.

Labbé. — Érysipèle de la face propagé aux bronches; engouement pulmonaire, *Bull. Soc. anat.*, 1858.

Laborde. — Érysipèle de la trachée, du pharynx et du larynx, *Soc. Biologie*, 1861.

Mosny. — *Arch. de méd. expér. et anat. pathol.*, 1890.

Duléry. — Pneumonie érysipélateuse, *Arch. méd. et de pharm. milit.*, décembre 1890.

Cerné. — Quatre cas de pneumonie par contagion érysipélateuse, *Acad. méd.*, 10 juillet 1889.

Petitjean. — *Th.*, Paris, 1885.

CHAPITRE XXIII

Gross. — In *Dictionnaire Dechambre.*

Bibl. — In *th.*, Widal, Paris, 1889.

Doléris. — *Th.*, 1889, bibliog.

Quinquaud. — *Th.*, Paris, 1872, *Bibl.*

Cornil. — *Journ. des Conn. médic.*, 1889.

Dachein. — *Th.*, Bordeaux, 1885.

Fehling. — *Die physiologie und pathologie des Wochenbetts*, Stuttgard, 1890, p. 164.

Runge. — *Med. Journ.*, 1884, n° 48.

Guichard. — Érysipèle de la face du mari; septicémie de la femme, *Bull. Soc. méd. Angers*, 1885.

Bonnet. — *Nouvelles archives d'obstétrique*, n° 11, 1890.

CHAPITRE XXV

Chauvet. — *Des manifestations cardiaques de l'érysipèle*, Avignon, 1875.

Pellet. — Des manifestations cardiaques de l'érysipèle, *Th.*, Montpellier, 1877.

Sevestre. — Des manifestations cardiaques dans l'érysipèle de la face, *Th.*, Paris, 1874.

Kampane. — Ερυσιπελας του προσωπου μετα ενδοκαρδιτιδος πλευριτις και οξιος ρευματισμος. Γαληνος, Αθηναι, 1880.

Jacobs. — Érysipèle de la face; endocardite, *Pr. méd. Belge*, Bruxelles, 1875.

Moore. — A case of phlegmonous erysipelas of the face-pericarditis, *Dublin J.-M. sc.*, *Gaz. hebd.*, 1873.

Jaccoud. — Note sur les phlegmasies cardiaques liées à l'érysipèle de la face, *Gaz. hebd.*, 1873.

Fleming. — Traumatic erysipel of the face and scalp; mitral valve disease, *Dublin W. Presse*, 1863.

Traube. — *Ges. Beiträge zu pathologie und physiologie*, Berlin, 1878, page 143.

Lion. — *Th.*, Paris, 1890.

Gendron. — Endocardite septique consécutive à un érysipèle traumatique de la face, *Bull. Soc. anat.*, 1882.

Dalché. — Érysipèle, endocardite végétante aiguë, *Bull. Soc. anat.*, 1884.

Lenté. — Érysipèle de la face; — Métastase et endocardite infectieuse, *Gaz. méd. de Picardie*, 1888.

CHAPITRE XXVI

Ponfick. — Ueber die pathologisch. anatomischen veranderungen der inneren organe bei tödlichen verlaufenden erysipelen, *Deutsche Klinik*, Berlin, 1867.

Troisier. — *Th.*, agrégation, 1880.

Cauchois. — Ulcérat. de l'artère humérale dans un abcès érysipélateux, *France médicale*, 1882, page 265.

CHAPITRE XXVII

Bonelli. — Meningitide purulenta-erysipela migrante, *Movimento Napoli*, 1870.

Stoeber. — Méningite à la suite d'érysipèle de la face, *Arch. méd. de Strasbourg*, 1835.

Steinthal. — Meningitis erysipelatosa. *Deutsche Klinik*, Berlin, 1866,

Fuchner. — Erysipelas bullosum cum meningitide, *Med. Wochenschrift*, Wien, 1842.

Rambla. — Meningitis consecutiva a una erysipela de la cara, *Cron. med. Valencia*, 1878-1879.

Baillarger. — De l'influence de l'érysipèle du cuir chevelu sur la production de la paralysie générale, *Ann. méd. psychol.*, Paris, 1849.

Dickson.— Case of erysipelas of the face; extension of the Brain, *Edimb. M. and S. Journal*, 1821.

Constant. — Méningite rachidienne consécutive à un érysipèle de la face, *Gaz. méd.*, Paris, 1835.

Duhamel. — Érysipèle du cuir chevelu, méningite aiguë, autopsie, *Gaz. hebd.*, Paris, 1863.

Buch. — Erysipelas of the head and face ; — Convulsions and maniacal sympt., *New-York Med. and S. J.*, 1840.

Hayem. — Phlébite des sinus à la suite d'un érysipèle de la face, *Bull. Soc. anat.*, 1871.

— De la méningite dans l'érysipèle de la face, *France méd.*, 1875.

Schwebel. — *Th.*, Strasbourg, 1835.

Zenker. — *Ann. méd.-psychol.*, 1875.

Meyran. — *Ann. méd.-psych.*, 1847.

Verga. — *Ann. méd.-psych.*, 1886.

Ernenpüsch. — Entzündung des gehirn haute nach Zurücktritt eines Gesichts rose, *Ges. Ber. der K. med. coll. Koblenz*, 1845.

Piorry. — Mémoire sur les accidents cérébraux qui surviennent dans le cours de l'érysipèle, *Gaz. méd.* Paris, 1833 ; — Erysipèle de la face, méningite, mort, *Gaz. hôp.*, Paris, 1862.

Oppolzer. — Erysipelas faciei, hyperœmia et œdema cerebri, *Spitale Zeitung*, Wien, 1863.

Macario. — Érysipèle de la face, suivi de phénomènes nerveux insolites du côté du cerveau, *Ann. méd. de la Flandre occidentale*, 1852.

Cuignet. — Érysipèle facial, périophtalmique et cérébral, *Rec. ophtalm.*, Paris, 1879.

Parinaud. — Atropie des nerfs optiques dans l'érysipèle de la face, *Arch. gén. de méd.*, 1879, Bibliogr.

Despagnet. — Atrophie du nerf optique à la suite d'érysipèle de la face, *Rec. ophtalm.*, 1880, Bibliog.

Galezowski. — Altérations oculaires dans l'érysipèle de la face, *Rec. ophtalm.*, 1876.

Leba. — Phlegmon de l'orbite, méningite purulente, thrombose des sinus, *Arch. f. ophtalm.*, 1880.

Armstrong. — Érysipèle de la face avec double abcès cérébral, *Canada medical Records*, Montréal, 1884.

CHAPITRE XXVIII

Dupont. — Érysipèle et ictère existant simultanément chez le même sujet, *Arch. méd. belges*, 1876.

Pillet. — *Bull. Soc. anatomique*, 1889.

Siredey. — Altérations du foie dans les maladies aiguës, *Rev. méd.*, 1883.

Malmsten. — *Fall of erysipelas och Thrombildning i vena portæ*, Stockholm, 1859.

Pozzi. — *Bulletin Soc. anatomique*, 1873.

CHAPITRE XXIX

Perroud. — De l'érysipèle rhumatismal, *Ann. dermat. et de syph.*, Paris, 1874.

Dunoyer. — Érysipèle rhumatismal, *Arch. gén. de médecine*, 1878.

Palmer. — Erysipelas coexisting with acute rhumatism, Ext. *Rec. Boston med. Society*, 1876.

Kampane. — Γαληνος, Αθηναι, 1880.

Traube. — *Ges. Beiträg. zu pathologie und physiologie*, Berlin, 1878.

Auger. — *Th.*, Montpellier, 1884.

CHAPITRE XXX

Revouy. — Des relations de l'érysipèle avec les affections rénales, *Th.*, Paris, 1876.

Maldant. — Des relations de l'érysipèle avec les maladies des voies urinaires, *Th.*, Paris, 1876.

Sigaud. — *Étude sur l'albuminurie dans l'érysipèle et la lymphangite.*

Walser. — Erysipelas Brightsniere, Urœmie, *Med. cor. d. Wurtemb. ärztlich.*, Stuttgard, 1861.

Werner. — Erysipelas; nephritis acuta, *Wien. med. Presse*, 1873.

Hugues. — Érysipèle, néphrite, *Marseille médical*, 1882.

Ivanowsky. — Néphrite bactérienne suite d'érysipèle, *Egened klin. Gaz.*, Saint-Pétersbourg, 1882.

Escribado y Sevilla. — *Siglo med.*, Madrid, 1873.

Dubreuil. — Note sur un cas d'urémie consécutif à un érysipèle de la face, *Union médic. de la Seine-Inférieure*, 1873.

Davie. — Erysipelas attended with albuminurie, *Med. and Surger. Report*, Philadelphie, 1873.

Cornil et **Berlioz.** — *Arch. de Phys.*, 1884.

Lecorché, **Labadie-Lagrave**. — *Dictionnaires, Divers traités des maladies des reins.*

Lecorché et **Talamon.** — *Études médicales.*

Berlioz. — *Th.*, Paris, 1888.

Imbert Gourbeyre. — *Gaz. méd. de Paris*, 1857, p. 266-282. — Bibliogr. antérieure complète.

Politakès. — Φλεγμονοδες ερυσιπελας, οξεια Βριχθεια νοσος, ουραιμια. Γαληνος, Αθῆναι, 1885, page 369.

Klippel. — Érysipèle de la face du cou, néphrite aiguë, *Ann. méd. chirurg. franc. étrang.*, Paris, 1885.

TABLE DES MATIÈRES

CHAPITRE III

LE STREPTOCOQUE DE L'ÉRYSIPÈLE

CHAPITRE IV

VARIATIONS DE VIRULENCE DU STREPTOCOQUE

CHAPITRE V

INFLUENCE DE LA PUTRÉFACTION SUR LA VIRULENCE DU STREPTOCOQUE

CHAPITRE VI

SYMBIOSE DES STREPTOCOQUES AVEC D'AUTRES MICROORGANISMES

CHAPITRE VII

ROLE PHYSIQUE DES PRODUITS DE CULTURE DU STREPTOCOQUE

CHAPITRE VIII

RÉACTION DE L'ORGANISME CONTRE LE STREPTOCOQUE

CHAPITRE IX

PIQURES ANATOMIQUES A STREPTOCOQUES

CHAPITRE X

ÉRYSIPÈLE DIFFUS

CHAPITRE XI

ÉRYSIPÈLE SUPERFICIEL

CHAPITRE XII

ÉRYSIPÈLE DU TISSU CELLULAIRE SOUS-CUTANÉ

CHAPITRE XIII

ÉRYSIPÈLE BLANC

CHAPITRE XIV

ÉRYSIPÈLE PHLEGMONEUX

CHAPITRE XV

ÉRYSIPÈLE GANGRENEUX

CHAPITRE XVI

ÉRYSIPÈLE A RÉPÉTITION

CHAPITRE XVII

ÉRYSIPÈLE CHRONIQUE RAPPORTS DE L'ÉRYSIPÈLE AVEC CERTAINES FORMES DE L'ÉLÉPHANTIASIS

CHAPITRE XVIII

ALTÉRATIONS DES VAISSEAUX ET DES GANGLIONS LYMPHATIQUES DANS L'ÉRYSIPÈLE

CHAPITRE XIX

MANIFESTATIONS INTERNES DE L'ÉRYSIPÈLE

CHAPITRE XX

ÉRYSIPÈLE DES VOIES DIGESTIVES

CHAPITRE XXI

ÉRYSIPÈLE DES VOIES RESPIRATOIRES SUPÉRIEURES

CHAPITRE XXII

ÉRYSIPÈLE DU POUMON ET DE LA PLÈVRE

CHAPITRE XXIII

ÉRYSIPÈLE DE LA MUQUEUSE GÉNITO-URINAIRE

CHAPITRE XXIV

ALTÉRATIONS DU SANG DANS L'ÉRYSIPÈLE

CHAPITRE XXV

ALTÉRATIONS DU CŒUR DANS L'ÉRYSIPÈLE

CHAPITRE XXVI

ALTÉRATIONS DES VAISSEAUX SANGUINS DANS L'ÉRYSIPÈLE

CHAPITRE XXVII

ALTÉRATIONS DU SYSTÈME NERVEUX DANS L'ÉRYSIPÈLE

CHAPITRE XXVIII

ALTÉRATIONS DU FOIE DANS L'ÉRYSIPÈLE

CHAPITRE XXIX

LÉSIONS ARTICULAIRES AU COURS DE L'ÉRYSIPÈLE

CHAPITRE XXX

ALTÉRATIONS DU REIN DANS L'ÉRYSIPÈLE

Paris. — Typographie Gaston Née, 1, rue Cassette. — 6082.

AVERTISSEMENT

Paris, février 1893.

C'est par suite d'un retard du chromolithographe, que ce travail, écrit depuis plus de deux ans (prix Portal à l'Académie de médecine, 1891) et imprimé depuis le mois d'avril 1892, n'a pu être publié avant cette époque. En raison de ce contretemps, on nous excusera de n'avoir point donné une bibliographie complète des nombreux faits nouveaux, publiés pendant ces derniers temps sur l'érysipèle et le microorganisme qui en est la cause. Nous le regrettons d'autant plus, que la plupart de ces travaux viennent corroborer les résultats auxquels nous étions arrivés, et nous sommes heureux que nos conclusions soient ainsi confirmées par des expériences faites parallèlement aux nôtres. Tels les faits rapportés par Leber, ayant trait à la liquéfaction de la gélatine par le pus [1], les observations très concluantes de Sabouraud sur le rôle du streptocoque dans la pathogénie de l'éléphantiasis [2], et surtout l'étude très complète du streptocoque érysipélateux, par M. Roger, qui vient confirmer ses travaux antérieurs que nous avons pu citer au cours de cet ouvrage, et apporte de nouveaux faits d'un puissant intérêt théorique [3].

1. Leber. *Die Entstehung der Entzündung Leipzig*, mai 1891.
2. Sabouraud. *Société de dermatologie*, juillet 1892.
3. Roger. *Revue de médecine*, décembre 1892.

EXPLICATION DES PLANCHES

PLANCHE I

Fig 1, 2. — Coupes d'un érysipèle de l'oreille du lapin fixé immédiatement après la section, à l'aide de l'alcool absolu. Coloration des microorganismes par la méthode de Weigert, du fond à l'aide de l'essence de girofle safraninée. La figure 1 représente le début du processus, alors que les microorganismes se reproduisent sous forme de longues chaînettes. La figure 2 représente une phase plus avancée où les microbes se montrent plus fragmentés.

Fig. 3. — Embouchure dans le tissu dermique d'un vaisseau lymphatique. Les microbes s'y montrent entassés alors qu'ils sont relativement rares dans les tissus voisins. A côté du vaisseau lymphatique, la coupe comprend un vaisseau sanguin complètement intact.

Fig. 4. — Coupe de peau humaine au déclin d'un érysipèle. Microbes colorés par la méthode de Weigert, fond coloré par l'essence de girofle éosinée. La coupe représente un vaisseau lymphatique, bourré de microorganismes. Autour de lui, le tissu est sain, mais légèrement infiltré d'un pigment jaune verdâtre. Entre le vaisseau et la surface épidermique, on voit quelques microorganismes, sous forme de diplocoques, dont on peut suivre la progression jusque dans l'épiderme en voie de desquamation.

PLANCHE II

Fig. 1. — Coupe de la paroi d'un abcès à tendance progressive survenu au déclin d'un érysipèle de l'oreille du lapin. Fixation immédiate à l'alcool absolu. Coloration de Weigert et essence de girofle safraninée. La cavité de l'abcès contient du pus concret ne contenant que peu de microbes. Entre la cavité et les tissus voisins, infiltrés de nombreux streptocoques, se trouve une zone gardant fortement la coloration bleue, nettement tranchée du côté des tissus et de la cavité de l'abcès. A un fort grossissement, cette zone présente un aspect fibrillaire.

Fig. 2. — Coupe des vaisseaux lymphatiques de la base de l'oreille d'un lapin, atteinte d'érysipèle dans sa moitié extrême. Coloration de Weigert, la décoloration par l'huile d'aniline n'étant pas poussée jusqu'au bout.

Les microorganismes, très abondants, sont tous contenus dans l'intérieur des leucocytes. Ils se présentent sous forme de chaînettes très grêles et difficilement colorables. Si, en effet, on pousse jusqu'au bout la décoloration, un très petit nombre d'entre eux retiennent la matière colorante.

PLANCHE III

Fig. 1. — Coupe d'une plaque d'érysipèle gangreneux, au niveau d'une phlyctène. Méthode de Weigert. Coloration de fond à l'éosine. Au niveau de la phlyctène, et dans toute l'épaisseur du tissu dermique, les vaisseaux lymphatiques sont imbibés d'une matière chromophile qui les fait se détacher vivement sur le fond rose.

Fig. 2. — Tissu adipeux sous-cutané dans la même coupe à un grossissement plus considérable. Les vaisseaux lymphatiques vivement colorés apparaissent imbibés d'une substance amorphe. Dans un vaisseau sanguin, dont la gaine lymphatique est vivement colorée d'une manière homogène, on aperçoit un coagulum présentant un réticulum fibrineux délicatement coloré.

Fig. 3. — Coupe de la peau du niveau d'un érysipèle blanc. Il s'agit d'une lymphangite à streptocoque très superficielle, sans participation du réseau profond, ni du tissu ambiant.

PLANCHE IV

Fig. 1. — Coupe d'un poumon en voie de sclérose, à la suite de manifestations pleuropulmonaires d'un érysipèle remontant à plusieurs mois. Les lymphatiques les plus superficiels sont bourrés de streptocoques. Les parois alvéolaires sont épaisses, sans présenter de traces d'inflammation aiguë.

Fig. 2. — Embolie microbienne dans un glomérule, dans un cas d'érysipèle compliqué d'endocardite ulcéreuse. Les capillaires atteints sont finement injectés par la masse de streptocoques qu'ils contiennent.

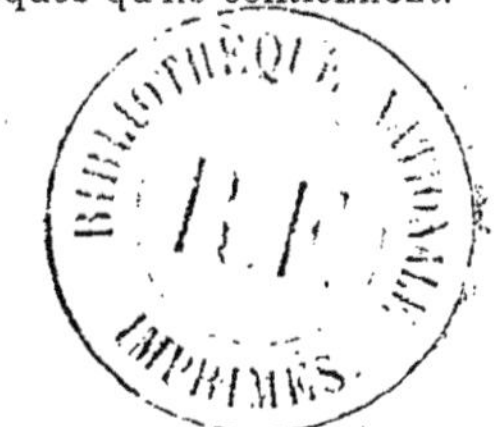

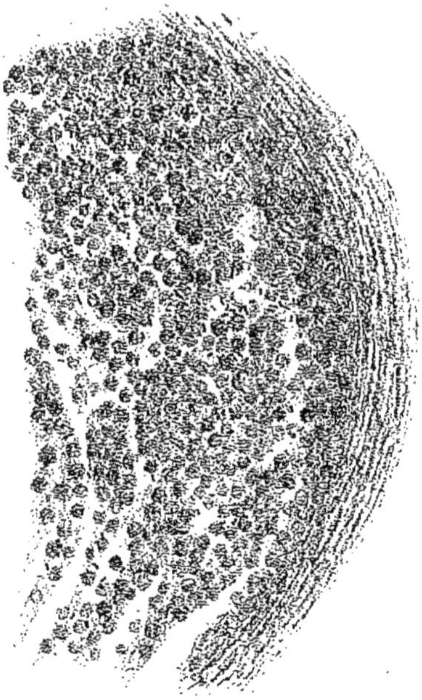

PLANCHE I.

Fig. 2.

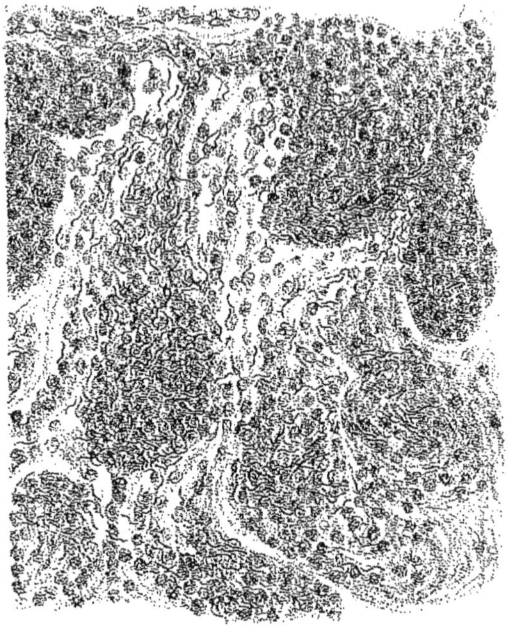

Fig. 1.

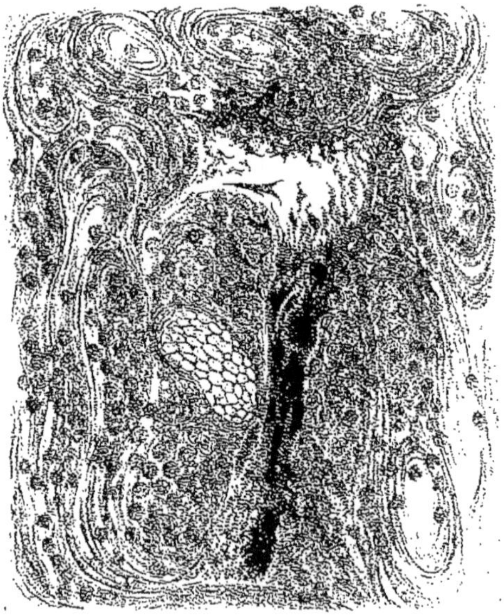

Fig. 3.

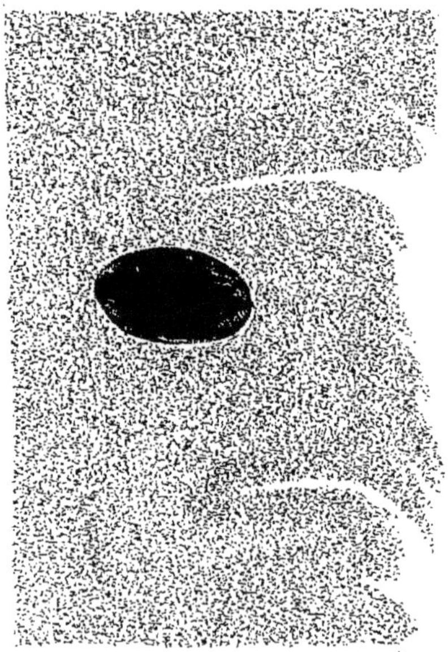

Fig 4

A. Leuba, del et lith

Imp. A Janniot & Cie Paris

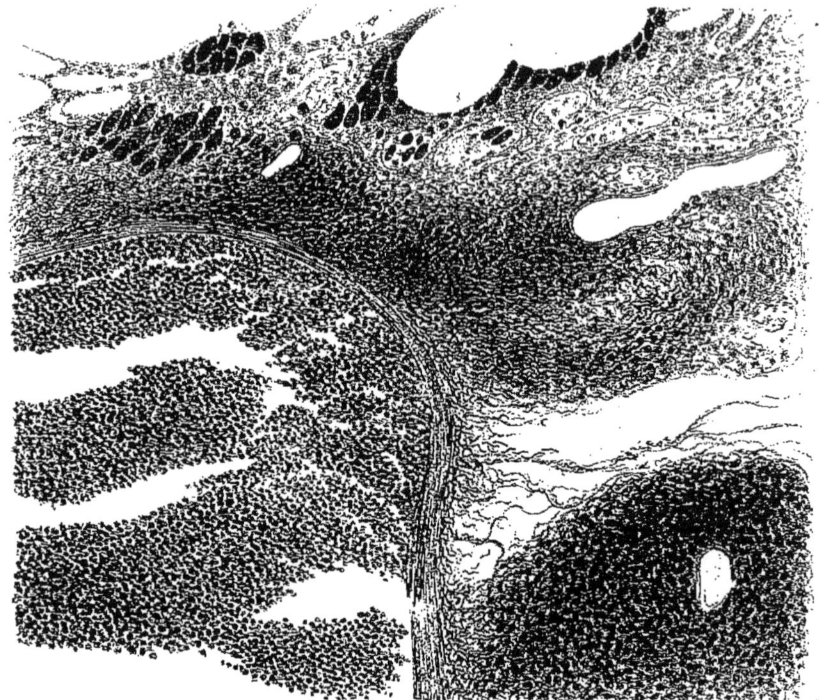

Fig. 1.

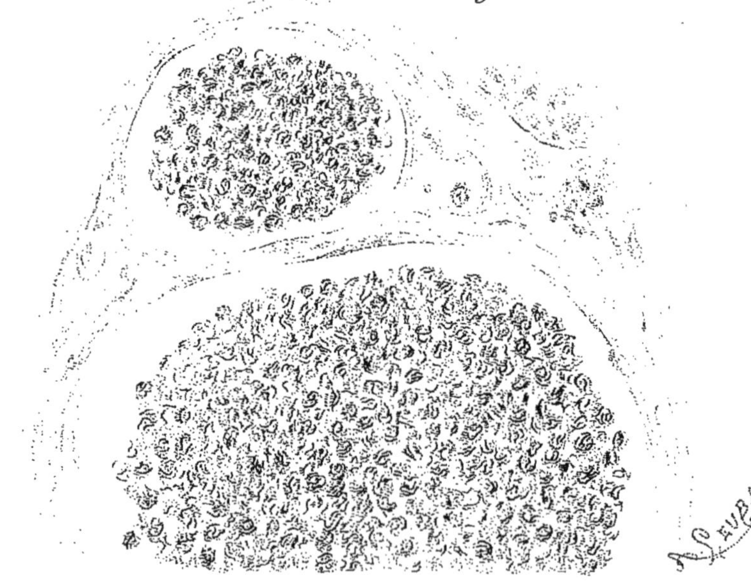

Fig. 2.

A. Leuba, del et lith

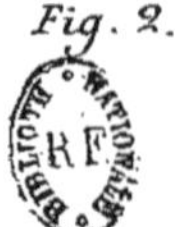

Imp. A. Janmot & Cie Paris

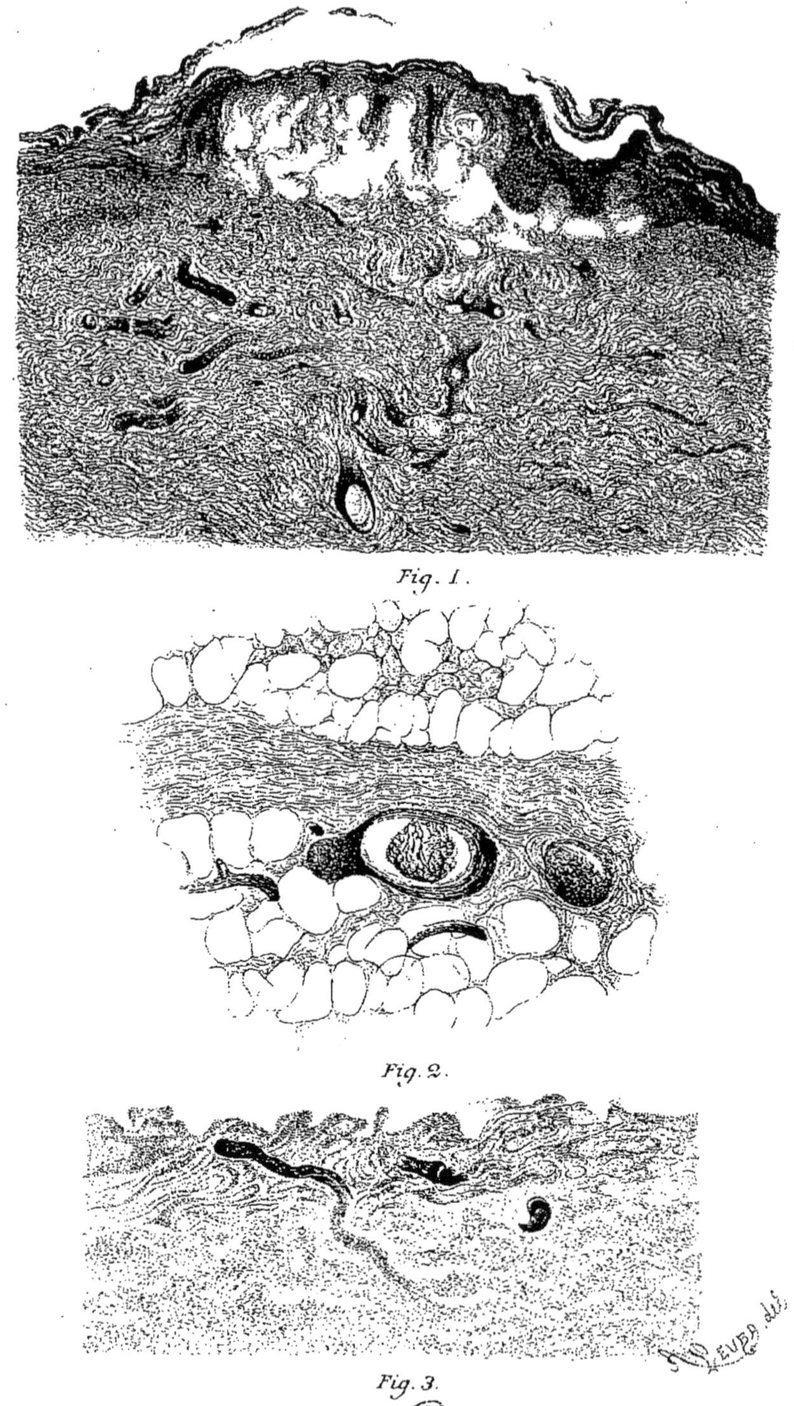

Fig. 1.

Fig. 2.

Fig. 3.

A. Leuba, del et lith.

Imp. A. Janniot & Cie Paris.

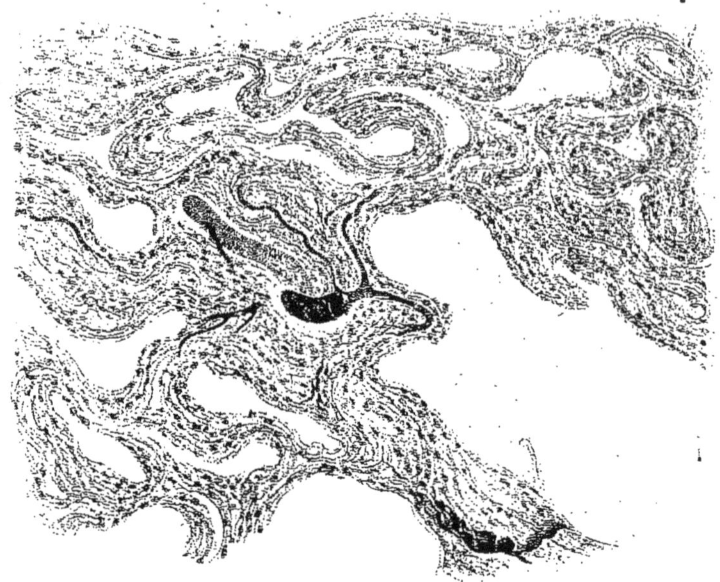

Fig. 1.

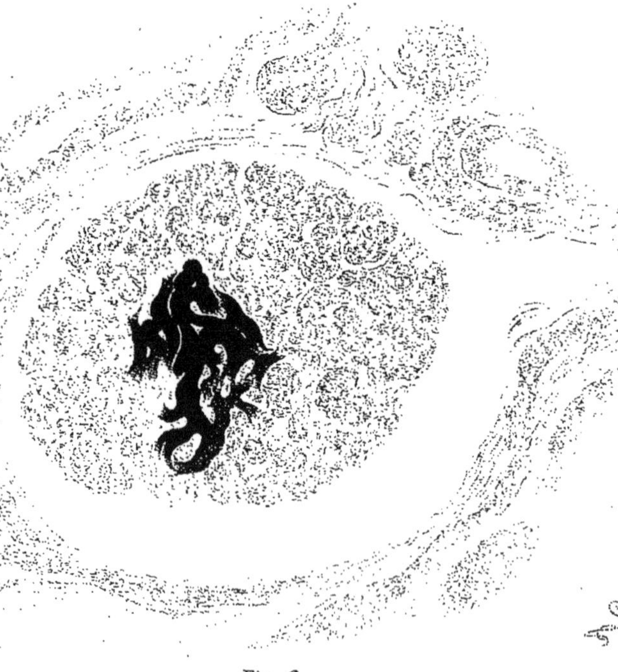

Fig. 2.

A. Leuba del et lith

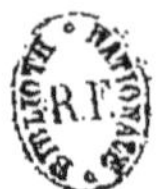

Imp A. Jarmiot & Cie Paris

www.ingramcontent.com/pod-product-compliance
Ingram Content Group UK Ltd.
Pitfield, Milton Keynes, MK11 3LW, UK
UKHW012150240726
13966UKWH00001B/237